PERINATAL CARE
ペリネイタルケア 2018 年 夏季増刊

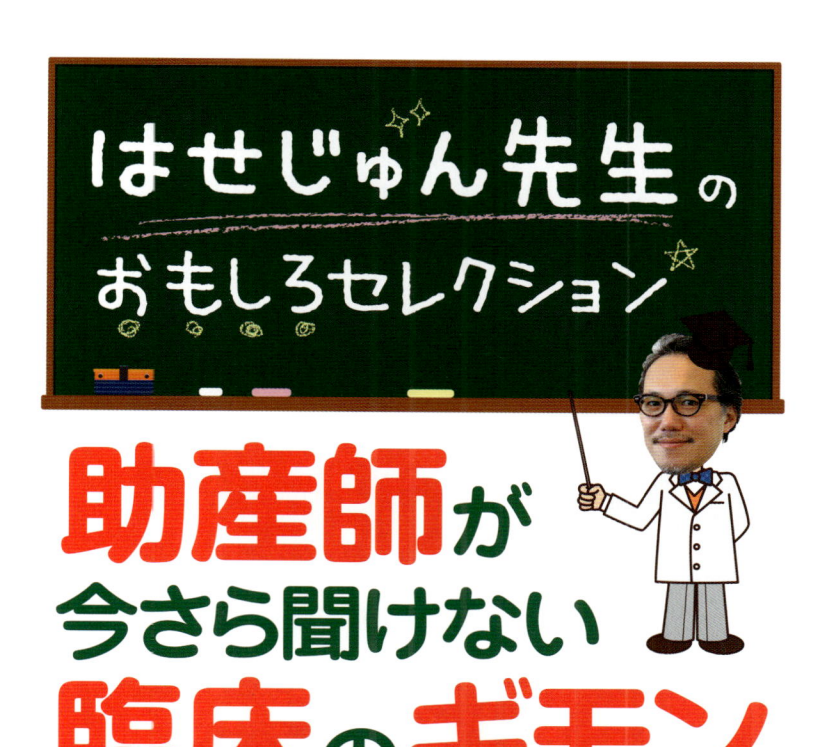

はせじゅん先生の
おもしろセレクション

助産師が
今さら聞けない
臨床のギモン

 編著　聖マリアンナ医科大学産婦人科学 准教授　　長谷川 潤一

 メディカ出版

はせじゅん先生からのメッセージ

　医学はどんどん進歩します。産科学はいまだ古いところもありますが、新しい考え方がたくさん入ってきて複雑多岐にわたっています。私が入局した当時には当たり前にやっていたのに、今はやってはいけないことになっているものもあるぐらいです。

　なぜ、そのようなことになるのでしょうか? それは、そっちにした方が良いことが明らかになったとか、全く効果がないことが明らかになったとか、さまざまな研究結果がどんどん出てくるからです。また、新生児医療や麻酔・救急医療の発展、考え方の変化の影響なども受けるものです。

　私たち医療に携わる者は常に、なるべく新しくて、より良い考え方、手段で患者さんに接していなければなりません。実際の医療現場では、先輩の経験則でいけるところもたくさんありますが、アップデートされていない先輩の教えは必ずしも正しくないかもしれません。

　自分の職場で当たり前にやっていることが、この前の学会で聞いた話とちょっと違うぞ? とか、先輩の言っていることは本当か? というふうに疑問を持つことはありませんか? しかしそう思っても、自分でそれを調査・検証し、本当のところにたどり着くのはなかなか難しいですよね。

　そこで本書では、そんな、誰にも聞けない臨床現場でのギモン（Clinical Gimon）を集め、最新の正答を、それぞれのエキスパートの先生方に分かりやすく解説してもらうこととしました。若手助産師の皆さんの参考書としてはもちろんのこと、ベテランの先輩方にもこっそり勉強していただき、後輩助産師に響く指導の虎の巻として日常臨床に役立てていただければ嬉しく思います。

はせじゅんこと

聖マリアンナ医科大学産婦人科学 准教授

長谷川 潤一

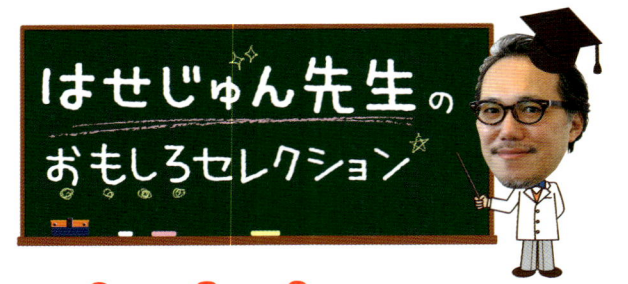

はせじゅん先生の
おもしろセレクション

PERINATAL CARE
ペリネイタルケア 2018年 夏季増刊

助産師が今さら聞けない臨床のギモン

編著 聖マリアンナ医科大学産婦人科学 准教授　**長谷川 潤一**

> 「クリニカル・ギモン」とは、はせじゅん先生の造語で
> 助産師の皆さんが臨床の現場で感じるのでは？という疑問です。

第1部 妊娠中のクリニカル・ギモン

妊娠までのギモン

妊娠管理のギモン

CONTENTS

第2部 分娩中のクリニカル・ギモン 🎓

CONTENTS

第3部 産後のクリニカル・ギモン 🎓

表紙・本文デザイン／安楽麻衣子　　本文イラスト／中村恵子

編集・執筆者一覧 （50音順）

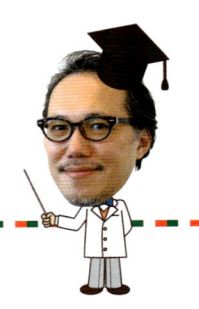

【編集】 長谷川潤一　聖マリアンナ医科大学産婦人科学 准教授

【執筆】

青木 宏明　茅ヶ崎市立病院産婦人科 部長

新垣 達也　昭和大学医学部産婦人科学講座 助教

五十嵐 豪　聖マリアンナ医科大学産婦人科学 講師

石川 紀子　静岡県立大学看護学部・看護学研究科母性看護学・助産学 准教授

井田久留美　純心会パルモア病院 看護部長

榎本紀美子　横浜市立大学附属市民総合医療センター総合周産期母子医療センター 助教

江本　精　国際医療福祉大学臨床研究センター 教授／福岡山王病院予防医学センター 部長／モンゴル国立医科大学 客員教授／産婦人科専門医、医学博士

大野 泰正　大野レディスクリニック 院長

岡本登美子　ウパウパ産後ケアハウス／ウパウパハウス岡本助産院 院長

小田 智昭　浜松医科大学産婦人科講座

桂木 真司　榊原記念病院産婦人科 部長

金山 尚裕　浜松医科大学 病院長・副学長

川端伊久乃　東京女子医科大学母子総合医療センター産科 講師

北川 博昭　聖マリアンナ医科大学小児外科 教授

木野 美穂　聖マリアンナ医科大学病院総合周産期母子医療センター 前師長、助産師

倉﨑 昭子　聖マリアンナ医科大学産婦人科学 助教

倉澤健太郎　横浜市立大学産婦人科学 講師

小泉 朱里　順天堂大学医学部附属浦安病院産婦人科

後藤 淳子　聖マリアンナ医科大学病院総合周産期母子医療センター 師長、助産師

後藤末奈子　昭和大学医学部産婦人科学講座 助教

佐藤多賀子　杏林大学医学部付属病院総合周産期母子医療センター産科病棟 主任補佐、助産師

佐村　修　東京慈恵会医科大学産婦人科学講座 准教授

杉下 陽堂　聖マリアンナ医科大学産婦人科学 医長

関沢 明彦　昭和大学医学部産婦人科学講座 教授

高江 正道　聖マリアンナ医科大学産婦人科学 講師

瀧田 寛子　昭和大学医学部産婦人科学講座 助教

竹田　純　順天堂大学医学部産婦人科 助教

田嶋　敦　亀田総合病院産婦人科 部長・総合周産期母子医療センター 副センター長

田中 佳世　三重大学医学部産科婦人科教室 医員

田中 博明　三重大学医学部産科婦人科教室 助教

德中真由美　昭和大学医学部産婦人科学講座 助教

戸澤 晃子　聖マリアンナ医科大学難病治療研究センター診断治療法開発・創薬部門、産婦人科 准教授

中田 雅彦　東邦大学大学院医学研究科産科婦人科学講座 教授

永松 俊美　聖マリアンナ医科大学病院総合周産期母子医療センター 助産師

仲村 将光　昭和大学医学部産婦人科学講座 講師

成瀬 勝彦　聖バルナバ病院 院長／聖バルナバ助産師学院 学院長

二井 理文　三重大学医学部産科婦人科学教室

長谷川潤一　聖マリアンナ医科大学産婦人科学 准教授

花岡有為子　香川大学医学部母子科学講座周産期学婦人科学 講師

早田英二郎　東邦大学医療センター大森病院総合周産期母子医療センター母体・胎児部門 助教

早田季美惠　国家公務員共済組合連合会虎の門病院産婦人科

深澤 里枝　聖マリアンナ医科大学病院総合周産期母子医療センター 副師長、助産師

福井ステファニー　NPO法人SIDS家族の会 理事

北東　功　聖マリアンナ医科大学新生児科 准教授

真木晋太郎　三重大学大学院医学系研究科産科婦人科

牧野真太郎　順天堂大学医学部産婦人科 准教授

三浦 彩子　聖マリアンナ医科大学産婦人科学 助教

村上 明美　神奈川県立保健福祉大学保健福祉学部 学部長・教授

村越　毅　聖隷浜松病院産婦人科・総合周産期母子医療センター産婦人科 部長

山田 崇弘　京都大学医学部附属病院遺伝子診療部 特定准教授

山本 祐華　順天堂大学医学部附属浦安病院産婦人科 准教授

横尾 郁子　国家公務員共済組合連合会虎の門病院産婦人科

第1部
妊娠中のクリニカル・ギモン

妊娠までのギモン ●

妊娠管理のギモン ●

超音波検査のギモン ●

CG-001 性周期のホルモン調節
どうなっている？

聖マリアンナ医科大学産婦人科学 講師　**高江正道**　たかえ せいどう

基礎知識　性周期

　性周期のサイクルがしっかりと回るためには、「視床下部－下垂体－卵巣－子宮」がきちんと連動していることが重要で、性周期のサイクルがしっかりと回っている結果として、月経が起こります。従って、月経不順や無月経など生理に問題があるときには、先に挙げた「視床下部－下垂体－卵巣－子宮」のどこかに異常が起こっているのでは？と疑います。

　性周期をしっかりと回す上で、ホルモンの分泌は非常に大事な要素といえます。脳下垂体からはゴナドトロピンと呼ばれる性腺を刺激するホルモンが分泌されており、卵胞刺激ホルモン（follicle stimulating hormone：FSH）と黄体形成ホルモン（luteinizing hormone：LH）がそれに当たります。その名の通り、FSHには卵を育てて排卵できる状態までもっていく役割があり、LHには排卵を促すという重要な働きがあります。

　また、卵巣からは卵胞ホルモン（エストロゲン：E）と、排卵後の黄体から黄体ホルモン（プロゲステロン：P）が分泌されます。学生時代に丸覚えしたかもしれませんが、これらのホルモンの相互の働きをしっかり理解すると、性周期への理解が非常に容易になりますので、少し頑張って図1を見てみましょう。

　性周期の最初にはFSHが分泌されることで卵胞が育ち、卵胞の顆粒膜細胞からエストロゲンが分泌されます。エストロゲンの増加はLHサージという大きな波を引き起こし、排卵を誘発します。LHサージから約40時間で排卵が起こり、排卵後の抜け殻は黄体と呼ばれるものになります。黄体からはプロゲステロンが分泌され、子宮内膜の変化と基礎体温の上昇をもたらします。さらに黄体の寿命は決まっており、だいたい14日間で機能を失います。その結果、エストロゲンとプロゲステロンの濃度が低下することで消退性出血が起こり、それが月経となって毎月の性周期を形成します。

性周期のホルモン調節　どうなっている?

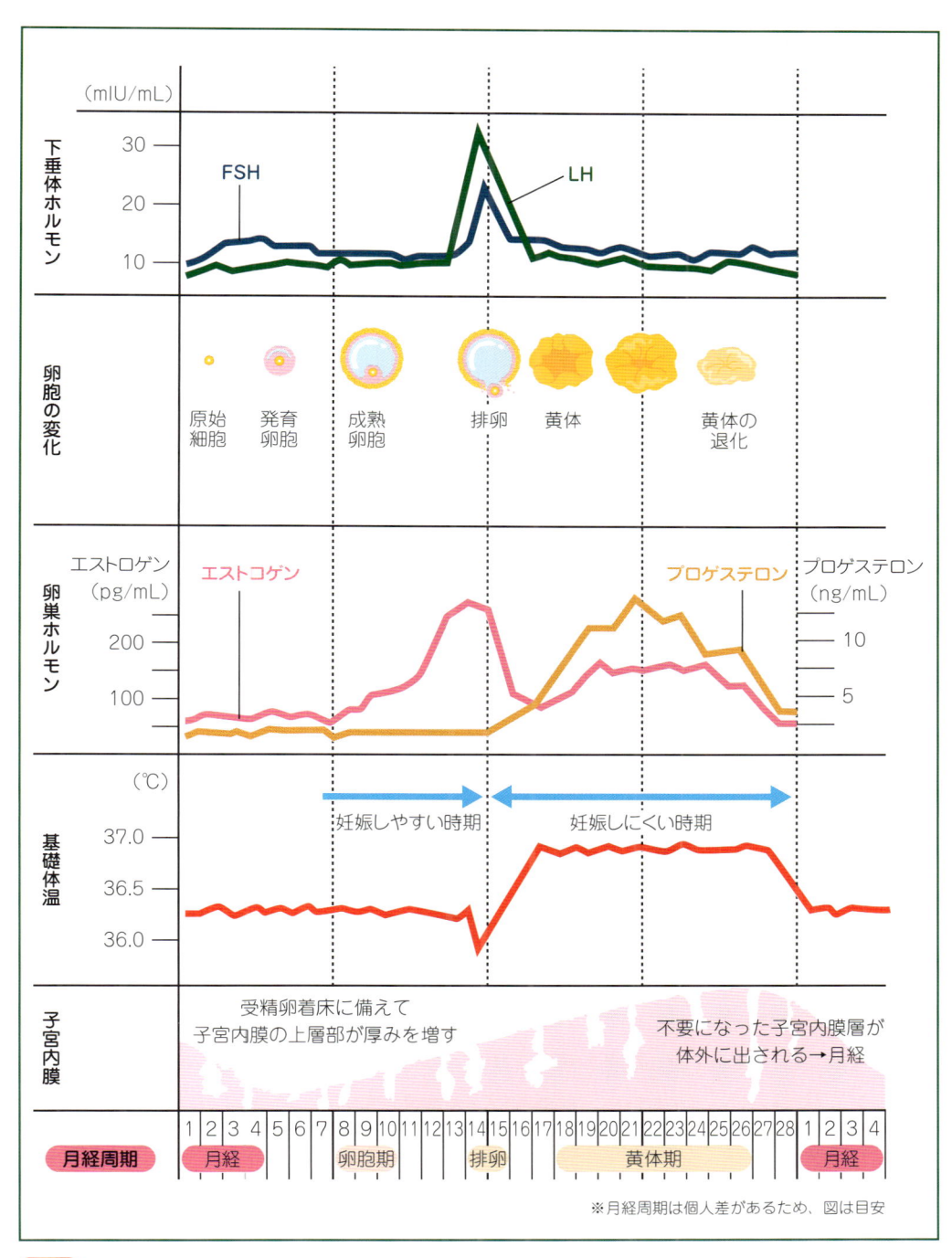

図1　性周期のホルモン調節

CG 性周期のホルモン調節　どうなっている？

Answer 1 妊娠初期は黄体が、その後は胎盤が妊娠を維持する

　月経の異常と聞いて、医療者が第一に頭に浮かべなければならないのは"妊娠"です。医学生が産婦人科の授業で最初に教わる「女性を見たら妊娠と思え」という言葉がありますが（今では言わないかもしれませんが）、まさに月経周期がおかしくなった場合には、"妊娠"の有無を知ることが医学的に最も大切です。ここでは、妊娠期のホルモンについておさらいしましょう（図2）。

　通常、精子は腟と子宮腔内を通過し、卵管膨大部で卵子と出会って受精します。受精から4日目くらいに受精卵は胚盤胞という段階に至り、子宮腔内に到達します。さらに、受精6～7日目には子宮内膜に着床します。その後、母体と胎児との間をつなぐ絨毛という組織の形成が始まり、ヒト絨毛性ゴナドトロピン（hCG）が分泌され始めます。

　その結果、受精8～10日目（妊娠3週以降）には尿中および血中でhCGが検出できるようになり、妊娠反応に用いられるようになります。

　hCGの働きは、黄体を刺激することでエストロゲンとプロゲステロンの分泌を促進し、初期妊娠を維持することです。ただし、hCGの分泌は妊娠10週をピークに減少していき、妊娠20週ごろから一定の値に落ち着きます。時を同じくして、妊娠10週以降は形成された胎盤からエストロゲンとプロゲステロンが分泌され、黄体の代わりに妊娠を維持してくれるようになります。

Answer 2 胎盤が乳汁分泌を止め、乳汁分泌が月経周期を止めている

　胎盤から分泌されるエストロゲンは、乳腺組織の発育とプロラクチン（母乳を合成する）分泌を促す働きがありますが、プロゲステロンによって乳腺のプロラクチン受容体が減少するため、妊娠期には本格的な乳汁分泌は起こりにくい状態にあります。そのため分娩が終わり（胎盤娩出後）、ホルモンの低下がしっかりと起こった後に、本格的な授乳が可能となります。余談ではありますが、新生児で認められる"魔乳"（witch's milk）も同じ原理で起こると考えられており、胎盤由来のホルモンによって乳腺が発達し、分娩後にホルモンによる抑制が解除された結果とし

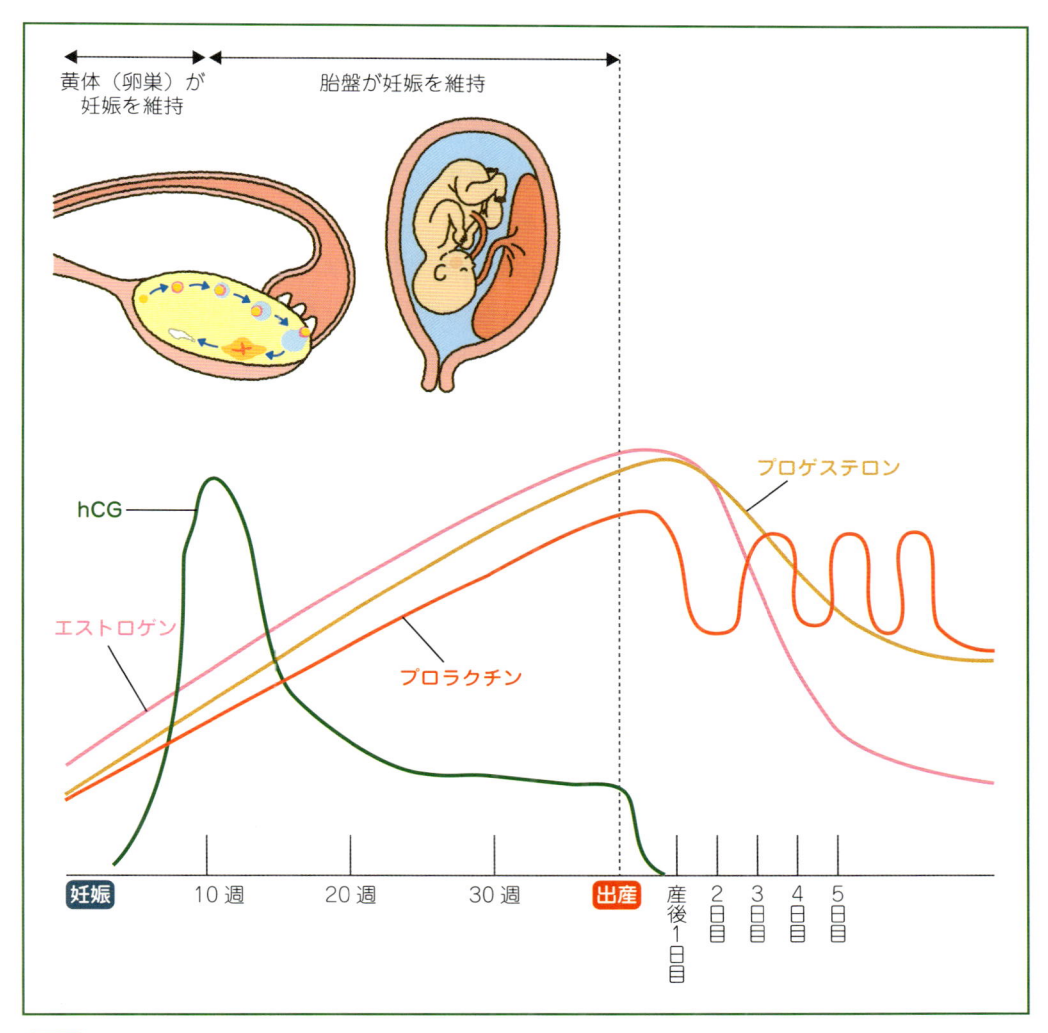

図2　妊娠〜産褥のホルモン変化

て生ずるとされています。

　なお、授乳婦では乳頭への吸啜刺激によってプロラクチンの分泌がさらに増加し、乳汁分泌が促進されます。プロラクチンは性周期を形成する視床下部下垂体系に影響を与えるため、月経周期を停止させることになります（そのため授乳婦では無月経が遷延します）。授乳している場合には、プロラクチンの高値が産後6週くらいまで続き、その後10週にかけて通常時と同程度まで低下し、それとともに徐々に

視床下部下垂体系が回復を始めます。その結果、産後8カ月くらいまでに70〜80％の授乳婦に月経が戻ってきています（かなり個人差があります！）。

　一方で、非授乳婦では吸啜刺激がないので、プロラクチンは産褥3週間目くらいには低下するのに加え、妊娠中のプロラクチンによって抑制されていた視床下部下垂体系が早期に回復を始めるので、非授乳婦ではだいたい産後4週間から8週間で月経が再開します。また、月経再開直後には無排卵性周期であることが多いのですが、徐々に排卵もしっかり起こるようになりますし、月経再開前でも排卵が起こり得ますので、おおよそ産後10週を過ぎるころからは避妊を考慮する方がよいでしょう。

後輩助産師にひびく優しい説明

- 妊娠初期は卵巣がホルモンを分泌して妊娠を維持し、それ以降は胎盤がホルモンを分泌して妊娠を維持しています。胎盤は、そんなお仕事もしているのですね。
- 母乳の分泌に関してもホルモンの相互関係が重要で、胎盤娩出に続くプロゲステロン低下が母乳の分泌を促進します。妊娠中に乳汁分泌が起こらず、産後に乳汁分泌が起こるのは、胎盤がなくなることに関連しているのですね。
- 母乳分泌時には、プロラクチンの分泌によってゴナドトロピンの分泌が低下し、無月経が遷延します。授乳中に月経が来ないのはこのためですね。ただ、これにはかなり個人差があって、早期から排卵が起こり月経が来る場合もあるので、注意しなければなりません。

引用・参考文献

1）Broekmans, F. et al. A systematic review of tests predicting ovarian reserve and IVF outcome. Hum. Reprod. Update. 12 (6), 2006, 685-718.

2）European Society for Human Reproduction and Embryology (ESHRE) Guideline Group on POI et al. ESHRE Guideline : management of women with premature ovarian insufficiency. Hum. Reprod. 31(5), 2016, 926-37.

3）Kelsey, TW. et al. A validated model of serum anti-mullerian hormone from conception to menopause. PLoS One. 6(7), 2011, e22024.

4）La Marca, A. et al. Normal serum anti-Müllerian hormone levels in the general female population and the relationship with reproductive history. Eur. J. Obstet. Gynecol. Reprod. Biol. 163(2), 2012, 180-4.

CG-002 各種不妊治療法
違いがわからない？

聖マリアンナ医科大学産婦人科学 医長　**杉下陽堂**　すぎしたようどう

基礎知識 不妊症

不妊症とは、「生殖年齢の男女が妊娠を希望し、ある一定期間避妊することなく性交渉を行っているにもかかわらず、妊娠の成立を見ない場合」と定義されています。特にその期間は1年間とすることが一般的です[1]。しかし、医学的介入を行う際には、その期間は問わないとしています。妊娠を希望している健常なカップルであれば、1カ月で約50％、6カ月で約70％、1年で90％近くが妊娠に至るとされていますが、女性の加齢とともに妊娠率は低下することが知られています[1]。

近年、女性の晩婚化や挙児希望年齢の高年齢化といった社会的な要因により、女性の加齢に伴う不妊症が増えています。女性の加齢により何が問題になるかというと、卵巣にある卵子のもととなる細胞（原子卵胞）の減少と、異常染色体を持つ卵子の増加、またそれに伴う流産率の上昇が挙げられます。

不妊症の割合は、30歳代後半には30％へと上昇し、38歳前後からは妊孕能（にんようのう）が急激に低下していきます。40歳代では約64％で自然妊娠の可能性は極めて低くなると推測され、45歳になると月経が規則的にあっても排卵がないことがあり、体外受精などの高度な生殖補助医療を用いても妊娠率は10％以下と極めて低くなります[2]（図1）[3]。

●不妊症の原因

不妊の原因については、女性側にある場合、男性側にある場合、両者にある場合、また原因がはっきりしない場合があります。原因を挙げると、排卵がうまくいかない「排卵因子」、卵子を卵管采でピックアップし、精子の通り道となる卵管に問題がある「卵管因子」、胚（受精卵）が着床する子宮内膜やそれを取り巻く子宮に起因する「子宮因子」、精子を作れない造精障害や勃起不全などによる男性機能障害などの「男性因子」、精子に対する自己免疫などによる「免疫因子」などがあります。まずは、ホルモン検査、卵管造影検査、精液検査などの不妊症における基本的なスクリーニング検査を行うことにより原因を確認し、その原因に則した治療法を選択します。

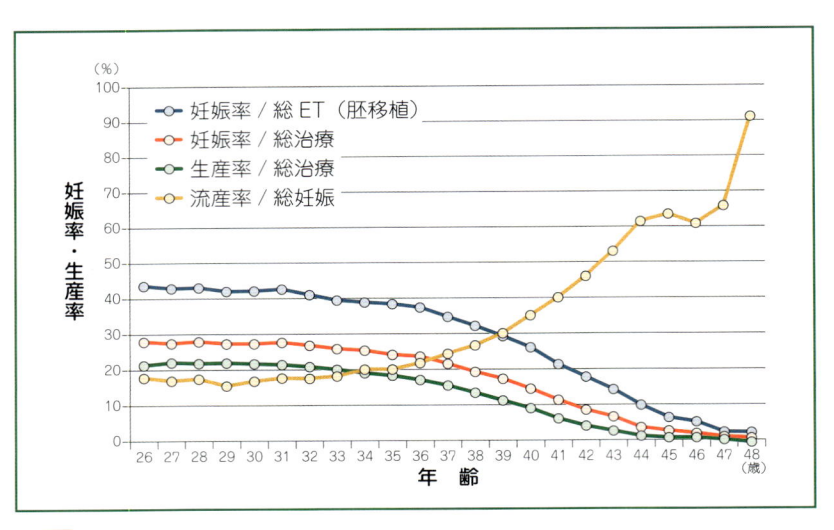

図1 ART（生殖補助医療）での妊娠率・生産率・流産率（2015年データ）

（文献3より引用）

CG 各種不妊治療法　違いがわからない？

Answer 1 各種不妊治療の方法を知る！（表）

　不妊治療の種類は大まかに分けて、「一般不妊治療」と「高度生殖補助医療」とに分けられています。一般不妊治療にはタイミング指導と人工授精が含まれ、高度生殖補助医療には、体外受精・顕微授精、胚移植があります。

●一般不妊治療

■タイミング指導

　不妊スクリーニング検査で原因がはっきりしなかった場合（機能性不妊）には、基礎体温表を参考にしつつ、排卵日の周囲にエコー（経腟超音波）で卵巣内の卵胞（卵子が入っている袋）の大きさを測定し、排卵日を予測、あるいは強制的にhCG（ヒト絨毛性ゴナドトロピン）にて排卵させ、性交渉を持つようにタイミング指導を行います。

■人工授精（図2）

　マスターベーションで採取した精液の中から不純物を取り除き、良好な精子を調整し、排卵日あたりにチューブ（カテーテル）を使って直接子宮腔内に注入する方

表 不妊治療法の比較

治療	一般不妊治療		高度生殖補助医療	
治療	タイミング指導	人工授精	体外受精 （一般）	体外受精 （顕微授精）
適応	機能性不妊 （軽度なホルモン バランス異常など）	乏精子症 射精障害 勃起障害 など	一般不妊治療で 妊娠に至らない症例 など	受精障害 など
侵襲	低い	低い	高い	高い
通院頻度	数日	数日	週に2～3日	週に2～3日
費用*	数千円	数万円	数十万円	体外受精（一般） ＋数万円
保険適用	あり	なし	なし	なし
一口コメント	性交渉後は安静を！	性交渉で妊娠しないからといって、人工授精が適応とは限りません	体外受精をすることで初めて、妊娠しない問題点が明確になることがあります（受精障害など）	卵に針が刺さりますが、世界的に一般的な治療となっていますので、心配し過ぎは無用です

*使用する薬剤や施設により幅があります

法です。妊娠率は不妊症の原因などによりさまざまですが、一般的に5～10％とされています。タイミング指導で妊娠に至らなかった場合や精子の濃度が低い（＝乏精子症）場合、勃起障害、性交障害などの場合に選択されます。この方法の利点は、低侵襲で経済的な負担が少ないことが挙げられますが、前述の通り妊娠率は高くはなく、患者年齢を考慮しながら、漫然と繰り返すことはせずに、体外受精の前段階として行う治療といえます。

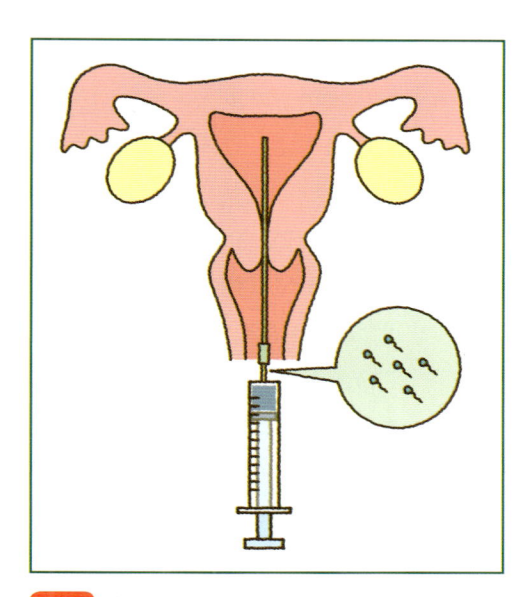

図2 人工授精

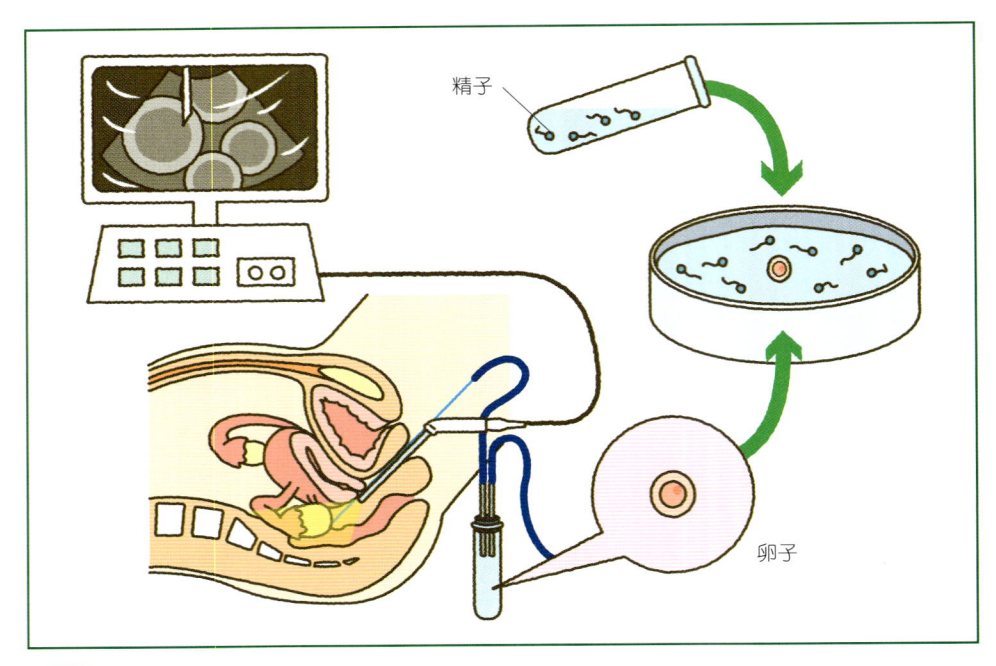

図3 体外受精

●高度生殖補助医療（assisted reproductive technology；ART）

　妊娠を成立させるために卵子と精子あるいは胚を体外で取り扱うことを含む治療と定義されています。

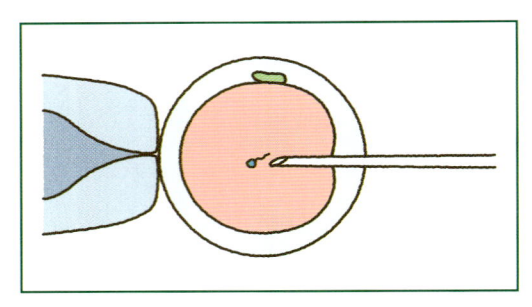

図4 顕微授精

■体外受精（in vitro fertilization；IVF）（図3）

　経腟的に細長い針でエコー（超音波）ガイド下に卵巣内の卵胞を穿刺して卵子を吸引採取（＝採卵）し、体外で精子と受精させて胚を作成する方法です。精子と卵子がうまく受精しないときには、顕微鏡下で卵子の中に精子を1匹注入する顕微授精（intracytoplasmic sperm injection；ICSI）（図4）を行います。

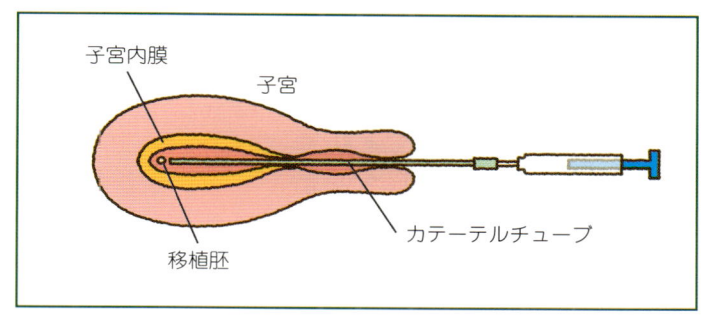

図5　胚移植

■胚移植（embryo transfer；ET）（図5）

　体外受精で発生した胚をチューブ（カテーテル）を用いて子宮腔内に戻す方法です。採卵された卵子は受精後、培養器で数日間培養されます。1つの細胞であった卵子は卵割を繰り返し、採卵2〜3日目には初期胚へ、そして5〜6日目には胚盤胞期胚へと成長（＝胚発育）していきます。採卵の数日後に胚移植を行う新鮮胚移植と、1回の体外受精でたくさんの胚が得られたときの余剰胚を凍結保存し、後日その胚を溶かして胚移植を行う凍結融解胚移植があります。

Answer 2 不妊治療の進め方を知る！

　不妊症は、原因によってどの治療法を選択するかが異なるため、患者さん一人一人で治療内容は違います。また、人工的な手技は一切使いたくない、逆に妊娠する方法には特にこだわりはないなど、カップルの考え方によりどこまで治療を進めるのかが変わってくるため、治療法は相談しながら決定していきます。

　例えば、不妊症スクリーニング検査を行った結果、明らかな原因がなかった場合では、まずはタイミング指導から始めます。半年（6周期）程度行い、妊娠に至らなかった場合には人工授精へ進めます。半年（6周期）程度行い、それでも妊娠に至らないときは体外受精・顕微授精へと進んでいきます。

Answer 3 胚移植で移植する胚の種類を知る！

　採卵し獲得した卵子は、精子と受精させて受精卵（胚）となり、培養器に入れて発育させます。受精卵の発育するスピードはおおむね決まっており、培養2日目

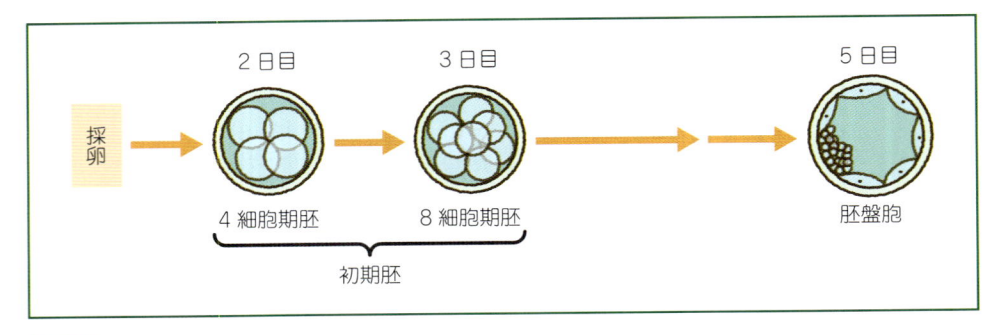

図6 胚の発育の進み方

には4細胞へ、3日目には8細胞へと分裂し、それぞれ「4細胞期胚」「8細胞期胚」と呼ばれます。4細胞期胚と8細胞期胚は共に初期胚と呼ばれています。そして、およそ培養5日目には、着床前の状態である胚盤胞（胚盤胞期胚）へと発育します（図6）。一般的に胚移植を行う場合には、この3つのステージの胚が用いられています。

Answer 4 出産予定日は排卵日を 2w0d として計算

不妊治療は、いずれの方法で妊娠した場合でも、排卵日を2w0dとしてカウントします。タイミング指導では、「排卵日はこの日！」と指示され、性交渉を行った日を排卵日としています。また人工授精では、排卵日に人工授精を実施しますので、人工授精を行った当日を排卵日とカウントします。体外受精・顕微授精の場合では、新鮮胚移植のときは、採卵を行った日を排卵日とカウントします。

ここで難しいのが、凍結融解胚移植（採卵した周期と違う周期に移植する）を行ったときです。凍結融解胚移植では、どんな胚をいつ移植したのかを確認します。採卵した卵子を受精させ、培養を続けた胚は、2日目には4細胞に分裂した4細胞期胚、3日目には8細胞に分裂した8細胞期胚、そして5日目には胚盤胞（胚盤胞期胚）と呼ばれる胚へと発育します。一方、子宮内膜は、排卵後に上昇するプロゲステロンというホルモンの影響を受け変化するため、排卵2日目の子宮内膜には培養2日目である4細胞期胚を、3日目には培養3日目の8細胞期胚を、そして5日目には培養5日目である胚盤胞を移植するという具合に、排卵後の日数と培養日数とが同期した胚を移植します。つまり、排卵日は4細胞期胚を移植し

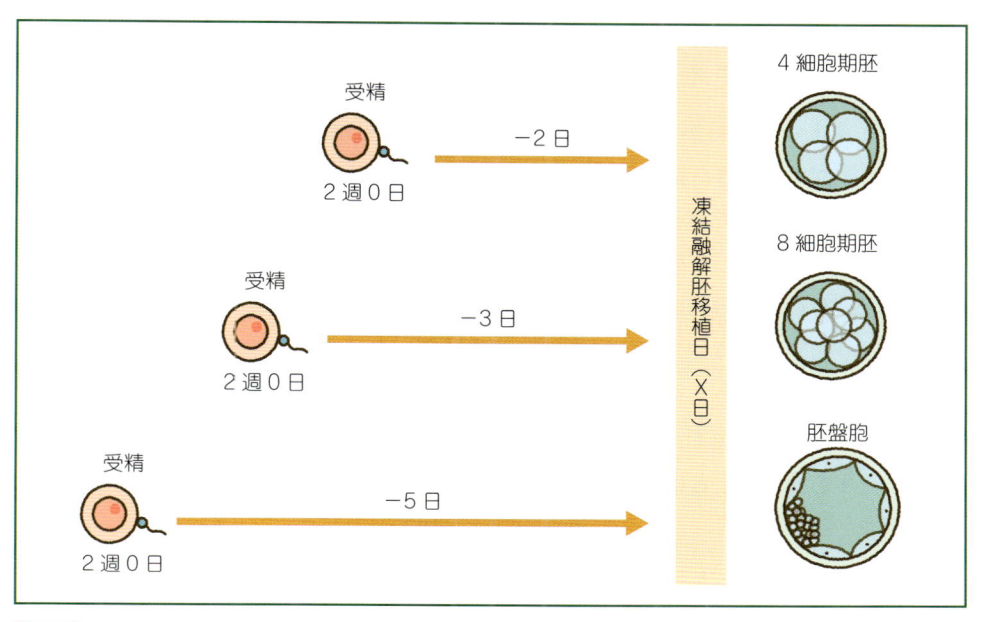

図7 凍結融解胚移植における、移植胚ごとの排卵日の求め方

たのであれば2日前、8細胞期胚なら3日前、胚盤胞なら5日前というように考えます。このように胚移植した日と移植した胚の発育状況から逆算で排卵日を推定し、出産予定日を決定するのです（図7）。

　体外受精・顕微授精での妊娠成立であれば、前医からの紹介状には胚移植の日付、移植した胚についての情報が記載されていることがほとんどです。また、万が一、詳細が書いていない場合でも、患者さん本人が詳しく覚えているはずですので、本人に確認することも重要です。

Answer 5 不妊治療の妊娠では、出産予定日の修正は行わない

　自然妊娠の場合には、同じ女性であっても排卵は周期により大きく異なるため、最終月経からの出産予定日の決定では誤差が生じる可能性を含んでいます。この誤差を修正するために、妊娠初期の超音波検査所見により出産予定日の修正を行うことがあります。しかし、不妊治療で妊娠した場合には、排卵日は詳細に基礎体温や治療によってモニタリングして決定されているため、超音波検査所見による出産予定日の修正は行いません。

患者さんに使える優しい声かけ

- 避妊せず1年間で妊娠しないようなら、病院で不妊症のスクリーニング検査を受ける方法があります。ほんの少しの手助けでクリアできる問題かもしれません。
- 年齢を気にするのであれば、早めに一度スクリーニング検査だけでも受けておくとよいでしょう。同じ不妊治療でも、若い方はうまくいく傾向にあります。
- 不妊治療をしたからといって、絶対に妊娠できるわけではありません。時間もお金もかかりますし、体や、時には気持ちも疲れてしまう治療です。一度始めると、やめ時を悩んでしまう方も多いです。始める前に、不妊治療にかけられる期間・費用を決め、その範囲内で全力投球する！ とすることも一つです。
- 赤ちゃんを授かることは素晴らしいことですが、夫婦二人の人生もまた、素敵なものです。
- この子にきょうだいがいたら素敵だなと思うことはとても自然な気持ちですが、もしもきょうだいができなかったとしても、それはイコール不幸ではありません。ご両親の愛情を一人で目いっぱい受けて育つお子さんは幸せなのです。

引用・参考文献

1) 日本生殖医学会. "不妊症の原因". 生殖医療の必修知識2017. 東京, 日本生殖医学会, 2017, 50-3.

2) Comhaire, FH. "Definition of infertility subfertility and fecundability : methods to calculate the success rate of treatment". Male Infertility : Clinical Investigation, Cause Evaluation, and Treatment. London, Chapman & Hall Medical, 1996, 123-31.

3) 日本産科婦人科学会. ART データブック. 2015年版. https://plaza.umin.ac.jp/~jsog-art/2015data_201709.pdf [2018. 3. 23]

CG-101 高年妊婦 そんなにリスク？

聖バルナバ病院 院長／聖バルナバ助産師学院 学院長　**成瀬勝彦** なるせ かつひこ
京都大学医学部附属病院遺伝子診療部 特定准教授　**山田崇弘** やまだ たかひろ

基礎知識 高年妊婦とは

●高年妊娠・高年出産

　日本産科婦人科学会の定義では、35歳以上で最初の分娩をする人を「高年初産婦」と呼びますが、これは最終的に出産した時点で決まることですので、現実的には健診中に35歳を超えるようなら「高年妊娠」として認識し、分娩予定日に何歳であるかで「高年出産」の可能性を考え対応します。経産婦では特に定義はありませんが（世界産婦人科連合では40歳以上）、後に述べる出生前遺伝学的検査の都合上、同様に分娩予定日に35歳以上となる場合にチェックしている施設が多いようですし、経産婦であっても同様の注意を払うことは必要です。

●取り扱いが変わること

　高年妊婦の医学的な問題点以外には、以下の2つがあります。まず、『助産業務ガイドライン2014』[1]において、「35歳以上の妊婦を助産所で扱う場合には、産婦人科医師と連携して協働管理すること」と定められています。もう一つは、いわゆる出生前遺伝学的検査の存在について説明すべき年齢として、35歳を一定のラインとする施設が多いようです。これは、母体血を用いた新しい出生前遺伝学的検査（noninvasive prenatal genetic testing：NIPT）の臨床研究では最大の研究グループであるNIPTコンソーシアムの研究計画において、ほかの要件がない場合には「35歳以上であること」を対象としているためでもあります（CG-102を参照）。しかし、この対象も今後変更される可能性があり、むしろ「35歳に達していないから何も知らなくてよい」というものではないでしょう。ただ、これは施設のポリシーにもよりますし、何よりそれぞれのご夫婦次第です。

●医学的な問題点

　35歳を境に、突然何かが増えるわけではありません。後に述べるように、年齢の上昇に応じて妊娠高血圧症候群、妊娠糖尿病、胎児の染色体数的異常などが増えていくとされていますが、これらの心配を、それより若い妊婦さんでしなくていいわけではもちろんありません。ですから、高年妊婦に対してリスクばかりを説明するのは、よほど危機感のない妊婦さ

んにくぎを刺す必要がある場合以外には、あまり良いこととは思えません。

　しかし、高年妊婦でやや多いのですが、高血圧や糖尿病を基礎疾患として持っていることに気付かないまま妊娠する例も見受けられます。健康な一生を過ごすために妊婦健診の機会を生かす必要があり、高年での妊娠を、それに気付いてもらうきっかけともしたいところです。

Ⓒ Ⓖ 高年妊婦はそんなにリスク？

Answer 1 周産期合併症は増える傾向にある

　妊娠高血圧症候群や胎児発育不全、妊娠糖尿病については、母体年齢に比例して増える傾向にあります。また、直接的な原因はさまざまですが、母体死亡についても高年妊婦の方が多いとされています。妊娠高血圧症候群の最も恐ろしい合併症である脳出血[2]のほか、羊水塞栓症[3]が増えることも原因のようです。

　とはいえ、わが国の妊産婦死亡率は10万対3〜4、すなわちわが国全体で年間50人程度（自殺を除く）ですから、そのことをもって妊娠を恐れたり、あるいは人工妊娠中絶を考慮したりするような時代ではないでしょう。未受診妊婦なら別ですが、妊娠経過に不安を抱えている高年妊婦さんには、ややおせっかいな手厚い妊婦健診を行うのもよいでしょう。お勧めしたいのは、自宅での血圧測定です。妊娠中から産後も続けて規則的に血圧を測る習慣を（できればご夫婦で！）付けておくと、妊娠高血圧症候群の早期発症予知につながるだけでなく、その後のヘルスケアにも良い影響を与える可能性があります。

Answer 2 形態異常は増えない

　心ない人から「高齢で子どもを産むと奇形が増える」といった言い方をされて傷ついている高年妊婦さんをよく見かけます。これらはほとんどの場合、超音波もなく、発生について知ることができず、形態異常の発生する原因が遺伝学的にも明らかでなかった時代の名残です（ダウン症候群が21番染色体のトリソミーであることが明らかになったのは1959年、今から50年ちょっと前のことです）。

　後に述べるように、母体年齢によって染色体数的異常以外の形態異常が増えるという根拠はありません。例えば、口唇口蓋裂は多因子遺伝といって、かかりやすさの遺伝はあっても、環境因子などが複合的に影響して発生するものであり、母体年

齢に比例するものではありません。遺伝子異常に端を発することの多い先天難聴、物理的な発生の影響で四肢の形態に関わる羊膜索症候群、外胚葉系の発生の異常である神経管閉鎖障害など、いずれも母体年齢には関係ありません。

　それでも高年妊婦を悪く言いたい向き（？）が多いのか、最近気を付けなくてはいけないのが「高年齢の親からは自閉症などの発達障害の子が生まれやすい」といった情報です。発達障害に対する認識が高まる中、両親（父親もです）の年齢が疫学的に調査の対象となり、また、遺伝子調節の変化に関連して障害を増やす可能性がある、という研究が出てきているのが根拠ではありますが、そもそも臨床的に分かるほどはっきりと多くなるといった明らかな変化ではありません（母体年齢で1.3 倍程度[4]）。遺伝カウンセリング外来でそのような悩みを話されるご夫婦には、「確かにそのような研究報告があるのは事実です。でも、それは特別な才能を持った子が生まれる可能性が増えるということでもあるのですよ！」と説明し、安心してもらうことが多いです。

Answer 3 染色体数的異常は増える

　染色体の数的異常は多岐にわたりますが、一般には常染色体が 3 本になること（トリソミー）が問題にされることが多いです。中でも、重篤度が低いことが多く、生産率が比較的高いために一般の方になじみのあるダウン症候群が母体年齢に比例して増える（25 歳：約 1,000 分の 1、30 歳：約 700 分の 1、35 歳：約 300 分の 1、40 歳：86 分の 1[5]）ことが、おそらく高年妊婦に対する「差別的な目」を多く生みだしているであろうことが推察されます。また、そのほかの染色体数的異常も増えるのですが、18 番や 13 番染色体の数的異常で多少の生産があるほかは、ほぼ全例で初期の流産となるため、この問題は高年妊婦での流産率の高さとも関連していることが分かります。

　ただ、当たり前のことですが、染色体数的異常を持つ赤ちゃんの母親が全て高年妊婦ではありません。むしろその逆で、分娩の絶対数が多い 34 歳以下の年齢層の方は比率は低くても、分母が大きいためダウン症候群を持つお子さんのママになる数は多いといえます。ダウン症候群を持つお子さんのママの年齢を調査すると、実に 3 分の 2 の方は 34 歳以下なのです。染色体数的異常に対する人工妊娠中絶をどう考えるべきかという根本的な問題が解決されていないわが国ですが、この問題を

高年妊婦だけのものとする考え方そのものが大きな間違いといえます。35歳以上を高年妊婦とする根拠の一つに、染色体数的異常を確定できる羊水検査に300分の1で流産が起こり、この確率を35歳でのダウン症候群の発症率が超える（297分の1）というものがありますが、極めて機械的な基準でしかありません。

Answer 4 適切な遺伝カウンセリング

　出生前遺伝学的検査は、こちらから勧めるのではなく、あくまで希望される妊婦さんに情報を提供し、ご夫婦の悩みを解決する手助けをする立場に立って話を進めていくことが、産科医療を提供する施設として望ましいスタンスと考えます。遺伝カウンセリングに来られる妊婦さんは高年妊婦ばかりでなく、どちらかというと30代前半の方が多いです（高年妊婦さんは他院で検査をすでに受けておられる方が多いからかもしれませんが）。

　それでも高年妊娠をされたご夫婦が、不安を抱えて受診されることはそれなりに多いです。外来に来られたご夫婦に対してまずしなくてはいけないことは、何が不安なのかというもつれた糸を解きほぐすことです。それぞれのご夫婦の不安のもとは千差万別ですし、ご自身で十分認識できていない点が不安の種のこともあります。

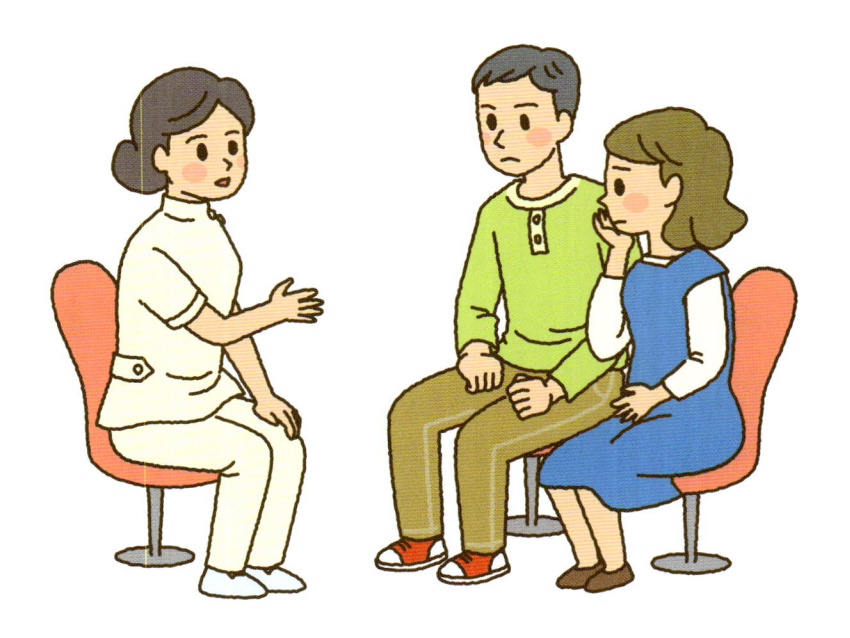

CG-101

高年妊婦 そんなにリスク？

また、ご夫婦はお互いを思いやるからこそ言い出せない悩みもあったりします。時間をかけた遺伝カウンセリングでは、そういったことも話し合う場になります。

　そして、それぞれの不安に応じた正しい情報の提供を行います。遺伝学的に正確な情報の提供として、染色体数的異常は増えるがほかの異常が明らかに増えるのではないことを説明し、その上で現在の出生前遺伝学的検査で分かることの範囲（染色体異常は全ての形態異常の4分の1にすぎません）を伝えます。その後は、ご夫婦の本当の想いを傾聴的に引き出しながら、まず出生前遺伝学的検査が必要であるのかどうか、行うとすればいつ、どの検査を行うのか、また最終的に染色体数的異常が確定した場合にはどのようにしたいか、といったことを一緒に考えます。カウンセリングの結果、検査を受けないという選択をされる方も一定数おられます。

　繰り返しますが、これらは何も高年妊婦に限った問題ではなく、全ての妊婦さんに共通して提供すべき産科の基本的なケアに、今後はなっていくと思われます。基礎的な知識を身に付けておきたい助産師さんに、とても分かりやすい遺伝診療の入門書[6]をお勧めします。ぜひ、お読みください。

Answer 5 適切な産後ケア

　近年注目されているのは、産後のメンタルヘルスケアですが、精神面に限らず、高年出産後にはより丁寧な産後ケアが必要であることを知っておきましょう。どんな妊婦さんでも、産後の体力の回復は思うようにいかないものですが、個人差が大きいとはいえ、「若いお母さん」に比べれば体力的には大変であることが多いです。また、ご自身の親も高齢であったりして頼りにくいなど、環境の問題もあるかもしれません。妊娠が計画的であったかどうかにも左右されるでしょう。

　適切なケアを行うためには、妊娠中からの十分な情報収集と看護共有が必要ですし、産後の母児の健診機会に看護サイドでもしっかり関わることが大切です。また、地域の保健師にもしっかりフォローを依頼する必要があります。われわれ産科業界の側では、産後ケアを重視する流れが近年徹底されているのに対し、保健センターレベルではまだ十分に体制が整っていない地域もあり、残念ながらわれわれの詳細な情報提供が増えるのを煙たく感じる向きもあると聞きます。若年妊婦への対応はよく問題になりますが、高年妊婦の産後ケアについても十分な注意が払われることを望みたいと思います。

妊産婦さんに使える優しい声かけ

- まずは妊娠が無事に成立したことを喜びましょう。できる検査については少しずつ進めていきましょう。
- お産は何が起こるか分からない怖さが確かにあります。でもそれは、どの年齢の妊婦さんも同じです。きちんと健診を受けていきましょう。
- 自分の体をどのようにケアしていくかは大切です。家で血圧を測る習慣は、ぜひ今日から、ご夫婦でしてみてください。
- 赤ちゃんの異常が心配なら、まずは遺伝カウンセリングを受けてみましょう。出生前遺伝学的検査は「しなくてはいけない」ものでは全くありません。まずは「何が心配なのか」をご夫婦一緒にお話ししましょう。
- お産の後も悩むことは多いはずです。あなたは独りではありません。どんな子育ての悩みでも、まずは気軽に相談してくださいね。

引用・参考文献

1) 日本助産師会助産業務ガイドライン改定特別委員会. "妊婦管理適応リスト". 助産業務ガイドライン 2014. 東京, 日本助産師会, 2014, 14-7.
2) 日本妊娠高血圧学会. "CQ 長期予後を見据えた管理方法は？". 妊娠高血圧症候群の診療指針 2015：Best Practice Guide. 東京, メジカルビュー社, 2015, 241-3.
3) Yoneyama, K. et al. Clinical characteristics of amniotic fluid embolism：an experience of 29 years. J. Obstet. Gynaecol. Res. 40(7), 2014, 1862-70.
4) Sandin, S. et al. Advancing maternal age is associated with increasing risk for autism：a review and meta-analysis. J. Am. Acad. Child Adolesc. Psychiatry. 51(5), 2012, 477-86. e1.
5) Gardner, RJM. et al. Chromosome Abnormalities and Genetic Counseling. 4th ed. Oxford, Oxford University Press, 2011, 634p.
6) 山田重人ほか. 産婦人科診療に役立つ 早わかり遺伝医療入門. 大阪, メディカ出版, 2018, 152p.

CG-102 NIPT 簡単にわかる？

東京慈恵会医科大学産婦人科学講座 准教授 佐村 修 さむら おさむ

基礎知識 NIPTとは

NIPTとは、無侵襲的出生前遺伝学的検査（noninvasive prenatal genetic testing）の略です。お母さんの血液で胎児の遺伝学的検査を行う方法をいいます。2011年から米国において母体血を用いた胎児の染色体検査（母体血胎児染色体検査）が臨床検査として利用可能になりました。日本では2013年より、日本産科婦人科学会の指針[1]に従い、臨床研究としてNIPTが開始されました。現在もこの指針に従い、全国90施設において行われています（2018年1月26日時点）。日本においては、母体血を用いた新しい出生前遺伝学的検査を受けることを希望する妊婦のうち、表1に該当する人が対象になっています。妊娠9〜10週以降に、母体血を用いて、胎児が13番、18番、21番の3つの染色体のどれかに数的異常を持つ可能性を見る検査となっています。

あくまで非確定的な検査なので、胎児に染色体の疾患があるかないかを確定するには、侵襲的な検査（検査による流産の可能性がある）の羊水検査や絨毛検査を受ける必要があります。

表1 NIPT検査の対象妊婦

1. 胎児超音波検査で、胎児が染色体数的異常を有する可能性が示唆された者
2. 母体血清マーカー検査で、胎児が染色体数的異常を有する可能性が示唆された者
3. 染色体数的異常を有する児を妊娠した既往のある者
4. 高年妊娠の者
5. 両親のいずれかが均衡型ロバートソン転座を有していて、胎児が13トリソミーまたは21トリソミーとなる可能性が示唆される者

CG NIPT 簡単にわかるのか？

Answer 1 母体の血液検査により、胎児が3つの染色体異常を有する可能性はわかるが確定検査ではない

NIPTは、対象となる妊婦がパートナーと共に遺伝カウンセリングを受けて、十分な理解と自律的な意思がある場合に受ける検査です。同意の得られた妊婦に対し

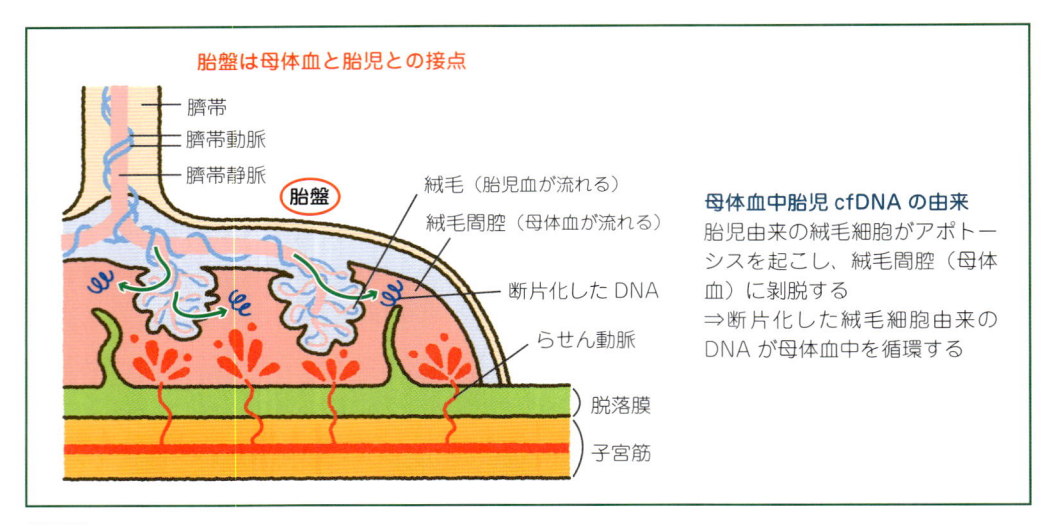

胎盤は母体血と胎児との接点

- 臍帯
- 臍帯動脈
- 臍帯静脈
- 胎盤
- 絨毛（胎児血が流れる）
- 絨毛間腔（母体血が流れる）
- 断片化した DNA
- らせん動脈
- ）脱落膜
- ）子宮筋

母体血中胎児 cfDNA の由来
胎児由来の絨毛細胞がアポトーシスを起こし、絨毛間腔（母体血）に剥脱する
⇒断片化した絨毛細胞由来のDNA が母体血中を循環する

図 母体血中胎児成分の由来：胎盤の構造

て、10〜20mL の採血を行います。血液検体はこの検査を受託している検査会社において分析され、結果は1〜2週間で判明します。

　母体血漿中の胎児 DNA を用いる胎児染色体疾患の検査は、検査会社によって報告方法は若干異なりますが、例えば、「陽性」「陰性」「判定保留」という結果で報告されます。

　「陽性」という結果は、染色体の変化を有する可能性が高いことを示します。しかし、本当に染色体の変化を有しているかを確認するためには、羊水検査などの確定検査が必要になります。「陰性」は、例えば21トリソミー（ダウン症候群）の場合、99.9％の確率（陰性的中率）でダウン症候群の赤ちゃんを妊娠していないと考えられます。「判定保留」という結果は、約0.3％の頻度で出ます。母体血中の赤ちゃん由来の DNA が少ないことが原因のことが多く、再度採血して検査を行うこともできます。

　NIPT は、図に示すように、胎児由来の DNA が、胎盤から子宮、そして母体の血液中に流れていることを利用して検査する方法[2]であるため、あくまで間接的に胎児の染色体を調べていることになるので、実際の胎児の染色体は問題ないのに、陽性と出る可能性があります（偽陽性）。従って、確定検査ではありません。

Answer 2 NIPTで陽性やハイリスクの結果の場合には、羊水検査を受ける必要がある

CG-102

N I P T 簡単にわかる?

日本の NIPT コンソーシアムが発表した報告によると、2013年以降、5万1,139例の受検者の結果は、陽性1.8%、陰性97.8%、判定保留0.4%でした。21トリソミー陽性で確定検査を行い、真の陽性と判定されたのは96.6%、18トリソミー陽性の85.4%、13トリソミー陽性の58.2%でした。陽性的中率は全体で89.6%となり、陽性的中率の高い検査ではありますが、偽陽性があるため、結果が陽性の場合には必ず羊水染色体検査を受けて確認する必要があります。

Answer 3 検査の前には必ず遺伝カウンセリングを受ける

NIPTは母体の血液検査であり、胎児には危険性がない検査ではありますが、この検査を受ける前に、なぜこの検査を受けようと考えたのかを、もう一度振り返ってみる必要があります。遺伝カウンセリングの中で提供される情報としては、表2 のようなものがあります。特に、陽性や判定保留と出た場合の結果の解釈が難しいこともあり、検査前と検査後の遺伝カウンセリングは必要です。

最近では、検査前に十分な遺伝カウセリングなしにこの検査を受けて、陽性や判定保留の結果を郵送で知らされて非常に困っている妊婦さんが問題となっています。このようなことを避けるためにも、NIPTを考慮する妊婦さんは十分な遺伝カウンセリングを受けてから、採血を決定してもらうようにします。

表2 NIPT における遺伝カウンセリングの中で提供される最低限の事項

1. 遺伝子や染色体の変化に基づく疾患は、私たちにとって例外的なものではなく、人の多様性として理解し、尊重することが必要であること
2. 生まれてくる子どもは誰でも先天異常などの障害を持つ可能性があり、それは個性の一側面といえ、幸か不幸かということの間にはほとんど関連はないこと
3. 本検査の対象となる染色体異常（13番、18番、21番の染色体の数的異常）に関する最新の情報（自然史を含む）についての説明
4. 本検査の特徴、すなわち染色体異常の中で上記の3つのみに限られることや、確定のためには羊水検査などの侵襲検査が必要となること
5. 検査の結果の解釈についての説明、すなわち陽性、陰性、判定保留のそれぞれの意味について
6. 母体の採血による検査だが、出生前検査である。すなわち、検査の内容を十分に理解して、特に望まない結果であった際のことを事前に十分に考えておく必要のある検査であること

妊産婦さんに使える優しい声かけ

- NIPT は皆さんが受けている検査ではありません。遺伝カウンセリングを受けて、十分にお二人で考えてから受ける検査です。どうしても受けないといけない検査ではないですよ。

- 高年妊娠のことが不安なのですね。NIPT 以外にも妊娠の不安を解消できる検査や方法もありますので何でも聞いてください。私で答えられないことがあれば、先生にも確認しますからね。

- NIPT 検査は確定的な検査ではありません。この血液検査の結果だけで今後のことを決めるのは良くないと思います。確定検査について専門の先生や認定遺伝カウンセラーの話をよく聞いてください。

- NIPT で陰性という結果は、調べた3つの胎児染色体異常である可能性は非常に低いことを示します。しかし、これ以外の先天性疾患（出生児の3〜5%）を持つ可能性はありますので、生まれてくるお子さまに全くの問題がないということではありません。不安は続くこともあると思いますが、これからも不安なことがあれば何でも聞いてください。

引用・参考文献

1) 日本産科婦人科学会倫理委員会 母体血を用いた出生前遺伝学的検査に関する検討委員会. 母体血を用いた新しい出生前遺伝学的検査に関する指針. 2013.
http://www.jsog.or.jp/news/pdf/guidelineForNIPT_20130309. pdf ［2018. 3. 16］

2) Samura, O. et al. Current status of non-invasive prenatal testing in Japan. J. Obstet. Gynaecol. Res. 43(8), 2017, 1245-55.

CG-103 妊娠期の食生活
何に気を付ける？

杏林大学医学部付属病院総合周産期母子医療センター
産科病棟 主任補佐、助産師 **佐藤多賀子** さとうたかこ

基礎知識 妊娠期の食生活

●国民健康・栄養調査

　国民健康・栄養調査は厚生労働省が毎年 10～11 月に実施しています。2016 年度の調査結果[1] から分かったのは、野菜摂取量の減少です。この 10 年間減少し続けています。年齢階級別では男女共に 20 歳代で最も少ないという結果です。また、20 歳代女性の 2 割が BMI（body mass index）18.5 以下の「痩せ」であることが分かりました。そのほか、朝食の欠食が増加しており、男女共に 20 歳代の欠食率が最も多い（男性 15.4％、女性 10.7％）ことが分かりました。「欠食」とは、単に「一切の飲食をしなかった」だけでなく「タブレット（サプリメント）などによる栄養素の補給、栄養ドリンクのみ」「果物や菓子、乳製品などの食品・飲料のみ」も含まれています。20 歳代では「何も食べず」の欠食が多かったことが特徴です。

●「日本人の食事摂取基準：2015 年版」での変更点

　「食事摂取基準」とは、栄養所要量の新しい名称です。2005 年から使用されており、5 年ごとに改定されます[2]。

　エネルギーの指標として、「BMI」を採用しました。食物繊維の推奨量を増やし、食塩の摂取目標量をさらに厳しくしました（女性は 7.5g 未満から 7.0g 未満に）。また、コレステロール摂取量の上限をなくし、蛋白質の目標量を設定しました。

●若い女性・妊産婦の最近の傾向

　ダイエット志向、痩せ願望が強く、カロリー制限から低糖質食に変える女性が多いようです。また、仕事をしている女性も多く、多忙などから欠食が多いことが調査から分かっています。食事の内容として分かったのは、汁物がない、単品食べ（パスタ、ラーメン、うどん、丼物）が多い、野菜を食べない、などです。このような食事を続けると、ビタミン、ミネラル、鉄分、食物繊維などが不足し、栄養不足に陥ってしまいます。痩せ過ぎは、低出生体重

児につながるだけでなく、切迫流産・早産のリスクを高めます。逆に太り過ぎは、妊娠高血圧症候群、妊娠糖尿病などのリスクを引き起こします。

●妊婦の推奨体重増加量

妊婦の望ましい体重増加は、妊娠前の体型（BMI：体重〔kg〕÷身長〔m〕^{2}）によって異なります[3]。

- BMI 18.5 未満（痩せ）：9〜12kgの増加
- BMI 18.5 以上 25 未満（標準）：7〜12kgの増加
- BMI 25 以上（肥満）：個別対応（医師の指示に従う）

1975 年の男児の出生時の平均体重は 3,240g、女児は 3,140g です。それが 2016 年では、男児 3,005g、女児 2,960g と減少しています[4]。

1980 年代をピークに、日本人の赤ちゃんの出生時体重は減り続けています。世界でも豊かな食環境に恵まれているはずの日本で、妊婦さんの栄養が足りていないのです。お母さんの栄養が足りていないために、小さく生まれる赤ちゃんも増えています。胎児期に低栄養状態で育った低体重の子どもは、成人後に生活習慣病を発生しやすい[5]という報告が発表され、多くの研究がなされています。現在では、そのメカニズムも明らかになってきました。

CG 何に気を付けて食べる？

Answer 1 バランスよく食べる

「バランスの良い食事」とは、日本人が昔から食べてきた「一汁二菜」「一汁三菜」の献立をいいます。ご飯とみそ汁にメーンのおかずが 1 つ、おひたしや煮物などの副菜が 1〜2 品あると、それだけで栄養のバランスが取れるのです。野菜がたっぷり入った炊き込みご飯やおかず、汁物なら「一汁一菜」でもよいです[6]（図 1・2）。

食べる時間や比率についても注意が必要です。朝は食欲がないからシリアルやパン、果物だけ、昼は 1 人だからと単品食べで簡単に済ませ、その分、夕食は品数多くたっぷり食べるなど夕食が中心となる食事内容を続けていると、体重が増える一方です。働く妊婦さんの場合には、帰宅が遅くなるときは夕方におにぎりなどを食べ、帰宅後におかずを補うといいでしょう。ご主人の帰宅に合わせて夕食が遅くなる場合には、自身は主食とメーンのおかずを済ませておき、ご主人が帰宅したら

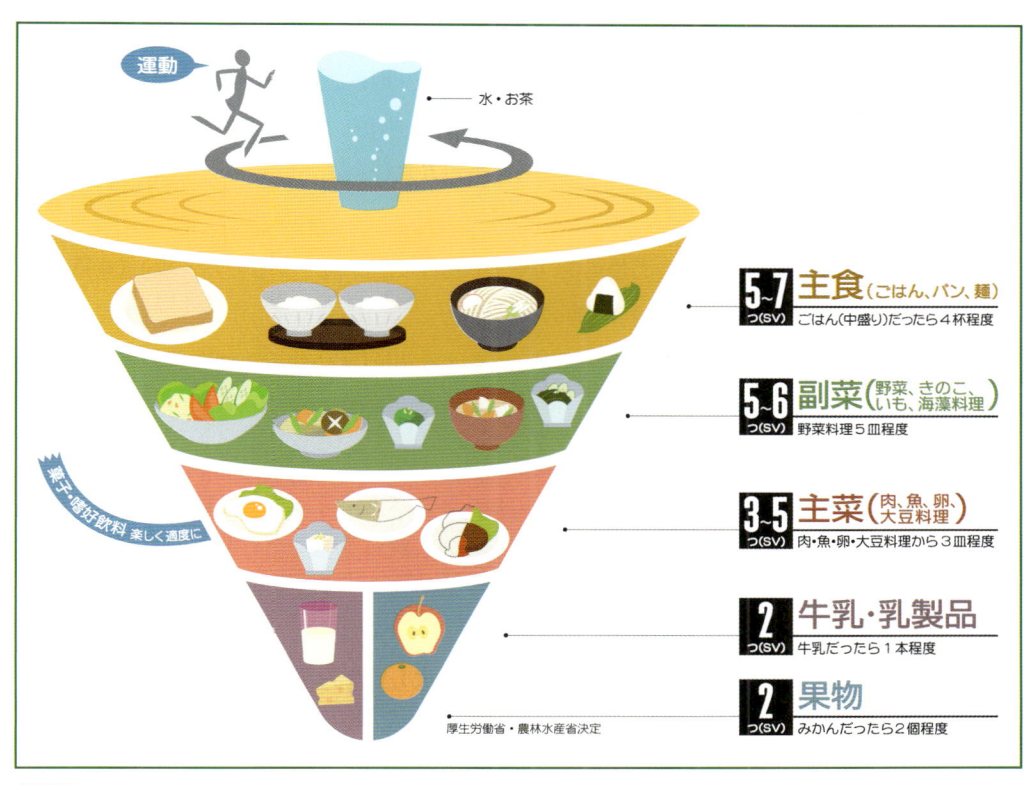

図1 食事バランスガイド（非妊娠時、妊娠初期の1日分）

（文献6より引用）

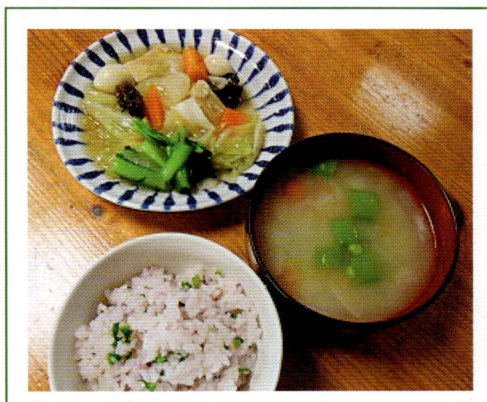

【一汁一菜】黒米入り菜飯、高野豆腐のひと鍋あんかけ、雑穀スープ

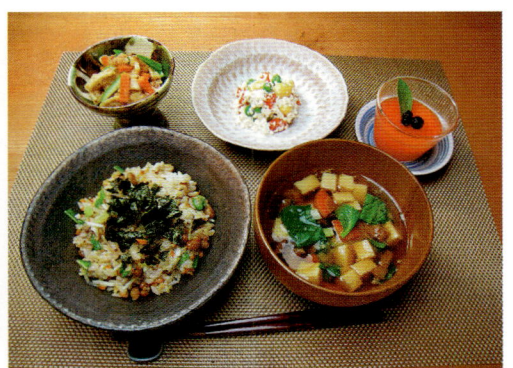

【一汁二菜】五穀納豆チャーハン、乾物のみそ汁、切り干しごまサラダ、にんじんと銀杏の白あえ、ベジフルーツゼリー

図2 バランスの良い献立例

CG-103

妊娠期の食生活 何に気を付ける？

軽く野菜の副菜を食べるなど工夫すると、バランスよく食べることができ、体重管理もできます[7]。できれば就寝の2〜3時間前に食事を済ませるのが理想です。

　我慢や制限をするのではなく、毎日の食材を見直したり調理方法を工夫し、よりおいしく豊かな食生活にする、といった視点から始めると、料理をするのが楽しく、長続きします。

　東洋医学では、食べ物の性質を「陽」（温熱の性質を持つもの）、「平」（中間のもの）、「陰」（涼寒の性質を持つもの）と大きく3つに分けています。体を冷やすといわれている陰の食材でも、調理方法や材料の組み合わせで、体を温める料理になります。色の黒っぽいものや地面の下に生えている根菜類やいも類は、体を温める性質を持っています。にんにく、しょうが、ねぎ、しその葉などは体を温める香味野菜です。料理に加えるとさらにおいしくなりますので、積極的に取り入れたいものです[8]。また、季節の食材や加熱したもの、鉄分を多く含むものなどが良いといわれています。

Answer 2 なるべく控えた方がよい飲み物・食べ物は避ける

●スナック菓子、甘い飲み物や清涼飲料水

　エネルギーが高く、満腹になりやすいため極力避けた方がいいものです。おやつは楽しみの一つであり、生活に潤いを持たせてくれますが、好きなものだけではなく、栄養的にも優れたものを選びましょう[9]。甘味であれば、バターや生クリームの入った洋菓子より穀類や豆を使った和菓子がお勧めです。ドライフルーツなどもよいでしょう。食事と食事との間に食べるのが大切です。

●添加物の多い食材

　コンビニエンスストアなどのお弁当やおにぎりには、添加物や保存料が多く含まれています。たまに食べるのは問題ありませんが、できるだけ手作りが安全です。仕事をしている場合にはお弁当を持参するのがお勧めです。作る時間がないときは、できるだけ添加物の少ないものを選びましょう。自然食レストランや、素材に配慮した惣菜なども市販されていますので、お気に入りのお店を見つけるのも楽しいものです。

●カフェインの多く含まれる飲み物

　緑茶やコーヒーなどカフェインが多い飲み物はできるだけ控えめに。1日にカップ1〜2杯程度であれば問題ありません。カフェインレスのコーヒーも市販されています。ハーブティーや番茶、ほうじ茶などもお勧めです。

＊　　　＊　　　＊

　妊娠中に食べてはいけないというものはありませんが、注意したい食品として食中毒の原因とされる「リステリア菌」を含むものがあります。非加熱のナチュラルチーズ、肉・魚のパテ、生ハム、スモークサーモンなどです。菌は塩分に強く冷蔵庫でも増殖します。これらは加熱すれば問題ないといわれています[10]。

　2003年からは、金目鯛・マグロ・カジキなどの一部の魚に含まれる水銀について注意事項が出されました。しかし、含まれる水銀の量は微量であり、週に1度程度なら食べても問題ありません。大型の魚ほど水銀が体内に蓄積され高濃度になるので、小型の魚を食べる工夫をしながらいろいろな種類の魚を食べるとよいと思います[11]。また、すしや刺し身などの生ものは新鮮であれば問題ありませんが、体を冷やすので時間帯や量に注意して食べましょう。

　妊娠期も授乳期も、同じ食品ばかりを食べるのはよくありません。アレルギーを心配する方も多いですが、特定の食品を除去するよりも食べ過ぎに注意することが大切です。

CG-103

妊娠期の食生活 何に気を付ける？

妊産婦さんに使える優しい声かけ

- 忙しくて作る時間がないときには市販の惣菜を利用してもよいので、まずは3食、食べましょう。使われている調味料やカロリー、塩分にも気を付けて、体に良さそうなものを選んでみてください。外食する場合には、ご飯と汁もの、野菜料理が付いた定食メニューを頼みましょう。

- ご夫婦共働きなのですね。休みの日に二人で協力してたくさん作って常備菜として冷蔵庫へ、また、ゆでた野菜を冷凍庫にストックする、缶詰や乾物なども利用すると、とても便利ですよ。ご主人も料理上手になって、奥さまが出産のための入院中にも自分で作れますし、子育てが始まってからも分担して作れます。赤ちゃんのお世話で忙しくなってくるお母さんにとって、ご主人が作ってくれた食事は格別においしくて、とても感謝されますよ。

- 昆布やかつお節のだしを取ってみましょう。本物の素材の味に慣れると、調味料は少なくても大丈夫です。お母さんが食べた物がお腹の赤ちゃんへ届けられます。また、産後は母乳として赤ちゃんの栄養になっていきます。離乳食を作るときにも優しい味付けになり、取り分けることができて簡単、便利です。

- 何か一つでもやれそうなことがあれば、やってみましょう。目標設定は緩やかに。できなくても自分を責めないで。おいしく、楽しく食べるのが一番の栄養です。

引用・参考文献

1) 厚生労働省. 平成28年度国民健康・栄養調査報告. http://www.mhlw.go.jp/bunya/kenkou/eiyou/h28-houkoku.html［2018. 3. 14］

2) 厚生労働省. 日本人の食事摂取基準（2015年版）. http://www.mhlw.go.jp/stf/seisakunitsuite/bunya/kenkou_iryou/kenkou/eiyou/syouji_kijyun.html［2018. 3. 14］

3) 厚生労働省. 妊産婦のための食生活指針：「健やか親子21」推進検討会報告書. http://www.mhlw.go.jp/houdou/2006/02/h0201-3a.html［2018. 3. 14］

4) 厚生労働省. 人口動態調査. http://www.mhlw.go.jp/toukei/list/81-1.html［2018. 3. 14］

5) 妊娠食育研究会. "妊娠女性の低栄養に注意". 妊婦食堂. 東京, ダイヤモンド社, 2012, 6-11.

6) 厚生労働省. 妊産婦のための食事バランスガイド. http://www.mhlw.go.jp/houdou/2006/02/dl/h0201-3b02.pdf［2018. 3. 14］

7) 愛育病院. "夕食レシピ". 愛育病院のヘルシーレシピ. 東京, 母子愛育会・愛育病院, 2016, 62.

8) 石原結實. "体を温める食材・冷えを解消する食事". 体を温める食材とレシピ. 東京, 日本実業出版社, 2003, 10-3.

9) 岡本正子. "おいしくやさしい和のごはん". 自然なお産献立ブック. 東京, 自然食通信社, 2005, 14-28.

10) 厚生労働省. これからママになるあなたへ. http://www.mhlw.go.jp/topics/bukyoku/iyaku/syoku-anzen/suigin/dl/051102-2a.pdf［2018. 3. 14］

11) 岡本正子. "妊娠＆授乳期に知っておきたいことあれこれ". 妊娠＆授乳中のごはん150. 東京, 日東書院本社, 2009, 100-3.

CG-104 合併症妊娠 薬はやめる？

三重大学医学部産科婦人科教室 助教　**田中博明**　たなか ひろあき
同 医員　**田中佳世**　たなか かよ

基礎知識 合併症妊娠とは

●合併症妊娠

　切迫早産や妊娠高血圧症候群など、産科特有の疾患や合併症のことを「産科合併症」といいます。バセドウ病や橋本病などの甲状腺疾患、心血管疾患、糖尿病、婦人科疾患である子宮筋腫など、何らかの疾患を持っている人が妊娠した場合、もしくは妊娠中に新たにほかの疾患を発症した状態を「合併症妊娠」といいます。

　合併症には、脳疾患、血液疾患、心血管疾患、呼吸器疾患、消化器疾患、腎・泌尿器疾患、内分泌疾患、糖尿病、自己免疫疾患、精神疾患など、非常に多種多様の疾患があり、世の中にある疾患の数だけ合併症妊娠は存在するといえるでしょう。

●合併症妊娠を管理する上でのポイント

　妊娠すると、女性の体は生理的に大きく変化します。例えば、循環の変化であれば、妊娠すると循環血液量は非妊娠時の約 1.5 倍となり、心拍出量は増加し、血管抵抗は低下します。心臓の手術既往のある女性であれば、妊娠するとこれらの生理学的変化により、心臓の状態が悪化することがあります。

　このように、妊娠による生理学的な変化が、母体が持っている疾患に与える影響を考えなければなりません。つまり、合併症妊娠を管理する上では、それぞれの臓器における妊娠による生理的変化を知っておくことが重要となります。また、合併症を管理するために、さまざまな薬剤が投与されているケースがあります。それぞれの薬が、母体や胎児に与える影響について知っておくことも重要です。

　特に胎児に与える悪影響として、催奇形性と胎児毒性があります。胎児の各器官が形成される時期は、主に妊娠 4〜10 週に集中しており、心臓、四肢、口唇、耳、眼、歯、口蓋、外性器などの各臓器が形成されます。中枢神経系は妊娠 16〜17 週ごろまでに形成されます。妊娠 4〜10 週の器官形成期は特に重要で、この時期に薬の影響を受けた場合には、胎児の形態異常が起こります（催奇形性）。

　また、器官形成期が過ぎた後も胎児の各種臓器の成熟は続き、急速に発育します。よって、器官形成が終わった後も、臓器が薬によって何らかの影響を受けることがあり、そのことを

「胎児毒性」といいます。特に脳は、出生するまで増殖を繰り返すため、脳に作用する薬の影響によって精神発達遅滞などを起こすことがあります。また、インダシン®（一般名：インドメタシンナトリウム）などの薬は、胎児の動脈管を収縮させ、動脈管早期閉鎖を起こしたりします。

　しかし、全ての薬が催奇形性や胎児毒性を持つわけではありませんし、使用量、使用時期によっても影響が異なることがあります。このように、それぞれの薬に催奇形性や胎児毒性がないかを確認することも重要です。

ⒸⒼ 合併症妊娠　薬はやめる？

Answer 1 合併症に対する薬の必要性を確認する

　まずは、合併している疾患について知ることが重要です。2つの疾患を例に挙げて説明していきます。

■ 薬の種類を変更する場合（機械弁置換術後妊娠）

　機械弁置換術後とは、何らかの疾患によって心臓の弁（大動脈弁、肺動脈弁、三尖弁、僧帽弁）を人工的な弁に変更しなければならなくなり、人工弁に置換された状態を指します。このような疾患では、強い抗凝固療法を行わなければ、置換された機械弁に血栓を形成してしまい、生死に関わります。そのため、妊娠中も抗凝固療法を絶対に継続しなければなりません。

　妊娠していない場合には、一般的に抗凝固薬としてワルファリンが使用されていますが、ワルファリンは催奇形性を有するため、胎児の器官形成期には、通常はワルファリンからヘパリンに切り替えられます。器官形成期が過ぎると、ワルファリンに変更するか、ヘパリンを継続します。妊娠後期になると、調節性の問題からヘパリンを使用します。分娩が終了した後は、非妊娠時と同様にワルファリンに戻します。

■ 薬を中断せずに継続する場合（てんかん合併妊娠）

　幼少時にてんかん発作を発症し、バルプロ酸ナトリウム、ラモトリギン、カルバマゼピンで発作のコントロールを行っていた例では、結婚を機に妊娠を意識するようになり、かかりつけ医と相談の上で、ラモトリギン単剤に減量しました。てんかん発作なく安定した状態が続き、その後、妊娠しました。本人は、胎児への影響を

気にして薬をやめたいと申し出ましたが、てんかん発作を起こすと、無呼吸などにより母児ともに生命の危険を伴う状態になる可能性があることを十分に説明し、ラモトリギンを継続することにしました。その後、抗てんかん薬は葉酸の濃度を減少させるため、葉酸の内服も併用しました。妊娠中にてんかん発作が起こることはなく、順調に経過し、分娩となりました。

＊　　　＊　　　＊

前述の2例で示したように、合併症のために投薬されている薬は、合併症をコントロールするために必要であるから投薬されています。そのため、妊娠したからといって、基本的には中止することはできません。妊娠中に使用することができない薬であれば、代替薬に変更する必要があります。

Answer 2 薬が胎児に与える影響について調べる

従来、アメリカ食品医薬品局（Food and Drug Administration：FDA）が、ヒトの対照比較研究あるいは動物実験の結果に基づき、薬剤が胎児に与える危険性の観点から医薬品をカテゴリーA、B、C、D、Xの5段階に分類し、妊婦への投薬に関して参考にされていました。2015年に、このカテゴリー分類は廃止され、各薬剤の具体的な安全性とリスク評価が、記述形式で個別に記載されるようになりました。

日本においては、厚生労働省の事業として、2005年より国立成育医療研究センターが中心となって、「妊婦・胎児に対する服薬の影響」に関する相談・情報収集を目的に、「妊娠と薬情報センター」が設置されています。同センターは、服薬が妊娠に及ぼす影響を調査・蓄積し、検証・評価された情報として提供できる体制を構築しています。現在は、全国47都道府県に「拠点病院」が指定され、双方向の情報提供が実施されています。同センターは、現在は、妊婦さん自身から問い合わせをする形式を取っていますが、将来的には医療者から同センターへの問い合わせができるようになります。

また、医療提供者が妊娠中における薬の危険性を調べる場合には、『Drugs in Pregnancy and Lactation』[1]や『薬物治療コンサルテーション 妊娠と授乳』[2]などに丁寧に記載されています。

妊産婦さんに使える優しい声かけ

- 合併症に対して飲んでいる薬は、合併症をきちんと安定させるために必要な薬です。お腹の赤ちゃんに強い影響がある場合には、代わりの薬に変更できるか調べてみましょう。

- お腹の赤ちゃんを元気に育てるには、お母さんが元気でいることがとても重要なことです。赤ちゃんへの影響はほとんどありませんので、必要なお薬はきちんと服用してください。

- お腹の赤ちゃんに影響が出る薬を器官形成期に飲んでいた場合でも、必ず奇形が出るわけではないですよ。催奇形性のあることで知られるワルファリンでも、高く見積もって 25％程度で、それ以外ではもっと低いともいわれていますよ。

- 妊娠と薬のことは、「妊娠と薬情報センター」で相談を受け付けています。相談してみる方法もありますよ。

引用・参考文献

1) Briggs, GG. et al. Drugs in Pregnancy and Lactation：A Reference Guide to Fetal and Neonatal Risk. 11th ed. Philadelphia, Lippincott Williams & Wilkins, 2017, 1646p.

2) 伊藤真也ほか編. 薬物治療コンサルテーション 妊娠と授乳. 東京, 南山堂, 2014, 667p.

CG-105 切迫流早産
内服薬は効かない？

東邦大学大学院医学研究科産科婦人科学講座 教授　中田雅彦　なかた まさひこ

基礎知識 切迫流早産の治療薬とは

●切迫流早産の治療薬

　わが国で切迫流早産に慣習的に使用されている薬ないし保険適用外で使用されている薬を表に挙げます。

　切迫流早産には長い歴史の中で多くの薬剤が使用されており、また胎児への安全性の点で多くの妊婦さんに使用されてきた経緯があるため、臨床の現場では内服薬を処方したり、点滴で用いたりすることが少なくありません。

　しかし、これまでの臨床データの検討では、「本当に効果があるのか」という疑問もあり、"保険適用＝効果あり"とはひとくくりに言えない状況となっています。

表 日本で切迫流早産に慣習的に使用されている薬、保険適用外で使用されている薬

	一般名	代表的な商品名	保険適用
切迫流産	ピペリドレート塩酸塩	ダクチル	あり
	メドロキシプロゲステロン酢酸エステル	プロベラ®、ヒスロン®	あり
	プロゲステロン筋注製剤		あり
	hCG 筋注製剤		あり
	トラネキサム酸	トランサミン®	なし
	カルバゾクロムスルホン酸ナトリウム水和物	アドナ®	なし
	イソクスプリン塩酸塩	ズファジラン®	あり
切迫早産	塩酸リトドリン	ウテメリン®	あり
	硫酸マグネシウム	マグセント®	あり
	イソクスプリン塩酸塩	ズファジラン®	あり
	ニフェジピン	アダラート®	なし

CG 切迫流早産の内服薬は効かない？

Answer 1 切迫流産に効く内服薬はない！

　切迫流産に対してダクチル錠の内服、あるいは止血薬としてトランサミン®錠やアドナ®錠が処方されることがよくあります。しかし、これらの薬剤についての臨床試験の結果としては、「切迫流産に対して流産予防効果はない」というのが結論です。流産を繰り返す習慣流産に対して黄体ホルモン製剤（ジドロゲステロン〔デュファストン®〕）が予防効果があるのではないか、というデータは報告されていますが、流産予防効果があるというまでの十分なエビデンスはありません。

Answer 2 塩酸リトドリン錠の内服で切迫早産は予防できない

　近年、塩酸リトドリンの切迫早産患者への投与について、さまざまな問題点が指摘されています。発端となったのは、欧州医薬品庁が2013年に出した勧告でした。

　塩酸リトドリンはβ刺激薬という作用の薬剤で、子宮平滑筋の弛緩作用がありますが、母体の心血管系への作用もあります。動悸を感じたり、実際に頻脈となったりといった副作用が起こることは一般的です。重篤になれば肺水腫なども合併します。これらβ刺激薬に対して、先の勧告では「産科適応での経口剤の承認を取り消す。注射剤に関する産科適応は継続されるが、その使用は妊娠22週から37週の間の最大48時間に制限される」とされました。

　つまり、ヨーロッパでは使用できず、また、あくまでも母体搬送のための時間、あるいは児の肺成熟を目的とした母体ステロイド投与の効果の出る時間を稼ぐために使用するということです。日本と異なり諸外国では、切迫早産に対して薬剤を長期投与するというのは一般的ではなく、その点でわが国においては対応に混乱が生じています。塩酸リトドリンの長期投与に対する疑問であり、しかも内服薬による臨床データは少なく、「塩酸リトドリン錠が切迫早産を予防できる」という証拠は乏しいといえるでしょう。

　妊婦さんの中には、塩酸リトドリン錠を内服することで「収縮がおさまった」という方もたくさんいらっしゃいますが、「お腹の張りを感じること」と「早産になるような子宮収縮である」ということとは、必ずしも同じことではないのです。

　一方、高血圧に使用するニフェジピン錠については、日本では切迫早産の保険適

用はありませんが、諸外国での臨床データでは切迫早産の予防効果があるという結果が出ています。そのため、本当に内服薬は効かないか？と問われれば、「ニフェジピンは効果がある」というのが回答になります。しかし、ニフェジピンは保険適用外の薬剤ですので、その使用に当たっては、利益と危険性について十分に説明した上で、同意を得て投与することが望ましいでしょう。

妊産婦さんに使える優しい声かけ

- お腹の痛みや少しの出血に対して、何か急いで処置をしたり薬を使ったりしても、効果はありません。夜中や休日でも慌てずに過ごしてください。
- 流産を防ぐ効果のある薬はないといわれていますので、薬を飲んでいないことや飲み忘れたことで何も心配することはありません。
- お腹の張りを感じることは当たり前のことです。陣痛のように規則的に強い張りでなければお産にになりません。安静にして1時間程度でおさまる張りは正常です。
- お薬（塩酸リトドリン）を飲み忘れても慌てないでください。強い張りが繰り返したり、出血があったりということがなければ心配ありません。
- お薬（塩酸リトドリン）を飲んでいて動悸がおさまらなかったり、筋肉痛が続いたりするときには、我慢せずに受診してください。副作用に注意していきましょう。

後輩助産師にひびく優しい説明

- 長い歴史の中で使われてきた薬の中には、最近の臨床試験で効果が得られないと判明したものもあるというのが現実です。エビデンスが得られていない薬でも、保険適用があれば処方されることがあります。妊婦さんの中には不安が強くて内服を希望する方もいるので、「効果がありませんからやめましょう」と真っ向から否定しないようにしましょう。
- 保険適用とエビデンスとは必ずしも同じことではありません。私たちと一緒に、薬について勉強を続けていきましょう。

引用・参考文献

1) 日本産科婦人科学会／日本産婦人科医会. "CQ206 妊娠 12 週未満切迫流産の管理上の注意点は？". 産婦人科診療ガイドライン：産科編 2017. 東京, 日本産科婦人科学会, 2017, 144-6.

2) 日本産科婦人科学会／日本産婦人科医会. "CQ302 切迫早産の診断と管理の注意点は？". 前掲書 1. 152-7.

3) Haas, DM. et al. Tocolytic therapy：a meta-analysis and decision analysis. Obstet. Gynecol. 113(3), 2009, 585-94.

4) Neilson, JP. et al. Betamimetics for inhibiting preterm labour. Cochrane Database Syst. Rev. 2, 2014, CD004352.

5) Flenady, V. et al. Calcium channel blockers for inhibiting preterm labour and birth. Cochrane Database Syst. Rev. 6, 2014, CD002255.

memo

CG-106 切迫早産 今はどう治療する？

茅ヶ崎市立病院産婦人科 部長　**青木宏明**　あおき ひろあき

基礎知識　切迫早産

●切迫早産の定義

　切迫早産は、文字通り早産が差し迫った状態であり、早産につながり得る状態のことをいいます。ただし、注意しなければいけないのは、「つながり得る状態」であって、必ずしも早産になるわけではない！ということです。切迫早産は、「妊娠 22 週以降 37 週未満に下腹痛（10 分に 1 回以上の陣痛）、性器出血、破水などの症状に加えて、外測陣痛計で規則的な子宮収縮があり、内診では、子宮口開大、頸管展退など Bishop score の進行が認められ、早産の危険性が高いと考えられる状態」とわが国では定義されています [1]。さらに海外のガイドラインでは、「切迫早産患者の 1〜2 時間の観察を行って、子宮口開大や展退が進行しているかどうかを判断する」と述べています [2]。すなわち、子宮収縮を定期的に認めても、子宮頸管長短縮などの子宮頸管の所見がなければ、切迫早産とはいえないことになります。

●子宮頸管無力症の定義

　実は、子宮頸管無力症には明確な定義はありません。『産科婦人科用語集・用語解説集』では、「外出血とか子宮収縮などの切迫流早産徴候を自覚しないのにもかかわらず子宮口が開大し、胎胞が形成されてくる状態である」と記載されています [1]。実臨床では、「妊婦健診に来て内診をしたら胎胞が見えていた」とか、「少量の出血があって病院に行ったら胎胞が飛び出ていてそのまま分娩になった」のような症例です。

　一方、子宮頸管長のスクリーニングが行われるようになり、妊娠中期に子宮頸管長が短い症例も早産のリスクが高いことが分かっています [3]。このような症例を子宮頸管無力症に含めるのかどうかは判断が難しくなってきています。

●切迫早産治療の考え方

　切迫早産の治療は大きく分けると、「子宮収縮を抑える治療」と「子宮頸管無力症や子宮頸管長短縮に対する治療」になります。子宮収縮を抑える治療のことを「トコライシス：tocolysis」と呼びます。トコライシスに用いられる子宮収縮抑制薬として、わが国では β 刺激薬である塩酸リトドリンが使われ、副作用などで使えない、あるいは効果が不十分な場

合には硫酸マグネシウム製剤が使用されます。子宮頸管無力症や子宮頸管長短縮に対しては、経過観察あるいは子宮頸管を縛る子宮頸管縫縮術が行われています。

CG 切迫早産　今はどう治療する？

Answer 1 本当に早産になってしまいそうな症例を見極める！

　切迫早産の治療で最も大切なことは、近いうちに早産になってしまいそうな症例を見極めることです。切迫早産症例の何割かは、どんな治療を行っても早産になってしまいます。では、切迫早産を治療する目的は何でしょうか。切迫早産の治療の一番の目的は、赤ちゃんの予後を改善することです！　すなわち、たとえ早産で生まれてしまったとしても、赤ちゃんを後遺症なく助けてあげることが最も大切になります。私たち産科医にできることは、早産になってしまいそうな症例を見極め、なるべく良い状態で産ませてあげることです。

　妊娠 24 週以降 34 週未満で、1 週間以内に早産になることが予測されるとき、お母さんにステロイドの筋肉注射をすることによって、赤ちゃんに生まれる準備をさせることができます。具体的には、ベタメタゾンを 24 時間おきに 2 回投与することによって、赤ちゃんが生まれてからの予後に直結する新生児呼吸窮迫症候群や脳室内出血、壊死性腸炎などの合併症が起こる可能性を減らし、神経発達を改善させることも分かっています [4, 5]。最近では、妊娠 23 週や 34 週以降の投与でも、赤ちゃんの予後が改善するという報告があり、ステロイドの適応週数は拡大される可能性もあります [6, 7]。

　もう一つ重要なことは、赤ちゃんが生まれてすぐに手厚い新生児医療が受けられるよう、お母さんを分娩前に新生児集中治療室（NICU）のある病院に運ぶことです。このように、なるべく良い状態、良い場所で生まれてきてもらうということが、切迫早産の治療においては重要になります（図 1）。

　一方で、私たち産科医が常に考えなければいけないことは、まだ生まれないと判断した症例に過剰な医療を行わないということです。ある報告では、切迫早産と診断された症例のうち、7 日以内に生まれてしまった症例は 10％未満であったとしています [8]。もちろん、生まれるかどうかの見極めは必ずしも簡単ではありませんが、生まれないと判断した症例に長期入院などの過剰な医療を行うことは、お母さ

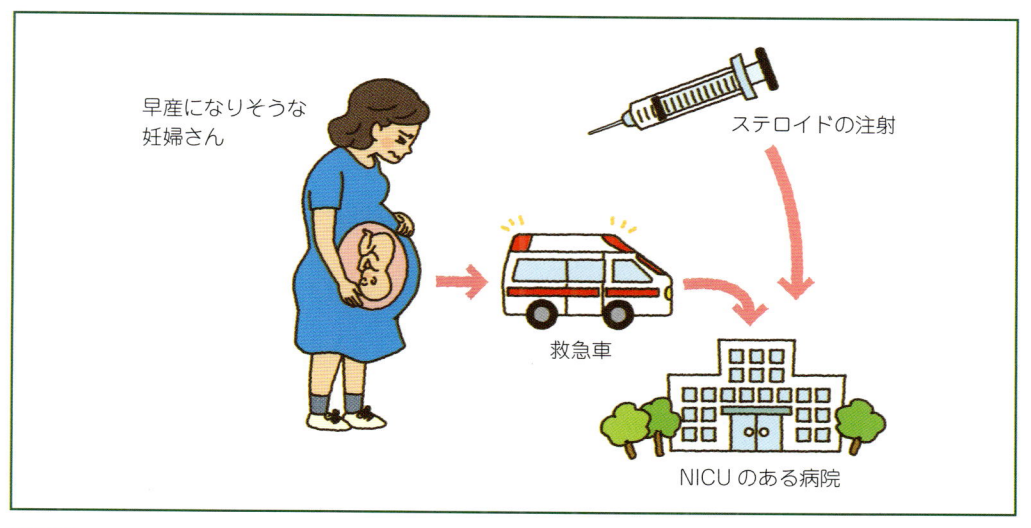

図 1　なるべく安全な状態で産ませてあげる

んの QOL を損なうことになるだけでなく、その家族の生活など社会的に大きな損失につながります。

Answer 2　トコライシスは長期間行わない

　前述したように、赤ちゃんにとってメリットがあるステロイドの投与や母体搬送が無事に済むまでは生まれないでほしい！ということで、それらが済むまでの 48 時間に限って行われるのが、塩酸リトドリンなどの薬剤による子宮収縮抑制（トコライシス）です。逆に言えば、赤ちゃんにとって分娩を遅らせることでのメリットがなければ、トコライシスは行いません。ただし、これは欧米におけるトコライシスの方法です。日本では、48 時間経過後も切迫早産（子宮収縮）再発の予防を目的としてトコライシスを継続していることが多くなっています[9]。しかし、切迫早産再発の予防にトコライシスが有用であるという根拠もなければ、長期のトコライシスが早産を防ぐという証拠もほとんどありません。日本でよく使われる塩酸リトドリンでは、切迫早産と診断されてから 48 時間以内の分娩は減らしたものの、7 日以内の分娩は減らさず、赤ちゃんの予後も改善しなかったとされています[10]。

　一方で、塩酸リトドリンなどの β 刺激薬には、お母さんに肺水腫や顆粒球減少症などの重大な副作用を来したり、赤ちゃんに心不全などの合併症を来すことが報告

されています[11]。外来で処方される塩酸リトドリンなどのβ刺激薬の飲み薬に対しても、切迫早産に対して全く効果がないばかりか副作用があるため、欧米では投与してはいけないと警告しています[12,13]。また、塩酸リトドリンが使用できない場合などに使用される硫酸マグネシウム製剤も、5〜7日間を超えて投与した場合には胎児あるいは新生児の骨低形成や骨折の原因となる報告があったことから、アメリカ食品医薬品局（FDA）は5〜7日間を超える投与を行わないよう警告しています[14]。そのため、アメリカの早産に関するガイドラインでは「維持療法としてのトコライシスは行うべきではない」と記載され[6]、イギリスのガイドラインでは「そもそもトコライシス自体やらなくてもいい」と記載しています[15]。そして、世界保健機構（WHO）は、「赤ちゃんの予後を改善する目的でのトコライシスは推奨しない」と述べています[16]。

このように、世界的には子宮収縮を抑制することは切迫早産の治療ではなくなってきています。日本のトコライシスに対する考え方も見直す時期にきており、一部の施設では、実際に短期間のトコライシスを行い、早産率や赤ちゃんの予後にも影響がないことを報告しています[17]。前述したように、心配だからとりあえず長期入院させて長期トコライシスを行うということは、見直さなければなりません。

Answer 3 子宮頸管無力症例には頸管縫縮術を行ってもいい

「子宮頸管無力症例に対して子宮頸管縫縮術を行う」ということは、周知の事実だと思います（図2）。しかし、基礎知識にも述べましたが、そもそも子宮頸管無力症自体に明確な定義がありません。では、どのような症例に子宮頸管縫縮術を行えば、赤ちゃんの予後を改善することができるのでしょうか。子宮頸管縫縮術を行う症例としては、大きく分けて3つの場面があります。1つめは妊娠中期に流早産を繰り返してしまう症例に予防的に行うもの。2つめは子宮

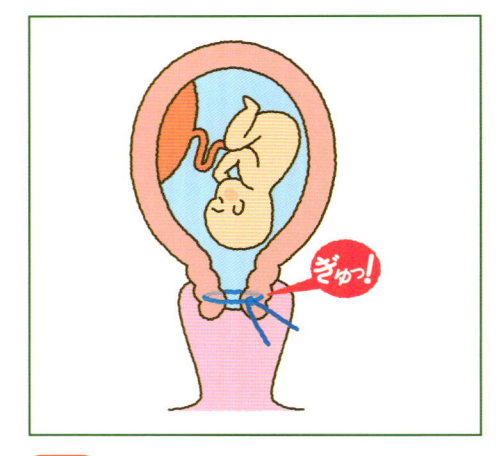

図2 子宮頸管縫縮術

CG-106

切迫早産 今はどう治療する？

頸管長が短くなった症例に行うもの。3つめは胎胞が見えてきてしまった症例に緊急で行うものになります。

　1つめのような症例が、本当の子宮頸管無力症なのかもしれません。妊娠中期の流早産を3回以上繰り返した場合には行ってもよいという報告はありますが[18]、流早産を3回繰り返すまで予防的に子宮頸管縫縮術を行わないということはなかなかなく、1～2回の妊娠中期の流早産の既往でも、子宮頸管無力症が疑われた場合には妊婦さんと相談の上で予防的に子宮頸管縫縮術を行っているのが現状だと思います。

　2つめの子宮頸管長短縮症例に対しては、早産既往がある症例では、妊娠16週から2週おきに子宮頸管長の測定を行い、妊娠24週までに子宮頸管長が25mmを切った場合には子宮頸管縫縮術を行うことで早産を減らし、赤ちゃんの予後を改善することができます[19]。一方、早産既往がない症例では、子宮頸管長短縮を見つけても子宮頸管縫縮術の有用性は証明されていません。ただし、有用性が認められていないというのは、研究されている症例数が少ないことが原因である可能性があり、子宮頸管長10mm未満など早産のリスクがより高い症例では、子宮頸管縫縮術が赤ちゃんの予後を改善させる可能性があります[20]。

　3つめの子宮口が開いてしまった症例に対する緊急の子宮頸管縫縮術に関しても、はっきりとした有用性は示されていませんが、医師が必要であると判断して行った場合に赤ちゃんの予後を改善させるだろうとされています[21]。実際の臨床では、これらの症例に子宮頸管縫縮術を行うことは、早産になったとしても、時間的に急激に生まれてしまうことを防ぐことができるため、外来管理が可能であったり、より安全な状態で赤ちゃんを産ませてあげることで赤ちゃんの予後を改善できる可能性があります。

　このように子宮頸管縫縮術は、子宮頸管無力症であると判断した症例に行うことで赤ちゃんの予後を改善する可能性があります。経過観察と比べた場合の有意性は証明されていない場面も多いのですが、現時点では証明ができていないだけの可能性もあり（証明する研究がとっても難しい！）、状況が許せば積極的に行ってもよい手技であると考えます。

妊産婦さんに使える優しい声かけ

- 妊娠中にお腹が張ることは普通にあります。歩いたり疲れたりしたら張るし、赤ちゃんが動いても張るのが普通です。座ったり横になっておさまるのであれば、様子を見て大丈夫ですよ！

- お腹が張る＝切迫早産ではありません。お腹の張りやすさには個人差があります。もし、座ったり横になっても定期的に張ったり、出血などの症状があるようであれば、病院に連絡しましょう。

- 切迫早産と診断されても、実際に早産になるとは限りません。特に、すぐに早産になってしまうことはあまりありません。それまでに、赤ちゃんが生まれてくる準備をしてあげることも大切ですよ！

- 子宮収縮抑制薬は子宮収縮の再発を防ぐ効果はないし、長い期間投与して早産が減るという証拠はありません。子宮収縮抑制薬は長期間投与することで、お母さんや赤ちゃんに悪い影響を及ぼすことがあります。もし、子宮収縮が再発することがあれば投与を再開しますので、一度、子宮収縮抑制薬の投与をやめてみましょう。

- 日本の新生児医療はとっても優秀です。（週数によってですが）早産でもかなり高い確率で赤ちゃんを後遺症なく助けてくれます！　早産になるとしても、なるべく良い状態で産んであげて、小児科の先生にお任せしましょう。

引用・参考文献

1）日本産科婦人科学会編. 産科婦人科用語集・用語解説集 改訂第3版. 東京, 日本産科婦人科学会, 2013, 461p.

2）Guidelines for Perinatal Care. 7th ed. http://www.countycare.com/Media/Default/pdf/GuidelinesforPerinatalCare%207thed.pdf.［2018. 3. 9］

3）Iams, JD. et al. The length of the cervix and the risk of spontaneous premature delivery. National Institute of Child Health and Human Development Maternal Fetal Medicine Unit Network. N. Engl. J. Med. 334（9）, 1996, 567-72.

4）Roberts, D. et al. Antenatal corticosteroids for accelerating fetal lung maturation for women at risk of preterm birth. Cochrane Database Syst. Rev. 3, 2017, CD004454.

5）Sotiriadis, A. et al. Neurodevelopmental outcome after a single course of antenatal steroids in children born preterm：a systematic review and meta-analysis. Obstet. Gynecol. 125（6）, 2015, 1385-96.

6）American College of Obstetricians and Gynecologists' Committee on Practice Bulletins-Obstetrics. Practice bulletin no. 171：management of preterm labor. Obstet. Gynecol. 128（4）, 2016, e155-64.

7）日本産科婦人科学会／日本産婦人科医会. "CQ302 切迫早産の診断と管理の注意点は？". 産婦人科診療ガイドライン：産科編 2017. 東京, 日本産科婦人科学会, 2017, 152-7.

8）Fuchs, IB. et al. Sonographic cervical length in singleton pregnancies with intact membranes presenting with threatened preterm labor. Ultrasound Obstet. Gynecol. 24（5）, 2004, 554-7.

9）大槻克文ほか. "周産期学シンポジウム運営委員会調査報告：リトドリン塩酸塩の使用実態ならびに副作用に関する調査報告". 周産期学シンポジウム抄録集. 34 号. 東京, メジカルビュー社,

2016, 15-8.

10) Anotayanonth, S. et al. Betamimetics for inhibiting preterm labour. Cochrane Database Syst. Rev. 4, 2004, CD004352.

11) ウテメリン注®50mg. 2013年1月改訂. キッセイ薬品工業株式会社.

12) FDA Drug Safety Communication : new warnings against use of terbutaline to treat preterm labor. 2011.
http://www.fda.gov/Drugs/DrugSafety/ucm243539.htm. [2018. 3. 9]

13) Restrictions on use of short-acting beta-agonists in obstetric indications : CMDh endorses PRAC recommendations. 2013.
http://www.ema.europa.eu/ema/index.jsp?curl=pages/news_ and_events/news/2013/10/news_detail_001931.jsp&mid= WC0b01ac058004d5c1 [2018. 4. 15]

14) FDA Drug Safety Communication : FDA Recommends Against Prolonged Use of Magnesium Sulfate to Stop Pre-term Labor Due to Bone Changes in Exposed Babies. 2013.
http://www.fda.gov/Drugs/DrugSafety/ucm353333.htm. [2018. 3. 9]

15) Tocolytic Drugs for Women in Preterm Labour. Green-top 1B. 2011.
https://www.rcog.org.uk/en/guidelines-research-services/ guidelines/gtg1b/ [2018. 4. 15]

16) WHO. WHO recommendations on interventions to improve preterm birth outcomes. Highlights and Key Messages from the World Health Organization's 2015 Global Recommendations. 2015.
http://www.who.int/reproductivehealth/publications/ maternal_perinatal_health/preterm-birth-highlights/en/. [2018. 3. 9]

17) Nakamura, M. et al. Comparison of perinatal outcomes between long-term and short-term use of tocolytic agent : a historical cohort study in a single perinatal hospital. J. Obstet. Gynaecol. Res. 42(12), 2016, 1680-5.

18) Abbott, D. et al. Cervical cerclage : a review of current evidence. Aust. N. Z. J. Obstet. Gynaecol. 52(3), 2012, 220-3.

19) Berghella, V. et al. Cerclage for short cervix on ultrasonography in women with singleton gestations and previous preterm birth : a meta-analysis. Obstet. Gynecol. 117 (3), 2011, 663-71.

20) Berghella, V. et al. Cerclage for sonographic short cervix in singleton gestations without prior spontaneous preterm birth : systematic review and meta-analysis of randomized controlled trials using individual patient-level data. Ultrasound Obstet. Gynecol. 50(5), 2017, 569-77.

21) Ehsanipoor, RM. et al. Physical examination-indicated cerclage : a systematic review and meta-analysis. Obstet. Gynecol. 126(1), 2015, 125-35.

CG-106

切迫早産　今はどう治療する？

CG-107 生理的子宮収縮
異常とどこで見分ける?

静岡県立大学看護学部・看護学研究科母性看護学・助産学 准教授　**石川紀子**　いしかわ のりこ

基礎知識 生理的な子宮収縮とは

子宮筋は平滑筋で、自発活動を持つ興奮性の高い筋群であり、外からの刺激により容易に収縮が誘発されるといわれています。自律神経の支配を受けているだけでなく、性ホルモンの影響で収縮が促進されることも子宮筋の特徴です。

妊娠すると、この子宮筋の平滑筋細胞が増殖・巨大化して、子宮は拡張していきます。50mL 程度の容積から 4L くらいの容積にまで増大します。平滑筋線維は子宮の長軸を輪状に取り巻くように走行しているので、子宮底は胎児の成長に伴って引き伸ばされるように前上方へ膨らみます（図 1）。

子宮は側方を子宮広間膜に支えられており、子宮頸部は膀胱子宮靱帯、仙骨子宮靱帯、子宮頸横靱帯で骨盤に固定されています。つまり、子宮の増大に伴い、周辺の子宮広間膜や靱帯も引っ張られるということです（図 2）。

以上のことから、妊娠経過が正常な状態であっても、子宮は収縮したり弛緩したりしているといえます。多くの妊婦が感じる生理的な子宮収縮は、通常は痛みを伴わず、規則性がな

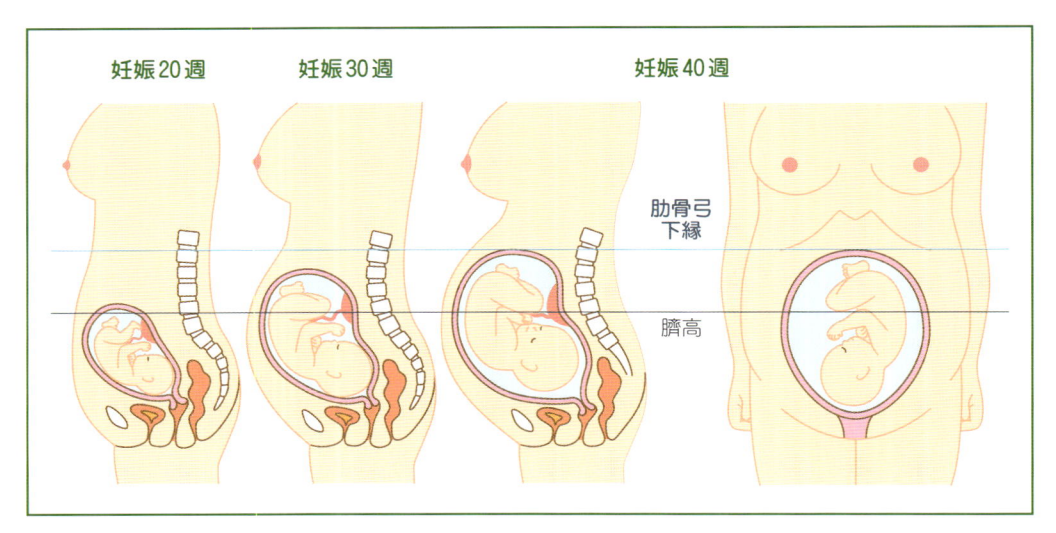

図 1 胎児の成長に伴って子宮底は前上方へ膨らむ

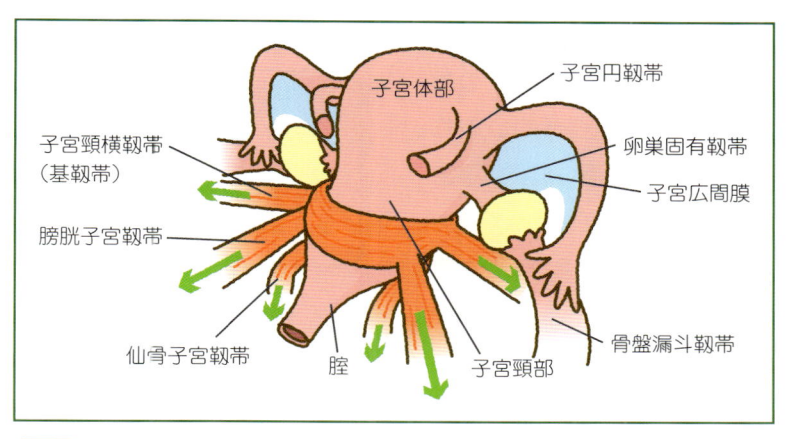

図2 子宮を支える構造

く、早産につながるものではありません。妊娠初期から始まる、散発的で痛みのない、子宮口の開大に変化を引き起こさない子宮の生理的収縮をブラクストン・ヒックス収縮（Braxton Hicks contraction）といいます。妊娠中期くらいから「最近、お腹がよく張ります」という妊婦さんを診察しても、早産徴候が全く認められないことがしばしばあるのもこのためです。生理的な子宮収縮は、一時的な子宮筋の緊張で 1～2 分間、お腹の張りのようなものを感じる程度であり、基本的には痛みを伴いません。また、全ての妊婦が感じるわけでもないようです。

　分娩近くに起こる子宮収縮は、無痛で散発的なブラクストン・ヒックス収縮とは異なり、収縮はより強く頻繁になり、自覚を伴います。「カチカチに硬い感じ」「皮膚が引っ張られるような痛み」「お腹が前に盛り上がるように張る」「子宮が締め付けられるような痛み」などと訴えられることが多いと思います。間欠的で、動作をやめて体勢を変えるとおさまる、痛みの程度は弱くて強くはならないというような不規則な子宮収縮（前駆陣痛）が、徐々に頻回で規則的になり、増強することで陣痛へと移行していきます。

CG 生理的範囲内か否かの子宮収縮の判断は？

Answer 1 異常か否かは、本人の訴えだけではわからない

　ブラクストン・ヒックス収縮は、妊娠週数が進むに従い回数が多くなる傾向があります。「不規則で痛みを伴わないから生理的子宮収縮だ」と判断するのが早計で

ある場合や、早産徴候と区別しにくいこともあります。本人の訴え、収縮の強さ、張っている位置、随伴症状、胎児の成長、子宮口の所見の変化などによって、切迫早産の収縮か、異常か否かを総合的に判断します（表）。

表　切迫早産の随伴症状

- ●粘液性水溶性分泌物の増加
- ●破水、血性帯下、性器出血
- ●腹部の緊満感、下腹痛、腰痛、恥骨痛
- ●母体発熱、頻脈、子宮の圧痛
- ●胎児頻脈

　生理的子宮収縮で、異常でないお腹の張りは、妊娠 30 週ぐらいまでは 1 時間に 2 回まで、それ以降は 1 時間に 4 回までを目安にするとよいかもしれません。また、座ったり横になって休めば張りがおさまる、胎動も感じられるのであれば、生理的といえるでしょう。その際、必ず腹部を触診して腹壁の弛緩と緊張状態を確認すること、冷えや皮膚の湿潤状態も見ます。

　生理的な子宮収縮が起こる原因としては、腹部増大に伴う子宮筋の収縮、妊婦が動き回る、胎動に伴うもの、疲労、冷え、便秘、排尿を我慢して膀胱がぱんぱんになった、ストレスによるものなどが考えられます。また、脱水や性行為も刺激になることがあります。ストレスの中には、不安、仕事や夫婦関係の問題、DV が隠れている場合もあり、妊婦の精神状態、日常生活状況を把握するとよいでしょう。

Answer 2　異常な子宮収縮はおさまらず、ほかの症状を伴う

　異常な子宮収縮を疑うのは、前述したような生理的子宮収縮を逸脱するような場合です。また、出血がある、張りが続く、持続的な痛みがある、しばらく休んでもおさまらないなどの特徴があります。

　痛みそのものの発生のメカニズムは、心理的な影響などを受けることもあり、感覚の閾値にも個人差があります。そのため、妊婦の訴え、痛みの状況をよく聴くだけでなく、胎児心拍数陣痛図や全身状態（母体のバイタルサイン）からも客観的に判断する必要があります。

　張ると歩けないなど日常生活行動を妨げるほどの痛みなのか、顔をしかめてしまう、呼吸が乱れる、冷や汗をかくなどについて確認します。横になって安静にしても子宮収縮の強さが変わらない、1 回の張りが長い、回数が増える、間隔が短くなるなどの訴えは、生理的範囲を超えていると判断できます。破水や出血の有無を確

認し、常位胎盤早期剝離や子宮内感染（絨毛膜羊膜炎）も念頭に置いて経過を見ていかなければなりません。腹部を触診し、子宮自体の硬さ、子宮の圧痛の有無、熱感がないかを見ます。痛みがなくても、収縮が持続的で間欠のない硬い子宮の場合には精査が必要になるので、医師にも相談しましょう。

　また、「いつもお腹が硬い感じ」と訴える妊婦がいます。腹壁が常に緊満していて、弛緩していないような触覚です。妊婦の不安が強い、神経質な場合もありますが、子宮筋腫が原因であったり、本当に子宮収縮が持続している場合もありますので注意が必要です。

妊産婦さんに使える優しい声かけ

- お腹が張ると不安になりますよね。でも、赤ちゃんの成長とともに子宮も引き伸ばされて、徐々により多く子宮収縮を感じるものです。痛みがなく、何かしていれば気にならない程度の張りであれば心配ないですし、安静にして1時間程度でおさまるものは大丈夫です。

- 夕方から夜は、お腹の張りが多くなるものです。赤ちゃんが動いてママを起こすこともあるし、冷えからくるお腹の張りもあります。張りの痛みがなければ姿勢を変えて、手足を冷やさないように、寝付くまでゆっくり呼吸してのんびり過ごしましょう。

- ここ数日の前駆陣痛で疲れてしまいましたね。眠れないことが続くと本当の陣痛が来たときに大丈夫か不安になりますよね。でも、前駆陣痛では無駄にお腹が張っているわけではありません。子宮そのものの筋肉がほぐれたり、子宮口が開きやすくなったり、お産をスムーズに進める準備なのですよ。

引用・参考文献

1) 沖津修. 子宮収縮と早産の関係：妊娠36週以前の子宮収縮は本当に早産につながる？（特集：基本にかえってみよう 陣痛のメカニズムとケア）. ペリネイタルケア. 22(9), 2003, 793-7.

2) 小濱大嗣ほか. 子宮収縮機序. 周産期医学. 40(9), 2010, 1333-7.

3) 高橋雄一郎. 陣痛の胎児への影響. 前掲書1. 803-6.

4) 下屋浩一郎. 子宮収縮の生理と病理. 日本産科婦人科学会雑誌. 63(12), 2011, 244-8.

5) 宮内彰人. "早産, 切迫早産". ナースの産科学. 杉本充弘編著. 東京, 中外医学社, 2013, 187-93.

PERINATAL CARE 2017年夏季増刊

好評発売中

乳房ケア・母乳育児支援のすべて

オールカラー

ペリネイタルケア編集委員会 編著

乳房ケア編では乳房の生理、トラブル対応、コマ送りマッサージ法を、母乳育児支援編ではエビデンス、上手な飲ませ方、妊娠期・産褥期・卒乳期のケアを解説。母乳育児を支援する関連団体紹介編では7団体の方針、マッサージ手技・母乳育児支援の特徴、活動内容を紹介した、今までになかった一冊！

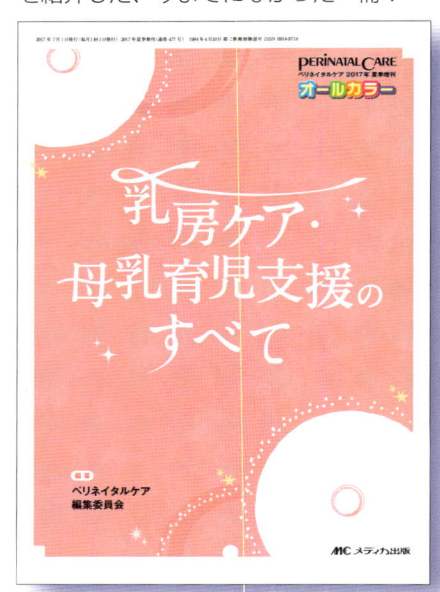

内容

第1章　乳房ケア
01　乳房の解剖と生理
02　乳房の視診・触診のポイント
03　産褥期の乳房マッサージ
04　陥没乳頭・扁平乳頭・短小乳頭などのケア
05　①乳房トラブルへの対応
05　②乳管開通法
06　乳腺炎への対応　ほか

第2章　母乳育児支援
01　母乳育児のエビデンス
02　妊娠期の母乳育児支援
03　産褥入院中の母乳育児支援
04　退院後の母乳育児支援
05　授乳中の母親の栄養と食事
06　効果的な抱き方、吸着のさせ方
　　～授乳支援に必要な援助者の視点～　ほか

第3章　母乳育児を支援する7団体 サポートの実際
01　桶谷式乳房手技
02　堤式乳房マッサージ法
03　BSケア
04　SMC方式乳房マッサージ
05　日本母乳の会
06　NPO法人ラ・レーチェ・リーグ日本
07　国際認定ラクテーション・コンサルタント（IBCLC）とNPO法人日本ラクテーション・コンサルタント協会（JALC）

定価（本体4,000円＋税）
B5判／264頁　ISBN978-4-8404-5857-3
web M011751 （メディカ出版WEBサイト専用検索番号）

MC メディカ出版
www.medica.co.jp
お客様センター 0120-276-591
本社 〒532-8588 大阪市淀川区宮原3-4-30 ニッセイ新大阪ビル16F

CG-108 家庭血圧測定
連絡基準は？

大野レディスクリニック 院長　**大野泰正**　おおの やすまさ

CG-108 家庭血圧測定 連絡基準は？

基礎知識　家庭血圧とは

近年、家庭血圧測定（home blood pressure monitoring：HBPM）の重要性が指摘され、『高血圧治療ガイドライン 2014』[1] では、診察室血圧よりも家庭血圧が優先されるとしています。家庭血圧測定は、妊婦の血圧管理をも改善する可能性があると考えられていて[2]、日本妊娠高血圧学会も家庭血圧測定の有用性と積極的な活用を勧めています[3]。

家庭血圧は、妊婦自身が家庭で測定するため、正しい測定方法の指導が重要です。血圧計は手首式より上腕式を用い、静かな環境で椅子に座って、カフ

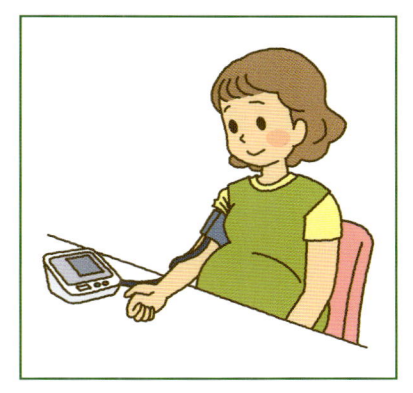

図　家庭血圧測定

が心臓の高さになるようにして測定する方法を勧めます（図）。朝 1 回、就寝前 1 回測定し、全てのデータを記載してもらいます。内科領域における家庭血圧による高血圧の診断は 135/85mmHg 以上ですが、妊娠中のカットオフ値に関しての十分なエビデンスはないため、現段階では内科と同様 135/85mmHg 以上をもって高血圧と判断する傾向にあります[4]。

CG　家庭血圧測定はどのように有用か？

Answer 1　白衣高血圧と真の高血圧とを鑑別できる

家庭血圧測定は、白衣高血圧の診断にとって有用です。「白衣高血圧」とは、病院では高血圧を示すのに、病院外では正常な血圧を示す場合をいいます。初産婦など妊婦健診に慣れていない妊婦や、経産婦でも緊張しやすい性格の妊婦などに見られることがあります。白衣高血圧や緊張による一時的な高血圧の場合、脈拍数の増加を伴うことがあるため、妊婦健診での血圧測定の際には、脈拍数の異常な増加の有無にも注目することが重要です。

落ち着いて測定し直した場合に、血圧値の低下と脈拍数の減少が見られれば、白

衣高血圧や緊張による血圧上昇の可能性が高まります。妊婦健診で高血圧を示した場合に、それが白衣高血圧や緊張による血圧上昇なのか、真の高血圧なのかを区別する上で、家庭血圧測定は有用です。その場合も、やはり家庭血圧測定の血圧値と脈拍数の両方を検討することが重要です。

Answer 2 妊娠蛋白尿から妊娠高血圧腎症への進行を予知できる

家庭血圧測定は、妊娠蛋白尿から妊娠高血圧腎症への進展を早期に診断できる簡便かつ重要なツールです。妊婦健診で尿蛋白陽性かつ正常血圧の場合を「妊娠蛋白尿」といいます。

現在の定義分類では、妊娠蛋白尿は妊娠高血圧症候群（hypertensive disorders of pregnancy：HDP）には含まれませんが、妊娠蛋白尿の25％が妊娠高血圧腎症を発症することが分かりました[5]。つまり、蛋白尿が先発して、後に血圧上昇を認めるケースが少なくないということです。妊婦健診を毎週行ったとしても、われわれは妊婦の日々の血圧変化を把握することはできませんが、それを可能にするのが家庭血圧測定です。

実際に著者が経験した、妊娠蛋白尿から重症高血圧腎症への急激な増悪を家庭血圧測定によって早期に発見できたことで、最悪の事態を免れた2症例を提示します。この2症例は、家庭血圧測定によって救命できたと言っても過言ではないと思います。

■ 症例1

32歳の初妊初産婦、高血圧の家族歴あり（実母）。妊娠34週3日の妊婦健診では血圧115/67mmHg、蛋白尿（±）と異常を認めませんでした。妊娠35週6日、自宅で右側頭部痛を認め、妊娠36週2日の妊婦健診では血圧121/81mmHg、蛋白尿（4＋）、強度下肢浮腫を認めたため、妊娠蛋白尿で妊娠高血圧腎症のリスクケースとして家庭血圧測定を開始しました。妊婦は血圧計を当日に購入し、同日夜から測定を開始しました。妊婦には、収縮期血圧値が150mmHg以上の場合に病院に連絡をするように伝えました。

同日夜の家庭血圧値は144/101mmHgでしたが、妊娠36週3日朝の家庭血圧が200/100mmHgに上昇したため妊婦から当院に連絡があり、即座に来院するよ

う指示し、同時に高次医療施設に搬送受け入れを要請しました（表1）[6]。来院時の血圧は221/120mmHg であったことから妊娠高血圧腎症重症と診断しました。そして、子癇や脳出血などのリスクが差し迫っていると判断し、ヒドララジン塩酸塩を内服して高次医療施設へ救急搬送としました。

　その後も血圧コントロール不良のため、妊娠36週6日に緊急帝王切開術を施行し、2,608g、女児、Apgar スコア1分値8点/5分値9点を娩出しました。術後はニフェジピンにて降圧治療を行い、血圧は正常化し、産褥6日目に母児ともに退院となりました。

表1 症例1における妊婦健診血圧および家庭血圧測定値

妊娠週数	血圧（朝）(mmHg)	血圧（夜）(mmHg)
29 週 6 日	115/69（妊婦健診）	
32 週 0 日	136/78（妊婦健診）	
34 週 3 日	115/67（妊婦健診）	
36 週 2 日	121/81（妊婦健診）	144/101（HBPM）*
36 週 3 日	200/100（HBPM）*	

＊HBPM における高血圧基準値以上

■ 症例2

　23歳の初妊初産婦、高血圧家族歴あり（実母）。妊娠38週3日の妊婦健診で血圧 120/46mmHg、蛋白尿（±）と異常を認めませんでした。妊娠39週3日の妊婦健診で血圧 127/60mmHg、蛋白尿（4＋）となり、妊娠蛋白尿で妊娠高血圧腎症のリスクケースとして家庭血圧測定を開始しました。妊婦は血圧計を持っており、同日夜から測定を開始しました。妊婦には、収縮期血圧値が150mmHg 以上の場合に病院に連絡をするように伝えました。同日夜の家庭血圧値は148/82mmHg でしたが、妊娠39週4日朝の家庭血圧が185/88mmHg に上昇、頭痛が出現したため当院に連絡があり、即座に来院するよう指示しました（表2）[6]。来院時の血圧は 169/93nmHg であったことから妊娠高血圧腎症重症と診断し、ヒドララジン塩酸塩を内服して高次医療施設へ救急搬送となりました。搬送到着時の血圧は 145/110mmHg、メチルドパ水和物、ラベタロールで降圧治療を行い、妊娠39

表2 症例2における妊婦健診血圧および家庭血圧測定値

妊娠週数	血圧（朝）(mmHg)	血圧（夜）(mmHg)
34週3日	116/48（妊婦健診）	
36週3日	116/53（妊婦健診）	
37週3日	113/47（妊婦健診）	
38週3日	120/46（妊婦健診）	
39週3日	127/60（妊婦健診）	148/82（HBPM）*
39週4日	185/88（HBPM）*	

*HBPMにおける高血圧基準値以上

週5日、オキシトシンにて分娩誘発、経腟吸引分娩にて2,900g、女児、Apgarスコア1分値7点/5分値9点を娩出しました。分娩時血圧は220/100mmHgまで上昇しました。産後はメチルドパ、ラベタロールにて血圧は正常化し、産褥5日目に母児ともに退院となりました。

Answer3　家庭血圧値135/85mmHg以上で連絡させる

　前述のように、現段階では妊娠中の家庭血圧による高血圧診断のカットオフ値に関する十分なエビデンスは得られていないため、135/85mmHg以上を高血圧として扱う傾向にあります。ただし、家庭血圧値135/85mmHg以上を連絡基準にした場合には、ひっきりなしに連絡が来て、そのたびに時間外受診させるのかという問題が出てきます。一方、今回提示した2症例のように、収縮期血圧150mmHg以上を連絡基準にすることが適切かについても議論の余地があるでしょう。140/90mmHg以上を連絡基準とすることもあり得ます。さらなるエビデンスの集積によって、近い将来、妊娠中の家庭血圧連絡基準値についての提言が報告されると思われますが、各病院で連絡基準値を設定しておくことが重要です。

　ここでいえることは、家庭血圧測定の収縮期血圧値が100〜110mmHgの妊婦が130mmHg以上を頻回に認めるようになったら、その段階ですでに注意を要するということです。また、すでに蛋白尿陽性である場合（妊娠蛋白尿）には、血圧上昇が高度でなくても早期に連絡させる必要があります。このように、妊婦のバックグラウンドによって連絡基準値は柔軟に検討されなければなりません。

CG-108

家庭血圧測定 連絡基準は？

妊産婦さんに使える優しい声かけ

- 妊婦健診での血圧の値が高いですが、緊張のために血圧が上がってしまう場合もあるので、緊張のためか、本当の高血圧かを区別することが大事です。そのために自宅で血圧を測る家庭血圧測定をお勧めします。血圧計がなければ、高価なものでなくていいので購入して、緊張していないときの自分の血圧の値を知りましょう。

- 妊婦健診では、1週間、2週間、あるいは4週間ごとにしか血圧を測れませんが、家庭血圧測定だと毎日測定できます。健診でないときに血圧が上がってきた場合に、早く対応ができます。

- 妊娠高血圧症候群は、重症化するといろいろなリスクが出てきます。無事に元気な赤ちゃんを出産するためにも、家庭血圧測定はとても大きな助けになります。

引用・参考文献

1）日本高血圧学会高血圧治療ガイドライン作成委員会. "家庭血圧, ABPM に基づく高血圧". 高血圧治療ガイドライン 2014. 東京, ライフサイエンス出版, 2014, 21-4.

2）Parati, G. et al. European Society of Hypertension guidelines for blood pressure monitoring at home：a summary report of the Second International Consensus Conference on Home Blood Pressure Monitoring. J. Hypertens. 26(8), 2008, 1505-26.

3）日本妊娠高血圧学会. "血圧測定, 高血圧の診断". 妊娠高血圧症候群の診療指針 2015：Best Practice Guide. 東京, メディカルビュー社, 2015, 52-7.

4）目時弘仁. 妊娠中の管理と家庭血圧測定（特集：PIH から HDP へ 妊娠高血圧症候群まるわかり）. ペリネイタルケア. 36(8), 2017, 744-9.

5）Yamada, T. et al. Isolated gestational proteinuria preceding the diagnosis of preeclampsia：an observational study. Acta. Obstet. Gynecol. Scand. 95(9), 2016, 1048-54.

6）大野泰正ほか. 妊娠高血圧症候群急激発症, 分娩時発症型高血圧の診断予知に家庭血圧測定が有用であった3症例. 周産期医学. 41(2), 2011, 290-3.

CG-109 胎動減少
どう判断する？

順天堂大学医学部附属浦安病院産婦人科　**小泉朱里**　こいずみ あかり

基礎知識 胎動の意義

　胎動とはその名の通り、「胎児の動き」のことです。刺激によらない能動的な胎動は、妊娠 7〜8 週という早い時期から始まります。胎児のしゃっくり、手足の曲げ伸ばし運動、尿排泄、パンチやキック、ローリング（胎児が体を回転させている運動）、驚きなどの一般的な動き（図 1）は妊娠 20〜30 週の間に認めるようになり、ほとんどの妊婦が妊娠 18〜20 週ごろには胎動を感じるようになるといわれています。

　胎児は通常、睡眠と覚醒のサイクルを繰り返しており、これらの胎動は主に胎児の覚醒期に見られます。逆に「胎児の睡眠周期＝胎動をあまり感じない時間」であり、その周期がどのような間隔で見られるかについては、これまでさまざまな測定方法で多数の研究報告があります。満期の胎児の睡眠周期は平均 23 分であったとか、最大の睡眠周期は 75 分などといわれています[1]。

　また、胎動を感じる回数は妊娠週数によって異なるといわれており、妊娠 22 週から 32 週にかけての胎動はほぼ一定で、33 週以降徐々に減少し、40 週の胎動が最も少なくなるという報告があります[2]。週数が進むと胎動数が減少する原因については、週数に伴う羊水量の減少が関係しているといわれています。羊水量が減ると子宮内のスペースも減ってしまい、胎動が制限されるからだと考えられます[1]。

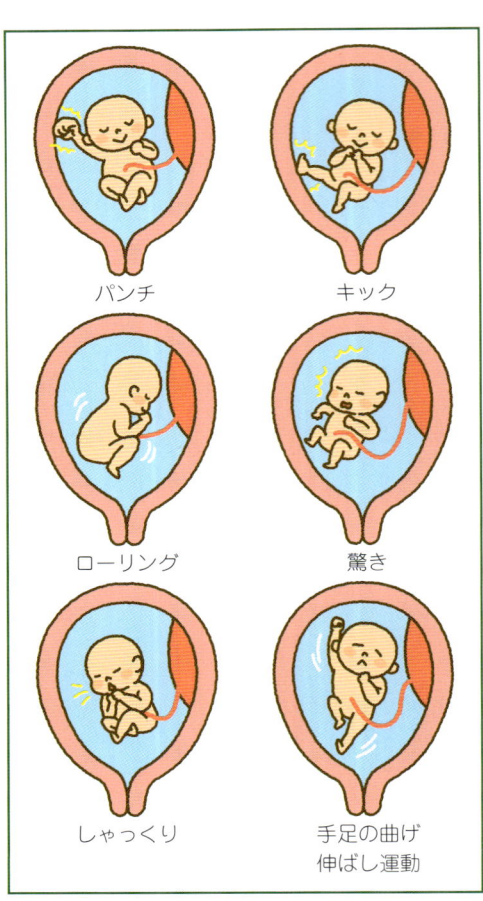

パンチ　　　　キック

ローリング　　　驚き

しゃっくり　　　手足の曲げ
　　　　　　　　伸ばし運動

図1 胎動の種類

胎児が元気であるか（well-being）を評価する方法として、胎児心拍数陣痛図（cardiotocogram：CTG）やbiophysical profile scoring（BPS）などがありますが、そのような検査は医療機関でのみ行えるものです。妊婦さんが日常生活で、胎児のwell-beingを評価できる唯一の方法が、胎動なのです。

CG 胎動減少　どう判断する？

Answer 1 妊娠20週ごろの胎動減少の評価は難しい

妊娠18〜20週ごろになると、ほとんどの妊婦さんが胎動を感じるようになります。妊娠初期は胎動を感じないため、一度胎動を感じると安心する妊婦さんは多いのですが、胎動を感じ安心した後に、胎動をあまり感じなくなってしまうと今度は不安になります。おそらくそういう理由で、妊娠20週ごろに胎動減少を訴える妊婦さんがいますが、実際このくらいの週数だと胎児はまだ小さいため、胎動があっても気付いていない可能性が十分にあります。そのため、この時期の胎動や胎動減少を評価するのは難しいものです。

Answer 2 母親の胎動減少の訴えはとても重要なサイン！

胎動減少が起こり得る原因については、表に列挙するようなものがいわれていますが、超音波検査やCTGで胎児の状態や羊水量に異常がない場合に、どのような周産期管理を行ったらよいのかについてはコンセンサスがありません。しかし、胎動減少が胎児死亡の前兆であることがしばしばあります。妊娠後期の胎動減少や消失を分娩の始まりと誤解している妊婦さんがいますが、これは大きな間違いです。胎動は少なくなることはあっても、活動期になれば必ずあり、なくなることは決してありません。

このような誤解による胎児死亡を防ぐためにも、早期発見の手段として胎動カウントが有効だといわれています。ノルウェーにおいて、妊婦さんが胎動減少を感じたら受診してCTG、超音波検査により胎児のwell-beingを評価するという研究が行われたところ、胎

表　胎動減少が起こり得る原因

- 子宮血流減少
- 胎児低酸素症
- 胎児発育不全
- 常位胎盤早期剝離
- 臍帯多重巻絡
- 胎児形態異常　　　ほか

動減少を感じた妊婦さんの死産率が 4.2 ％から 2.4 ％に減少し、同時に全死産率も 0.3 ％から 0.2 ％に減少しました [3]。ほかにも胎動カウントを用いた胎動減少と胎児死亡に関する研究はたくさんありますが、ルチーン（妊婦さん全員）に行うか否かについては意見が分かれています。これは、胎動カウントが妊婦の主観的な評価であるため誤差が大きいこと、また、胎動カウントを行うことで妊婦の精神的なストレスが増えるなどという考えもあるからです。

　そのような中、アメリカ産婦人科学会では、10 回胎動カウント法（count to ten）を推奨しています。10 回胎動カウント法とは、10 回の胎動を感じるのに要した時間を記録する方法で、一般的には妊娠 34 週ごろから行います（図2）。10 回胎動カウント法では、正常の胎児であれば 10〜30 分以内に 10 回カウントすることができます。30 分以上時間がかかった場合には、胎児が睡眠周期なのか元気がないのかが分からない場合があるので、時間を空けてもう一度カウントします。2 回以上計測しても 30 分以上かかった場合や 60 分以上かかった場合には、病院

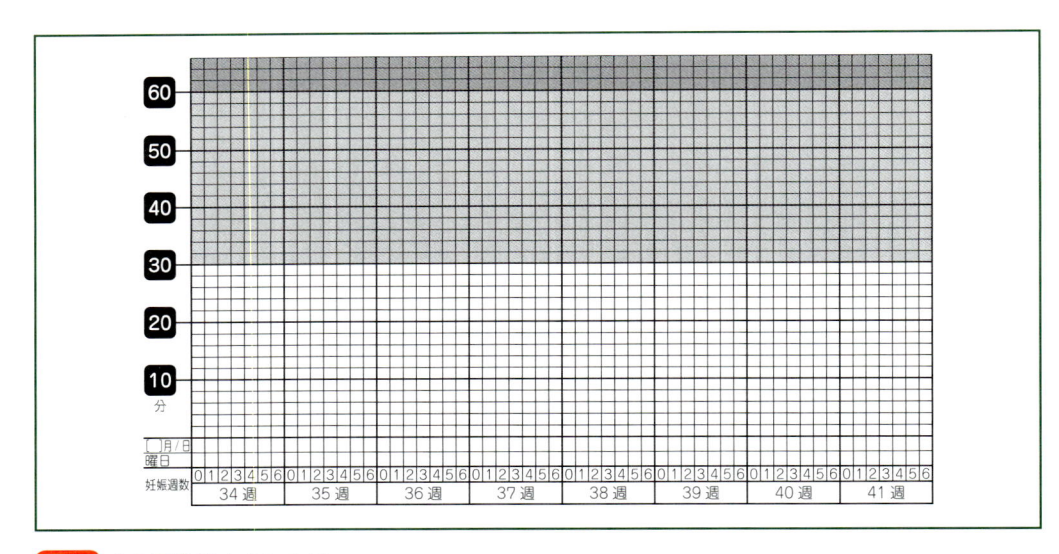

図2 10 回胎動カウント法

〈胎動の数え方〉
◆リラックスしている就寝前に、静かに横になるか座って測りましょう。
◆赤ちゃんが動き始めたらその時間を覚えておき、10 回動くのにかかった時間を折れ線グラフに記録しましょう。
◆10 回動くのに 30 分以上かかるようであれば、1 日 2〜3 回測りましょう。60 分以上かかった日は病院に連絡の上すぐに来院してください。
◆胎児のしゃっくりなどの弱い胎動はカウントしないでください。

受診を勧めます。日本でも 10 回胎動カウント法を用いている施設は多数あります[4]。いずれにしろ大事なのは、妊婦さんが胎児の変化に気付き、胎動減少があったときにはすぐに病院を受診することでしょう。

妊産婦さんに使える優しい声かけ

- 胎動を感じ始める妊娠 18〜20 週くらいの時期は、逆に胎動を感じない時間も多く不安になることがあると思います。けれど、この時期はまだ赤ちゃんが小さくて、胎動があっても胎動と気付かないときがあります。少しずつ大きくなってくるとしっかりと胎動を感じられるようになるので、その時期を待ちましょう。
- 胎動は少なくなることはあっても、なくなることは決してありません。胎動が少なくて不安だなあと思ったときには、いつでも病院に連絡し受診することをお勧めします。
- 胎動は、お母さんだけが感じることのできる赤ちゃんからのサインです。もし胎動が少ないのではないかと不安になるようであれば、胎動カウントをしてみるといいでしょう。1〜2 時間以上胎動がないときには注意が必要ですので、病院に連絡してくださいね。
- 胎動は赤ちゃんからの元気のメッセージであり、陣痛計や超音波検査と同じくらい価値があります。「胎動がいつもと違うな」と思ったら、それは危ないサインかもしれません。そのサインを見逃さないことが大切です。
- 胎動の頻度や感じ方は赤ちゃんによって異なります。胎動をあまり感じないと不安になってしまうことがあるかもしれませんが、神経質になり過ぎるのも精神的に良くありませんので、リラックスして赤ちゃんとコミュニケーションを取るつもりで感じてみてください。

引用・参考文献

1）Cunningham, FG. et al. "胎児の評価". ウィリアムス産科学. 原著 24 版. 岡本愛光監修. 東京, 南山堂, 2015, 400-16.
2）桑田知之ほか. 胎動カウント. 産科と婦人科. 80(9), 2013, 1184-9.
3）Tveit, JV. et al. Reduction of late stillbirth with the introduction of fetal movement information and guidelines-a clinical quality improvement. BMC Pregnancy Childbirth. 9, 2009, 32.
4）Kuwata, T. et al. Establising a reference value for the frequency of fetal movements using modified 'count to 10' method. J. Obstet. Gynaecol. Res. 34(3), 2008, 318-23.

CG-110 鎮痛薬 妊娠中に使ってよい？

東邦大学医療センター大森病院
総合周産期母子医療センター母体・胎児部門 助教　　早田英二郎　はやた えいじろう
国家公務員共済組合連合会虎の門病院産婦人科　　横尾郁子　　よこお いくこ
同　　早田季美惠　はやた きみえ
東邦大学大学院医学研究科産科婦人科学講座 教授　　中田雅彦　なかた まさひこ

基礎知識　妊娠中の鎮痛薬使用

　妊娠中に鎮痛薬を使用する場合としては、頭痛・歯痛・腰痛・感冒などがあります。"妊娠中に鎮痛薬（ほかの薬剤全般を含め）がなぜ使いにくいのか"、その理由は、医療従事者に薬剤が胎児にどう影響するのかという知識が不足しているために、自信を持って妊婦さんへ情報提供できないことにあると思われます。「妊娠中はできれば薬を飲まない方が安全ですね」という対応に、妊婦さんは「それは分かっているけど……」「でもつらいから飲みたいのだけど……」と不満を感じることもあります。

　一般に、薬剤の使用に対して不安を訴える妊婦さんへ説明を行う場合には、以下の4つのポイントを押さえた上で対応しましょう。薬剤の必要性、妊娠の時期、薬剤の投与経路、そして副作用です。

●薬剤の必要性

　妊婦さんの訴える痛みがどのような病態からくるものなのか、痛みは慢性的で薬剤の服用が長期に必要なのか、一時的な服用でコントロールできるものなのかなどを情報収集します。その上で鎮痛薬が必要であるか、鎮痛薬以外の対処方法（腰痛に対するマッサージや骨盤補助装具など）でも除痛効果が期待できそうかをアドバイスあるいは医師に相談します。

●妊娠の時期

　薬剤を使用する時期により、胎児への影響が異なることを考慮します[1]（図）。

■①受精前あるいは受精から2週間（妊娠3週末）まで

　妊婦さんが自身の妊娠に気付くより前の時期です。ごく一部の残留性のある薬剤を除いて、この時期に使用しても胎児奇形のリスクは増加しません（「all or none の法則」といいます）。

■②妊娠4週以降15週末くらいまで

　胎児の器官を形成する、最も薬剤に対する感受性の高い時期が含まれており、催奇形性が問題になる時期です。ただし、市販の鎮痛薬も含め、鎮痛薬の場合にはこの時期に使用して

妊娠時期		妊娠初期（第1三半期）		妊娠中期（第2三半期）	妊娠後期（第3三半期）
妊娠週数		2 3	4 5 6 7 8 9 10 11	12 13 14 15	16 17 18 19 20 21 22 23 24 25 26 27 28 29 30 31 32 33 34 35 36 37 38 39 40 41
薬剤の影響		all or none の法則	催奇形性が問題になる時期	胎児毒性が問題になる時期	
説明の仕方		影響なしと説明する	・医師に処方された鎮痛薬を必ず使用するよう指導する ・妊娠に気付かずに市販の鎮痛薬を使用したとしても心配しないよう指導する	NSAIDs など使えない鎮痛薬があるので、希望する妊婦には事前に医師の処方を受けるよう指導する	
代表的な鎮痛薬	アセトアミノフェン	全期間を通して服薬指導可能			
	NSAIDs（内服）	24 週以降は内服しないよう指導する			
	NSAIDs（経皮）	全期間を通して服薬指導可能（用法・用量を守るよう指導する）			

図　妊娠の時期と薬剤の影響および鎮痛薬の服薬指導

も、ほとんどの薬剤で胎児奇形のリスクは増加しません[2]（約3％の頻度で自然発生する胎児奇形が、鎮痛薬を使用したからといって増加するわけではないということです）。もし、妊娠していると分からずに鎮痛薬を内服してしまったとしても、心配ないことを伝えましょう。必要に応じて、この時期にも鎮痛薬を使用することはできますが、妊娠が判明してからは、産婦人科医から処方された鎮痛薬を使用するよう勧めましょう。

■③妊娠 16 週以降分娩まで

胎児の各器官が機能的に成熟していく時期です。薬剤によっては、胎児発育や臓器を障害するような胎児毒性が問題になることがあります。特に、妊娠24週以降の鎮痛薬の使用に関しては注意が必要になります。非ステロイド性抗炎症薬（non-steroidal anti-inflammatory drugs：NSAIDs）であるロキソプロフェンナトリウム水和物、ジクロフェナクナトリウム、イブプロフェンなどには、胎児の動脈管を収縮させる作用があるため、できるだけ使用を避けます。

●薬剤の投与経路

湿布薬、軟膏、点眼薬などの局所投与の場合には、血中への移行はごくわずかであるため、通常の使用であれば胎児に問題となることはまずありません。NSAIDs の湿布薬も、常識的な使用量であれば、妊娠後期にも使用可能です。

CG 鎮痛薬は妊娠中に使用できるか？

Answer 1 アセトアミノフェンが第1選択
妊娠全期間を通して使用可能

　アセトアミノフェン（カロナール®、アンヒバ®など）は、妊婦に対して最も一般的に用いられる解熱鎮痛薬です。本剤については大規模な調査が行われていますが、現在のところ、胎児の奇形との関連性は見いだされていません[2]。妊娠全期間を通して、アセトアミノフェンは服薬を指導してよいでしょう。

Answer 2 NSAIDs は妊娠後期には使用しない

　NSAIDs は、妊娠初期での使用は問題ありませんが、妊娠後期（24週以降）の使用で胎児の動脈管が収縮し、肺高血圧症や循環不全を引き起こすことがあります。一般に市販されている鎮痛薬・風邪薬には NSAIDs が成分として含まれているものが多く、鎮痛薬を希望する妊婦には、医師の処方を受けるよう指導することが重要です。

Answer 3 我慢せず、効く薬を効く量で使用する

　アセトアミノフェンは妊娠中でも安全に使用できるとはいっても、我慢して使用を控えている妊婦さんをよく見かけます。それは医療者が、できれば使用しない方が望ましいという雰囲気の説明をすることも原因の一つであると思われます。鎮痛薬の場合は、前述のように妊娠中でも我慢せず、必要に応じて使用してよいことを伝えてください。効果がなければ意味がないので、効果の得られる薬を効く量で使用することが重要です。また、長期に使用しても良くならない痛みでは、重大な基礎疾患が隠れている場合があるので、早めの医師受診を勧めるようにします。

CG-
110

鎮痛薬 妊娠中に使ってよい？

妊産婦さんに使える優しい声かけ

● 妊娠していることが分かる前に使っていた痛み止めのお薬のせいで、赤ちゃんの異常が増えることはないといわれていますので、心配しないでください。

● 市販の痛み止めや風邪薬の中には、気を付けないといけない成分が入っているものもあります。妊娠が判明してからは、医師に処方された痛み止めを必ず使用するようにしてください。妊娠中にも赤ちゃんに悪影響を及ぼさない痛み止めがあります。例えば、アセトアミノフェンは古くから妊婦さんに使われてきていて、妊娠中も必要に応じて使用することができます。痛みを無理に我慢したりせず飲みましょう。薬を飲んでも痛みがずっと続くようであればご相談ください。

● 妊娠中の痛みの中には、痛み止め以外の方法で対処できるものもあります。例えば、腰痛はマッサージや骨盤ベルトで痛みを和らげることもできます。私たちもいろいろなケアができると思うので、相談してください。

● 今使っている鎮痛薬や薬剤全般が心配でしたら、国立成育医療研究センター「妊娠と薬情報センター」[3] や虎の門病院「妊娠と薬相談外来」[4] で専門家から詳細な情報を聞いたり相談したりできます。全国に相談窓口もあります [5] のでご活用ください。

後輩助産師にひびく優しい説明

● 妊婦さんは、自分の使っている薬のせいで赤ちゃんに異常が出ることがないかが一番気になっています。ほとんどの場合は影響が出ないので、まずは不安を和らげながら、使用中の薬の内容、量、期間などを情報収集しましょう。

● 鎮痛薬の使用以外でサポートできる方法があるかもしれません。リラックスできるマッサージやアロマ、骨盤ベルトなどの情報提供やケアについて勉強しましょう。

● 不安の強い妊婦さんには、専門の医師・薬剤師に相談できるよう情報提供しましょう。

引用・参考文献

1) 林昌洋ほか. "妊娠中・授乳中の薬剤についての基礎知識". 実践 妊娠と薬. 第 2 版. 東京, じほう, 2010. 3-11.

2) Briggs, GG. et al. Drugs in Pregnancy and Lactation : A Reference Guide to Fetal and Neonatal Risk. 11th ed. Philadelphia, Lippincott Williams & Wilkins, 2017, 1646p.

3) 国立成育医療研究センター. 妊娠と薬情報センター.

https://www.ncchd.go.jp/kusuri/ [2018. 2. 27]

4) 国家公務員共済組合連合会虎の門病院　妊娠と薬相談外来. https://www.toranomon.gr.jp/departments/c_other/obstetrics_gynecology/ [2018. 2. 27]

5) 厚生労働省医薬・生活衛生局. 妊娠と薬情報センターについて. 医薬品・医療機器等安全性情報. 343, 2017, 3-10.

CG-111 乳がん検診
妊娠中はどうする？

聖マリアンナ医科大学難病治療研究センター
診断治療法開発・創薬部門、産婦人科 准教授　**戸澤晃子**　とざわ あきこ

基礎知識 乳がんと乳がん検診

●乳がん

　日本の女性の乳がんによる死亡者数は 1 万 4,000 人で、女性のがん死亡全体の第 5 位、約 9％を占めます（2016 年）。また、乳がんになる人（罹患する人）は、2013 年にはがんの中でも第 1 位の約 7 万 6,000 人となり、年々増加傾向にあります。乳がんの好発年齢は 40～50 歳ですが、最近は 30 歳代の乳がん患者さんが増加しています。出産年齢も高年齢化しているため、妊娠中に乳がんが見つかることも少なくありません（図 1）。妊娠中の乳がん罹患の頻度は、妊娠 3,000 当たり 1 といわれています。乳がんの発生には、女性ホルモンのエストロゲンが関連することが多いため、表のようなリスク因子が知られています。

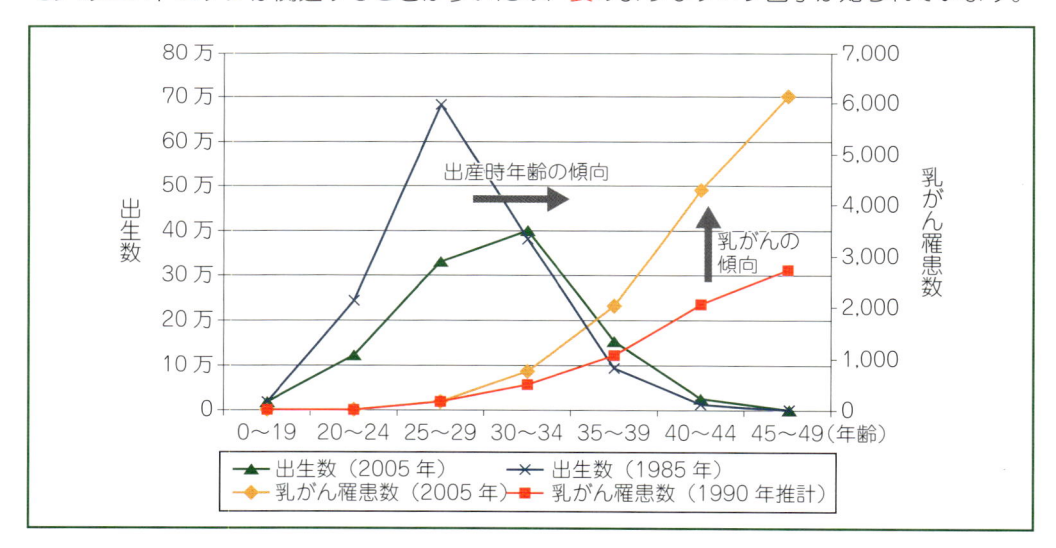

（文献 1 より引用）

図 1 年齢階級別出生数と乳がんの経年的傾向

●乳がん検診

　まず検診は、症状がないうちに受診することが重要です。乳がん検診は、40 歳以上の人に対して 2 年に 1 回受診することが勧められています。最近は、30 歳代の乳がん患者さん

も増えているので、若い人も検診を受けた方がよいでしょう。

検診は主に問診と乳房X線検査（マンモグラフィ）が一般的ですが、マンモグラフィは乳房を挟んで撮影するので、乳腺が張って痛みを感じたり、お腹（子宮）が張ったりすることがあります（図2）。そこで、妊娠中は乳腺超音波検査がお勧めです。超音波検査ではマンモグラフィと同じか、それ以上に病気を見つけられます。また20・30歳代の人には、もともと超音波検査が勧められています（図3）。

表　乳がんのリスク因子
●エストロゲンの影響に関わるリスク 　・初潮が早い 　・出産、授乳経験がない 　・血縁者に乳がんの人がいる 　・初めての出産が30歳以上だった 　・肥満 ●その他 　・飲酒量が多い 　・喫煙の習慣がある

CG-111

乳がん検診　妊娠中はどうする？

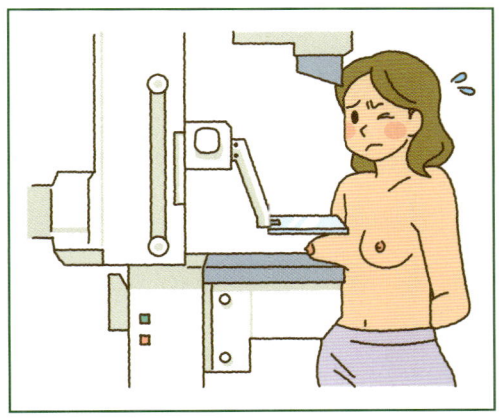

図2　マンモグラフィ

図3　乳腺超音波検査

CG 妊娠中に乳がん検診を受けた方がよいの？

Answer 1 できれば妊娠する前に検査を受けた方がよい

妊娠中は偽陽性（異常がなくても検査で引っ掛かる）があるので、できれば妊娠する前にマンモグラフィなどの検査を受けた方がよいです。

妊娠初期には検診を受けることも可能ですが、中期、後期の受診は偽陽性率が高くなったりするのであまり勧められません。

もし、妊娠していると知らずにマンモグラフィを受けてしまった場合でも、マン

モグラフィのX線量は1〜3mGyであり、乳腺（胸）の撮影なので、距離が離れている腹部の胎児への被曝による悪影響はほとんどありません。胎児が影響を受けたり、形態異常などの症状が出てしまう線量は100mGy以上なので、一度マンモグラフィを受けた程度では影響はほとんどないと考えてよいでしょう。ちなみに、地球上で生きているだけでも自然放射線量があるため、日常生活を送るだけで被曝しています。年間の自然被曝線量は、マンモグラフィ1回分の線量の約8倍です。

Answer 2 妊娠中に乳房にしこりを見つけた場合は乳腺科の受診を！

　乳がんが見つかるときの症状で1番多いのが「しこり感」です。2番目に多いのは血性乳汁分泌です。妊娠中は乳腺が張って分かりにくいかもしれませんが、「しこり感」があったら放っておかずに、必ず助産師、産科医師に相談するか、乳腺科を受診してもらうようにしましょう。妊娠中に乳がんが見つかった人の平均年齢は、日本の報告では30歳代前半ですから、比較的若い年齢の人も乳がんにかかることを知っておきましょう。妊婦健診の保健指導のときなどにも、乳腺のことについて話したり、症状がないかを聴いてあげるのもよいかもしれません。

妊産婦さんに使える優しい声かけ

- 特に症状がなければ、出産や授乳が落ち着いてから検診を受ければよいでしょう。
- 妊娠していると知らずにマンモグラフィを受けてしまっても、影響はほとんどないので心配しないでください。
- 乳房にしこり感があるときなどは、遠慮せずに助産師や産科の先生に相談しましょう。乳腺科の受診もお勧めです。
- 乳がんは、早期であれば治すことが可能な病気です。放っておかずにしっかり調べた方が安心です。

引用・参考文献

1) 蒔田益次郎. 妊娠関連乳癌の頻度と予後について. 乳癌の臨床. 28(1), 2013, 7-16.

2) 国立がん研究センターがん情報サービス. 乳がん. https://ganjoho.jp/public/cancer/breast/ [2018. 3. 9]

CG-201 胎児推定体重
測り方のコツと妊婦への話し方は？

昭和大学医学部産婦人科学講座 助教 **瀧田寛子** たきた ひろこ

基礎知識 推定体重が測れるワケ

　推定体重の測定は、胎児発育の評価や赤ちゃんの状態を把握するために必要な基本的な検査です。妊婦健診では、超音波計測で推定体重（estimated fetal weight；EFW）を算出し、その重さと週数ごとの平均との乖離（かいり）（標準偏差値［standard deviation；SD］）を評価に用います。推定体重は 10％程度の誤差を伴うため、一度の測定で判断するのではなく、トレンドで評価します。

　推定体重は、過去の実際の赤ちゃんの重さと超音波計測値とのたくさんのデータから、最も近似する式がつくられることにより測定することが可能となりました。超音波で頭殿長：BPD（biparietal diameter）、腹囲：AC（abdominal circumference）、大腿骨長：FL（femur length）を測定し、値を推定体重式「$EFW = 1.07 \times BPD^3 + 0.3 \times AC^2 \times FL$」に代入することで求められます。超音波診断装置にこの式が内蔵されていて、妊娠週数を入力しておき 3 項目を測定すると、自動的に EFW と SD 値が表示されるようになっています。SD 値は、その妊娠時期における平均値からどのくらい離れているのかを表す値で、－1.5SD から＋ 1.5SD の間に含まれる場合は正常と考えます。

　超音波プローブの主な操作には以下のものがあります（図 1a〜e）。

- ・水平操作　・扇操作　・スライス操作　・コロン操作（コロンと転がすので）　・回転操作

CG 推定体重　測り方のコツと妊婦への話し方は？

Answer 1 胎児が母体内でどのような姿勢を取っているかを頭の中でイメージする！

　最初に、赤ちゃんが子宮内でどのような姿勢を取っているのか、頭の中でイメージします。まず、超音波プローブを母体の背骨と同じ縦向きに持ってお腹の真ん中に当て、上下に動かしてみましょう。上に動かしたときに、画面が進む方が子宮底です。逆に、下に動かしたときに、画面が進む方が子宮口（膀胱）側です（図 2）。真ん中に戻って、左右（縦のまま）に動かしてみましょう。母体の左に動かしたと

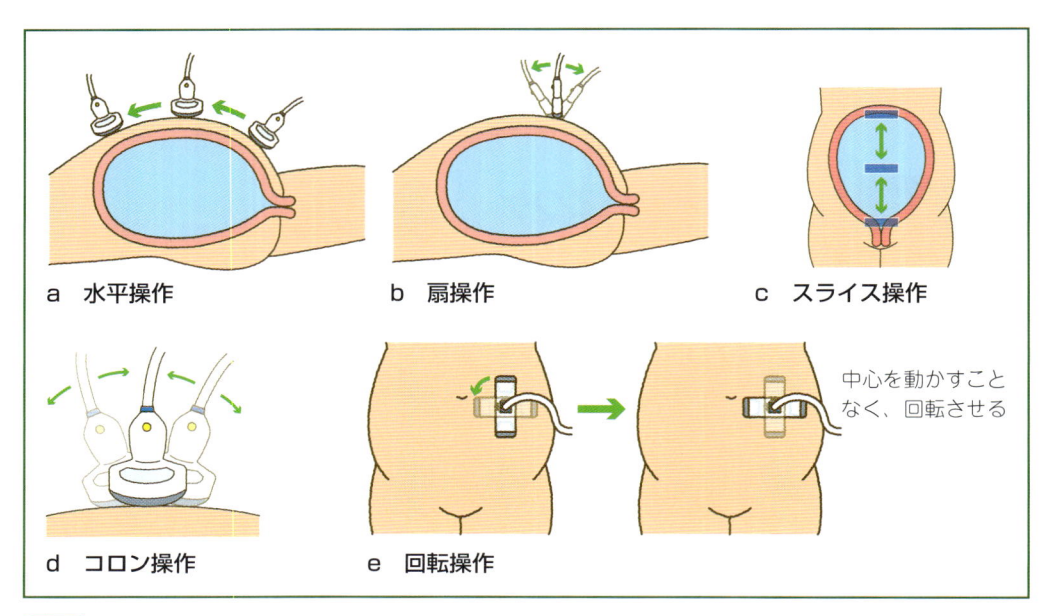

a　水平操作　　　　b　扇操作　　　　c　スライス操作

d　コロン操作　　　e　回転操作

中心を動かすことなく、回転させる

図1 超音波プローブの操作法

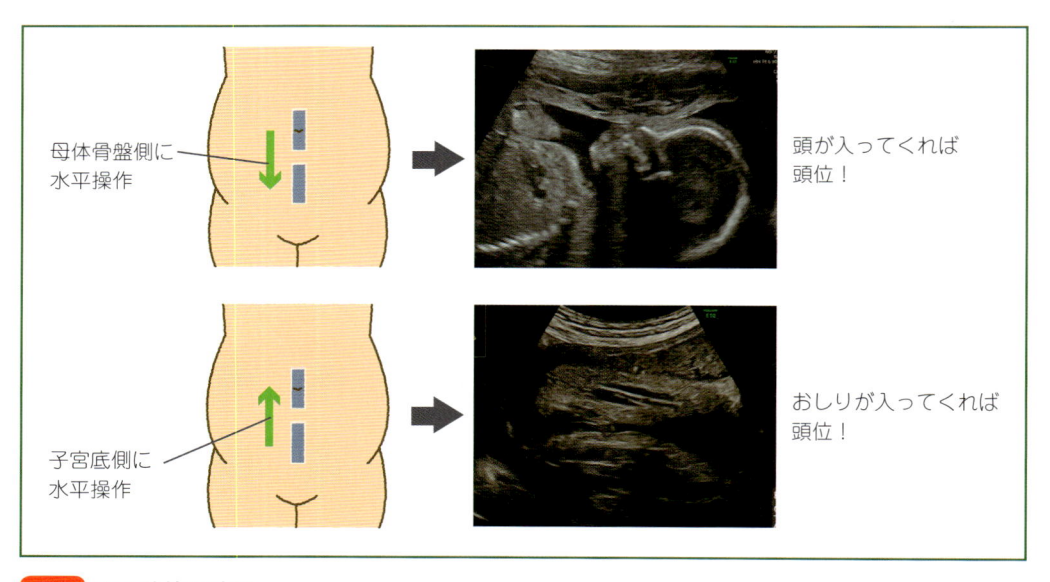

母体骨盤側に水平操作

頭が入ってくれば頭位！

子宮底側に水平操作

おしりが入ってくれば頭位！

図2 まず胎位を確認

きに胎児（背骨）がいれば第1胎向、右にいれば第2胎向ということになります（図3・4）。

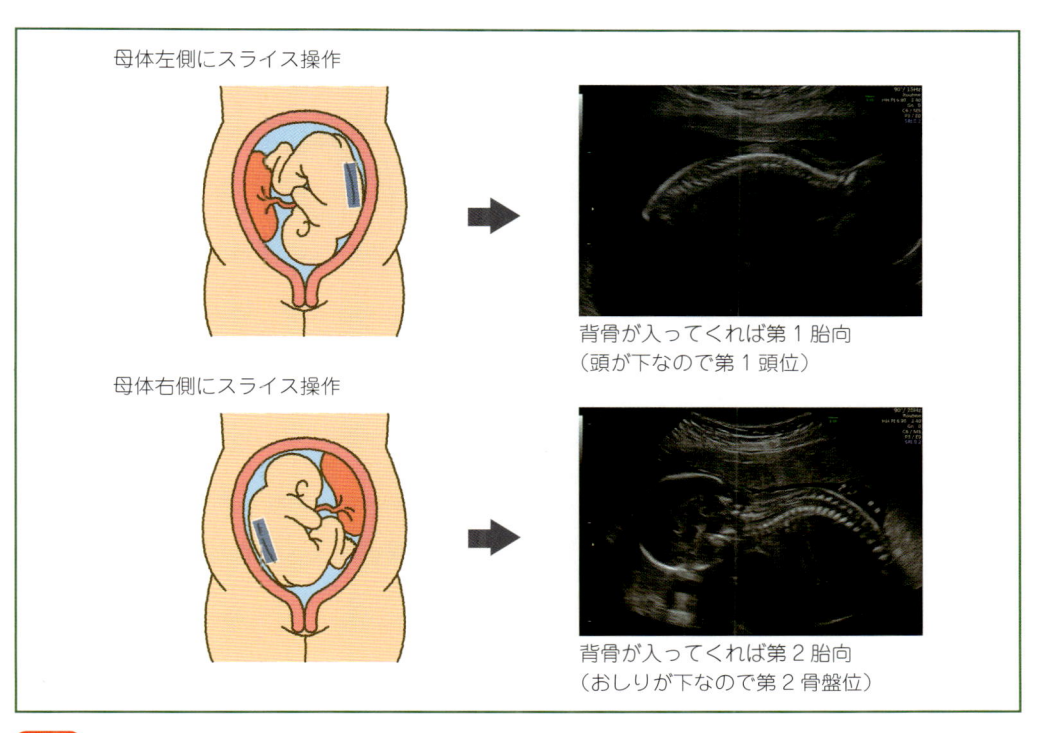

図3 胎位・胎向の確認

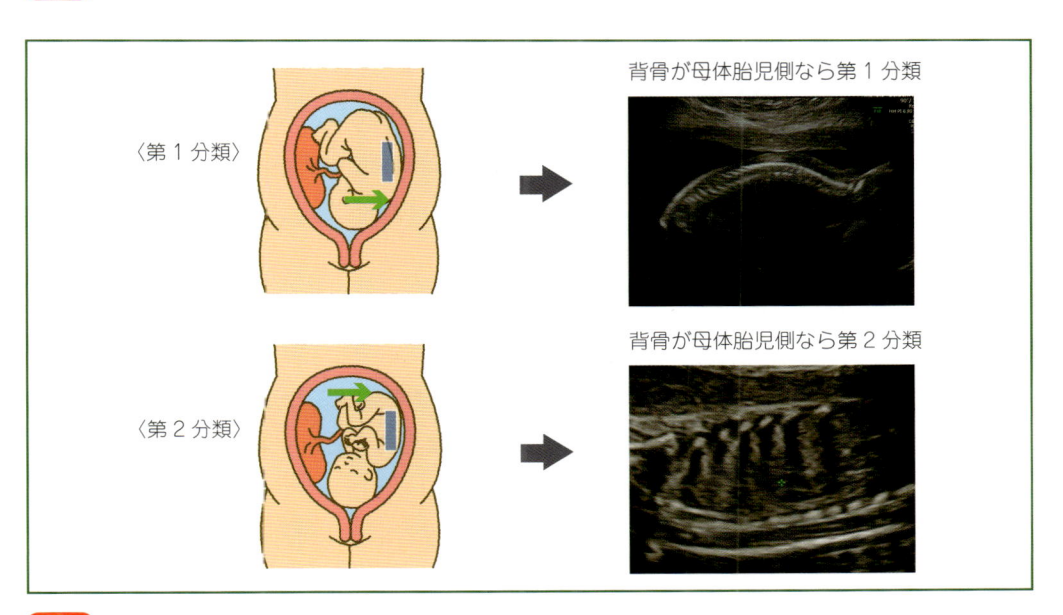

図4 胎向（第1分類・第2分類）もチェック

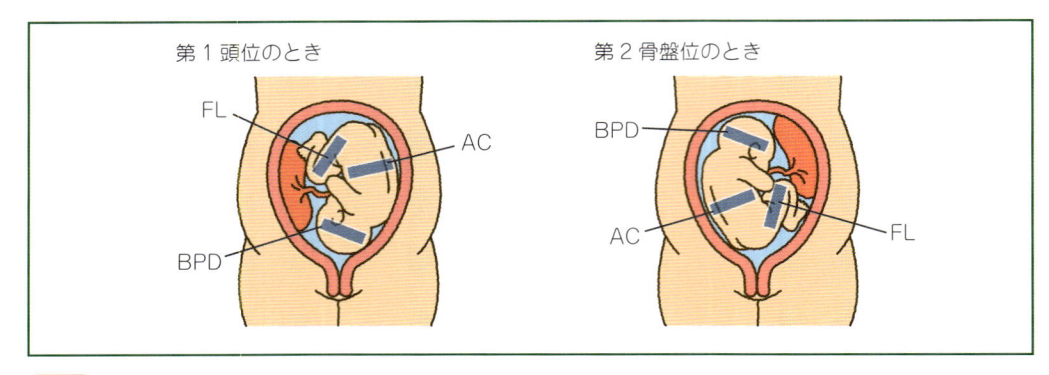

図5 全体の胎位・胎向と推定体重の測定場所のイメージ

　このように、超音波プローブはやみくもに動かさずに、X軸、Y軸というように機械的に動かした方が分かりやすいものです。そのイメージでどこに測る項目があるかを考えれば、測る場所がピタッと画面に入ってくるはずです（図5）。それぞれの項目の測定方法とこつをお話しします。

●BPD

　BPDは、視床の高さで頭が水平に切れる部分で測ります。小脳が入ってしまう場合は後頭部側に斜めに切れていることになりますので、プローブをパタンと倒す操作（扇操作）をすると直るはずです（図6）。正確な測定のためにミッドライン（脳の真ん中の線）を画面に平行になるように調整します。ミッドラインが斜めのときには、プローブの円弧に沿って、いずれかの方向にコロンと回す操作（コロン操作）をすると画面に平行になります（図7）。また、正しい水平断面では、右脳と左脳が左右対称に、同じ大きさで描出されるはずです。断面では頭蓋骨の外と中にスケールをもっていってBPDを測定します（図8）。

　妊娠中期には、プローブを垂直に当てるだけで容易にBPDの断面を描出できますが、妊娠後期には、母体骨盤内に児頭が下降してくるため測りにくくなります[1]。このようなときには、母体に対して水平に持ったプローブを母体足側に傾ける（扇操作）と描出しやすくなることが多いです（図9）。

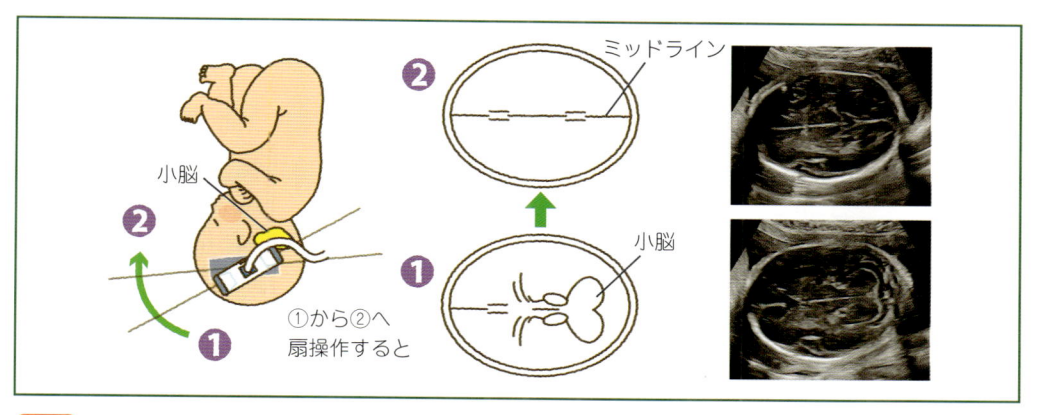

図6 小脳が入ってしまう場合

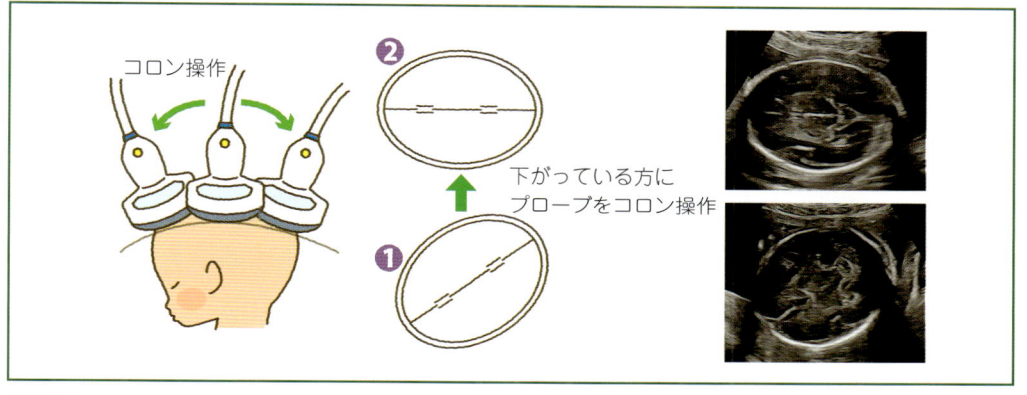

図7 ミッドラインが斜めの場合

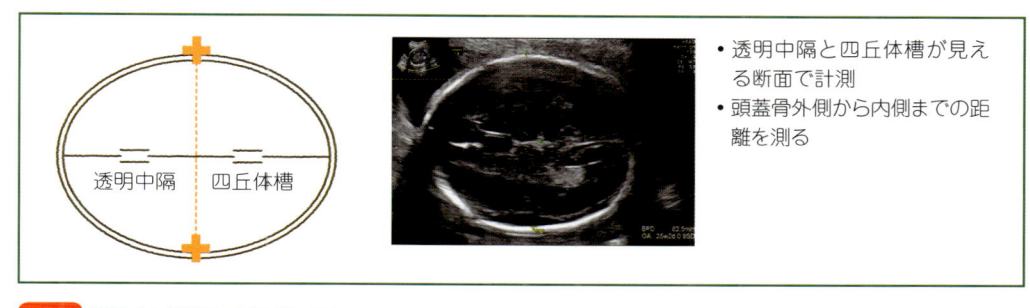

- 透明中隔と四丘体槽が見える断面で計測
- 頭蓋骨外側から内側までの距離を測る

図8 正しい BPD のスライス

●AC

　AC は、赤ちゃんの腹囲を測るイメージなので、あまり難しくありません。赤ちゃんのお腹を輪切りにするようにプローブを当てます。胃胞と肝内臍静脈が 3 分

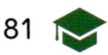

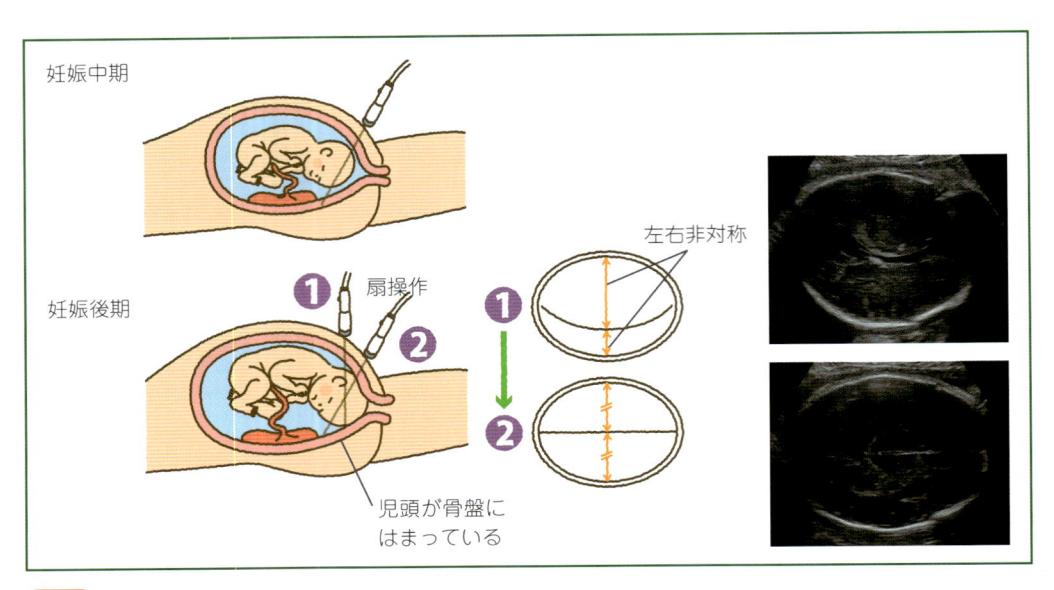

図9 妊娠後期にミッドラインが左右非対称の場合

の1程度描出される部分が正しい測定部位です。胎児に対して上下に平行移動してその場所を探しましょう（図10）。

　ACは円周を測る方法（Ellipse法）を用いて腹囲外側を測定します（図11）。その時、胎児腹部が斜めに切れた断面であると大きく測れてしまいます。白く光った児肋骨が映っているはずですが、これが何本も見えている場合には斜めに切れていると判断します。肋骨を1本にするように角度を微調整しましょう（図12）。

　ACがうまく描出できないときには、まず胎児の背骨を画面に平行に描出し、背骨が真っすぐに描出できたら、プローブを90度回転させます。すると、胎児体幹の横断面がきれいに描出される場合もあります。

●FL

　最後に、最も難しいのがFLの描出です。赤ちゃんは母体内で膝を曲げていることが多く、胎児の姿勢をイメージすることがポイントです。大腿骨を画面に平行になるように描出します。しかし、これが難しいのです。大腿骨らしき光る太いものを見つけたら、プローブを超微細に動かして、画面から逃がさないようにゆっくり追い掛けて、画面真ん中にもってきます。そして、プローブをその位置でゆっくり

胎児推定体重 測り方のコツと妊婦への話し方は？

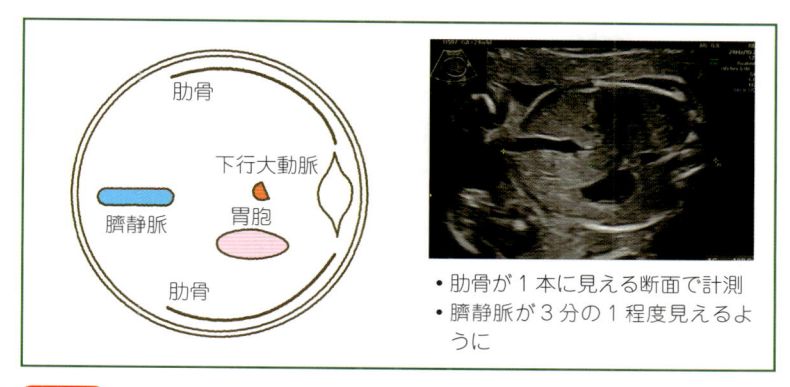

- 肋骨が1本に見える断面で計測
- 臍静脈が3分の1程度見えるように

図10 正しいACのスライス

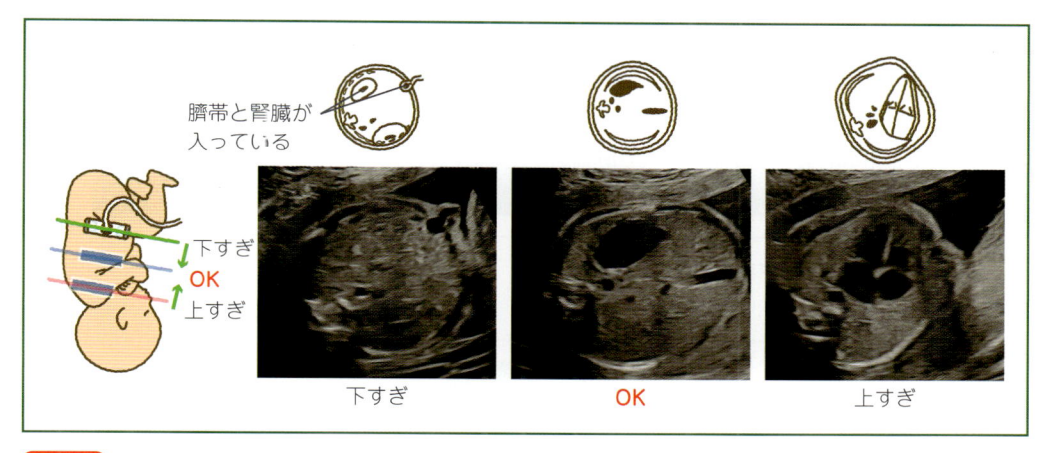

臍帯と腎臓が入っている

下すぎ
OK
上すぎ

下すぎ　OK　上すぎ

図11 AC測定時のスライス操作

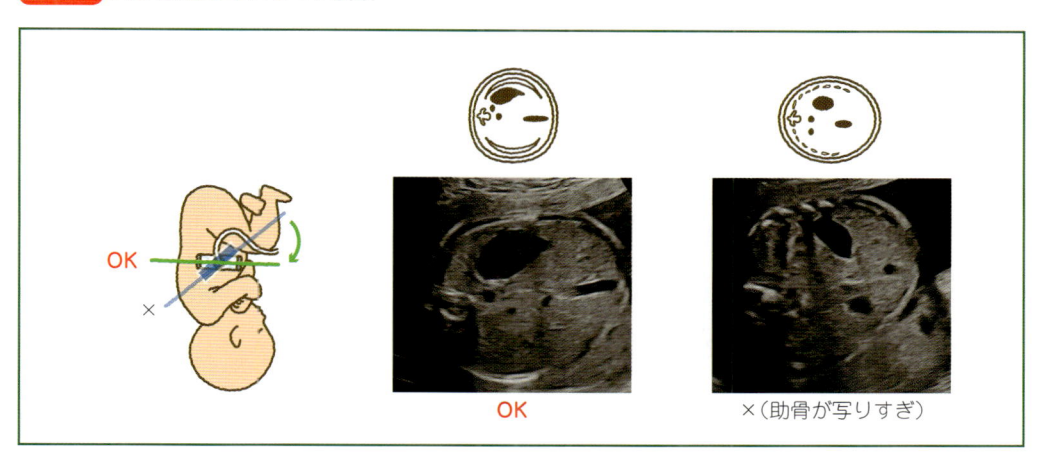

OK
×

OK　×（助骨が写りすぎ）

図12 AC測定時の微細な修正・回転操作

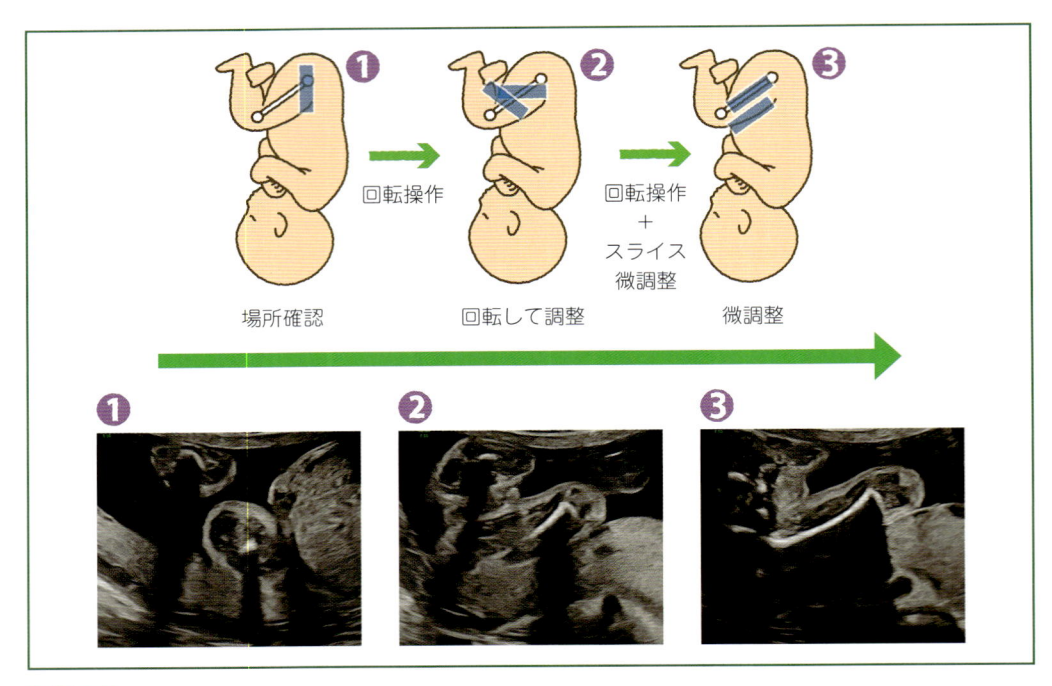

図13 短い大腿骨から FL の断面への回転操作

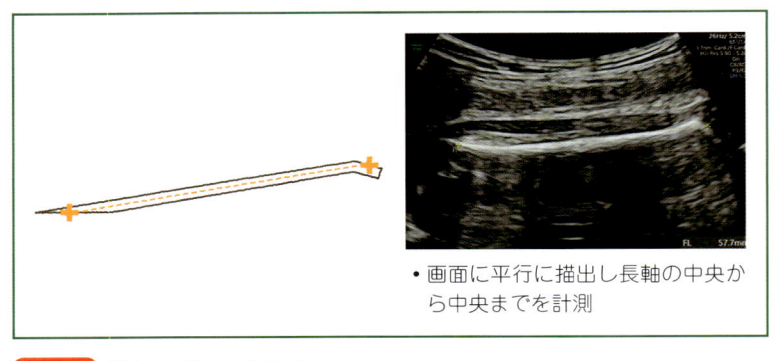

・画面に平行に描出し長軸の中央から中央までを計測

図14 正しい FL のスライス

回します。徐々に、大腿骨が現れてくるはずです（図 13）。平行移動などの微調整を行って、両端の骨頭まで出るようにします。

　画像を拡大して、大腿骨の長軸の中央から中央までを測定します（図 14）。どうしてもうまく描出できないときには、AC で測定した断面を胎児足側までたどり、胎児膀胱が描出された部分でプローブを回して大腿骨を描出できる場合があります。

Answer 2 たくさん検査する！

　どの項目も、胎児が母体内でどのような姿勢を取っているかを頭の中でイメージしながらプローブを当てることがポイントです。イメージといっても、なかなか難しいものですが、最初はあえて、ゆっくりでも動きをイメージしてから実際にプローブを動かす習慣を付けた方がよいでしょう。やみくもに動かしているだけではうまくなりません。動きに慣れてくると、正しい断面を描出することが容易になり、胎児の形態異常に気付くこともあるでしょう。頭蓋骨の形はいびつでないか、脳は左右対称か、大腿骨のゆがみはないか、などについても注意を払えると、より正確な超音波検査につながると思います。

　また、妊婦さんは健診のときの胎児超音波検査を楽しみにしている方が多いです。適宜、エコー画像で映る断面の簡単な説明や、見ている部位について声掛けしながら行うことができると、よりリラックスした状況で検査がスムーズに行えるのではないでしょうか。そのためには、習うより慣れろで、数多く検査するのが一番の上達の秘訣です。

Answer 3 コロコロを活用！

　全ての超音波機器にはコロコロが付いています（図 15）。コロコロはその時々で役割が異なる場合がありますが、フリーズボタンを押した直後にコロコロを動かすと、直前の画像を逆再生することができます。いい画面が一瞬見えた場合には、すぐにフリーズさせコロコロで戻る、というようにすると、スムーズな計測ができます。

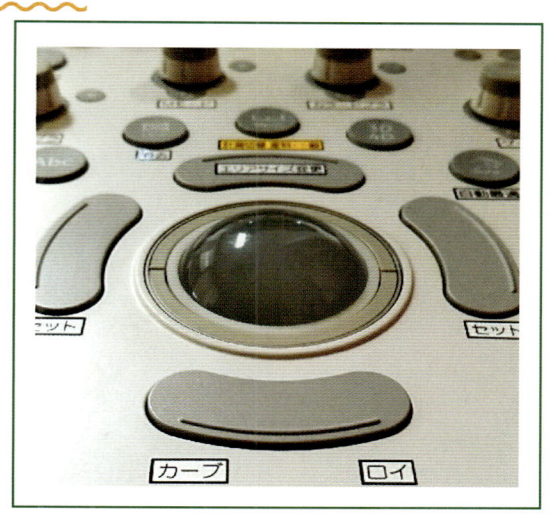

図 15 コロコロを活用！

妊産婦さんに使える優しい声かけ

- 求めた推定体重には1割程度の誤差があるので、1回の超音波での評価でなく、健診を通して経過を見ていくことが大切です。今日は、大体2,000～2,100gですよ。

後輩助産師にひびく優しい説明

- 頭の中で胎児の姿勢をイメージしながら検査をすることがポイントです。何度も、たくさんやってみましょう。
- 求めた推定体重には誤差があるので、1回の超音波での評価でなく、健診を通して経過を見ていくことが大切です。
- おかしいな？描出できないな？というときには、慌てずに、確認する旨を妊婦さんに伝えて、上級助産師や医師に確認してもらいましょう。

引用・参考文献

1) Kurmanavicius, J. et al. Fetal ultrasound biometry：1. Head reference values. Br. J. Obstet. Gynaecol. 106(2), 1999, 126-35.

CG-202 子宮頸管長
早産予知に使える？

聖マリアンナ医科大学産婦人科学 准教授　長谷川潤一　はせがわ じゅんいち

基礎知識　子宮頸管長とはなんぞや

　妊娠中期以降に子宮内腔の増大によって子宮下節が開きます。正常であれば葉っぱ（leaf）様に見える部分が子宮頸管で、それ以上の部分は子宮下節と考えます（図1・2）。

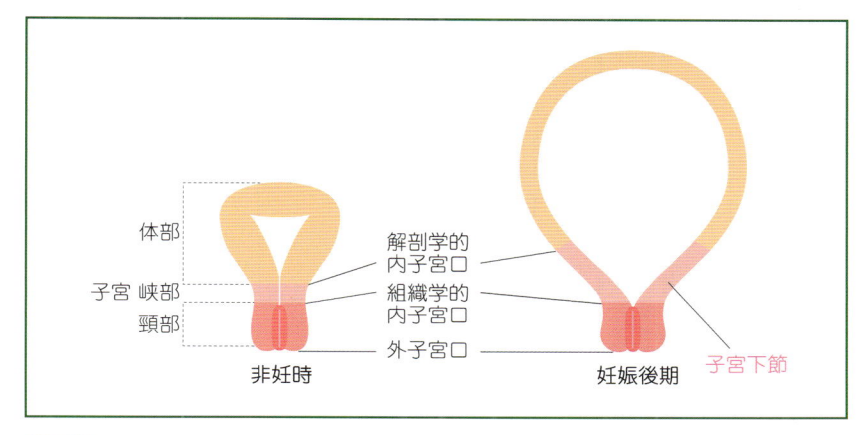

図1 子宮頸管と子宮下節

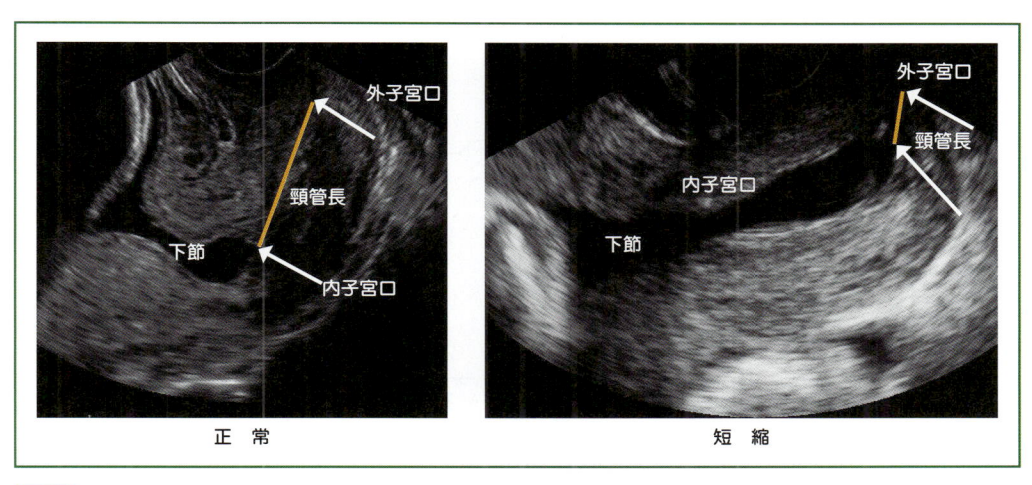

図2 子宮頸管長の正常と短縮所見

では、子宮頸管長（以下、頸管長）は何を表しているのでしょうか？ 全ての妊婦の子宮口は分娩に向かって少しずつ展退し、開大します（図3・4）[1]。頸管長測定はその展退の様子を見ているのです。展退は内診で主観的に評価しますが、頸管長は画像で測定しますので、ある程度、客観的に評価できます。

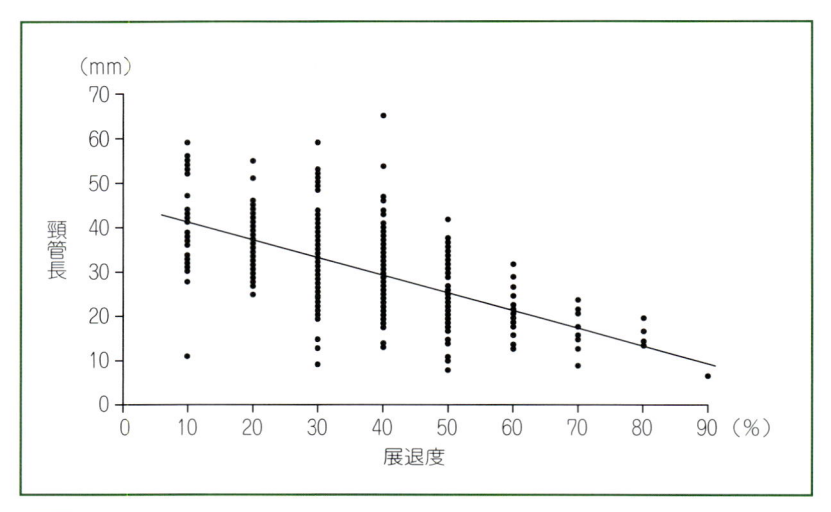

図3 頸管長と展退の関係　　　　　　　　　　　　　　（文献1より引用改変）

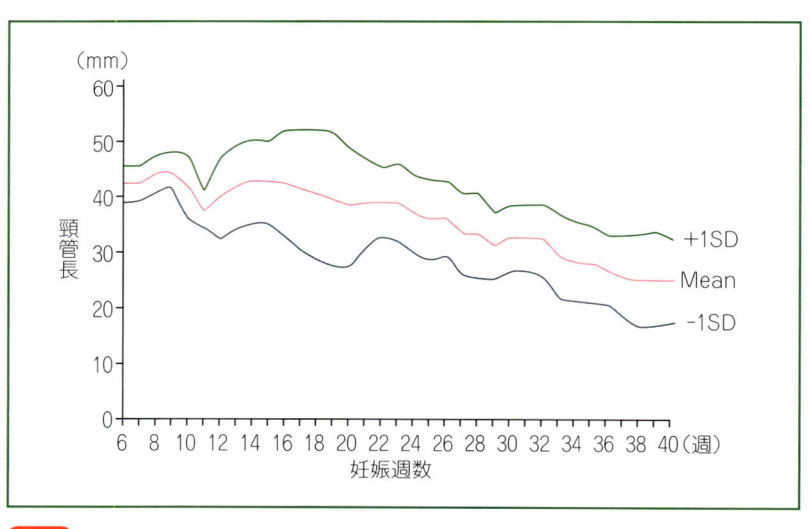

図4 妊娠週数による頸管長の変化　　　　　　　　　（文献1より引用改変）

　しかし、子宮口はふわっとしていますので、子宮口が開いていても（2cm ぐらいまでは）頸管長は測定できます。つまり、頸管長で子宮口開大は診断できませんし、内診で閉じている前提の上で測定するものです。そもそも、「子宮口が内子宮口側から開くことを超音波で見つけることで、早産の徴候を早く捉えることができるのではないか」というのが、この検査の発想です（図 2）。

CG　頸管長は早産予知に使えるか？

Answer 1　よっぽど短くないと使えない

　頸管長が測定できるようになって、数多くの研究がされてきました。しかし、期待以上の早産予知ができるわけではないことが分かってきています。図 5 は、お腹の張りや出血などの症状のない妊娠 23 週の妊婦に、頸管長測定で得られた値と妊娠 32 週未満の早産率をグラフにしたものです。早産率は、頸管長が 15mm まではほとんど変わりませんが、それ以下になると急激に上がります[2]。よっぽど頸管長が短縮（展退）しない限り、早産のリスクが高いとはいえないのです。

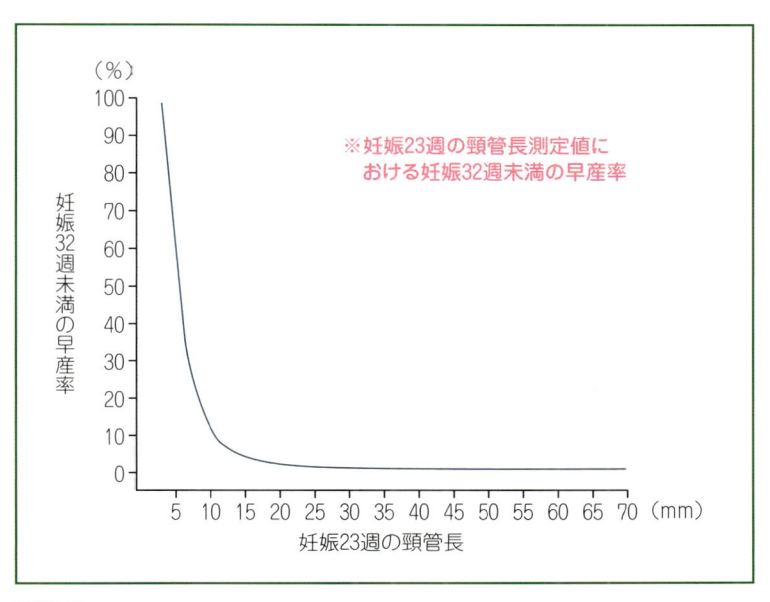

図5　頸管長のスクリーニング　　　　　（文献 2 より引用改変）

 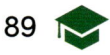

Answer 2 子宮収縮のほとんどない妊婦のスクリーニングに使える

　では、どのように頸管長を利用すればよいのでしょうか？ 早産の可能性に最も注意しなければならないのは、「前のお産が早産である」ということです。そのような早産既往や、多胎、子宮頸部円錐切除術後などは早産ハイリスク症例と考えます。子宮収縮や出血などの症状のない早産ハイリスク妊婦に対し、子宮頸管無力症が起こっていないかどうかを確認するために、妊娠 14〜24 週の健診ごとに頸管長をチェックすることが推奨されています。

　一方、お腹の張りや出血のない無症状の初産婦や早産既往のない経産婦には、妊娠 20〜24 週で 1 回頸管長を測定することが、子宮頸管無力症や早産の可能性のある妊婦のスクリーニングとして有用であると考えられています。お腹の張りがなければ、前述の図 5 のグラフのように、ほとんどの場合は大丈夫なのです。ですので、たまたま見てみて頸管長がちょっと短いから「張り止め」を飲む、入院するなどは、意味がありません。

　切迫早産の症状のある妊婦に対しては、頸管長は 1 週間以内に早産に至る可能性がある人の判断には使えると考えられていますが、本当に先々早産に至るかどうかの予知は難しいと考えられています。頸管長に頼るよりも、週数相当の正常を超える子宮収縮があるかないかに耳を傾けることが、はるかに大事なことなのです。

　また、妊娠後期（妊娠 30 週以降）では、無症候の妊婦での頸管長測定の意義はほとんどありません。妊娠 10 カ月で 2cm 開いている妊婦でも、子宮収縮がなければほとんど生まれませんよね。妊娠 30 週台で頸管長が多少短かろうが、早産に至るかどうかは誰にも分かりません。

CG-202

子宮頸管長 早産予知に使える?

妊産婦さんに使える優しい声かけ

- 頸管長は何回か測っていると、長く測れたり、短く測れたりします。それは、超音波の見え方や、測ったときのお腹の張りや膀胱の状態によって左右されるからです。あまり、頸管長の数字にこだわらなくても大丈夫です。
- 頸管長はお産に向かってみんな短くなって、いつかは子宮口が開いて赤ちゃんが生まれてきます。短くならない、開かないは、お産のとき、生まれなくて困りますよ。
- 2週間前と子宮頸管の状態は変わっていません。ということは、2週間早産せずに妊娠週数が進んだ分、良くなったということですよ。
- 子宮口が開いてしまっている場合には、頸管長はあまり参考になりません。実際に早産になるかどうかは、お腹の張りが強いかどうかで決まります。多少、頸管長が短いぐらいでは、無理をしなければ、ほとんどは早産にならないので、以後注意して見ていきましょう。

後輩助産師にひびく優しい説明

- 超音波の見え方、条件によって、頸管長は何回か測っていると、長く測れたり、短く測れたりするものです。あまり、頸管長の数字にこだわらないように説明しましょう。
- 頸管はお産に向かってみんな短くなるものです。
- 2週間前と子宮頸管の状態が変わっていないということは、2週間早産せずに妊娠週数が進んだ分、良くなったと解釈しましょう。
- 実際に早産になるかどうかは、頸管長よりもお腹の張りが強いかどうかで決まるので、生まれてしまうような張りかどうかをよく見ましょう。
- 頸管長が短いだけの場合、無理をしなければほとんどは早産にならないので、不安にならないようにしながら症状について話してあげましょう。

引用・参考文献

1) Celik, E. et al. Cervical length and obstetric history predict spontaneous preterm birth : development and validation of a model to provide individualized risk assessment. Ultrasound Obstet. Gynecol. 31(5), 2008, 549-54.

2) Heath, VC. et al. Cervical length at 23 weeks of gestation : prediction of spontaneous preterm delivery. Ultrasound Obstet. Gynecol. 12(5), 1998, 312-7.

CG-203 絨毛膜下血腫
早剥とどう違う？

亀田総合病院産婦人科 部長・総合周産期母子医療センター 副センター長　田嶋　敦　たじまあつし

基礎知識　絨毛膜下血腫

　絨毛膜下血腫（subchorionic hematoma）は、妊娠初期から超音波検査によって卵膜と子宮壁との間に半月状の low echoic lesion として認められます。絨毛膜板と脱落膜との間に形成された母体血由来の血腫と考えられ、頻度は0.5～22％と報告によりまちまちです。妊娠初期に形成された絨毛膜下血腫は1～2カ月で自然消失することが多いですが、中には妊娠中期まで血腫が持続し、さまざまな妊娠合併症を引き起こすことがあるとされています[1]。

　そもそも胎盤は、母体血と胎児血が流入する血液が豊富な組織であり（図）、血腫ができ

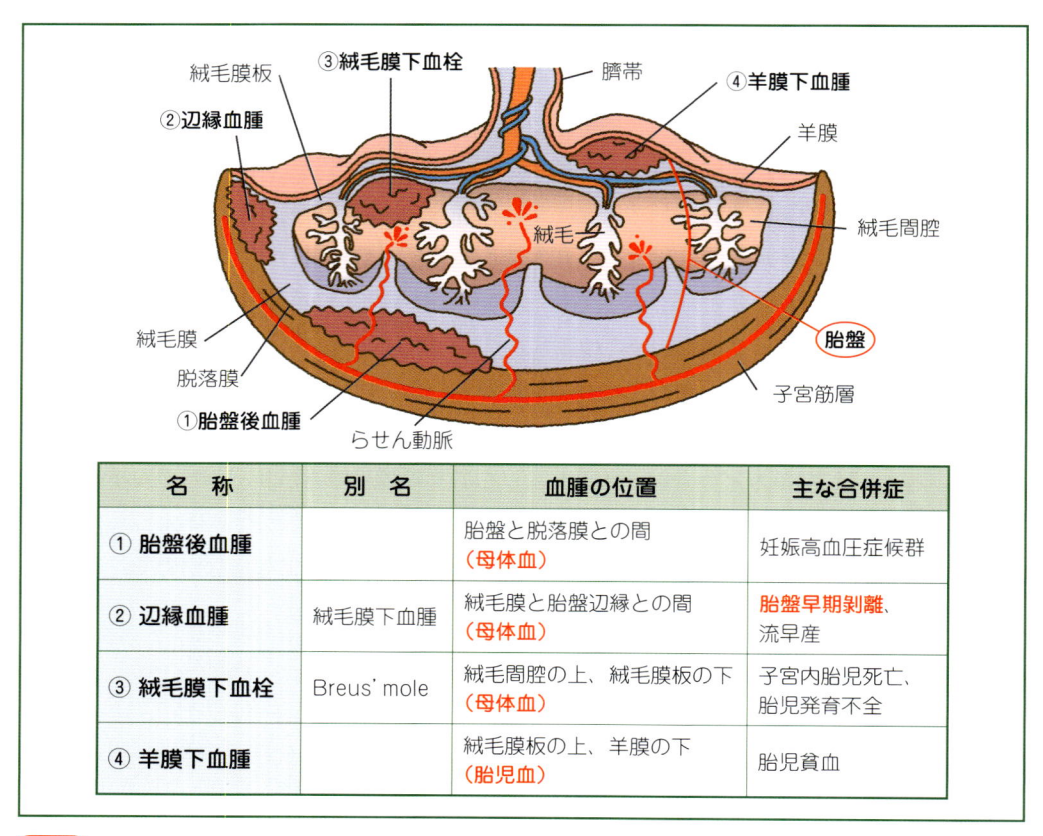

名　称	別　名	血腫の位置	主な合併症
① 胎盤後血腫		胎盤と脱落膜との間 （母体血）	妊娠高血圧症候群
② 辺縁血腫	絨毛膜下血腫	絨毛膜と胎盤辺縁との間 （母体血）	胎盤早期剥離、 流早産
③ 絨毛膜下血栓	Breus' mole	絨毛間腔の上、絨毛膜板の下 （母体血）	子宮内胎児死亡、 胎児発育不全
④ 羊膜下血腫		絨毛膜板の上、羊膜の下 （胎児血）	胎児貧血

図　絨毛膜下血腫の種類

やすい環境にありますが、血腫が発生する原因はよく分かっていません。

血腫の種類は、発生した位置により分類されています。それぞれの血腫は、臨床症状も異なってくるとされていますが、ある程度血腫が大きくなると、血腫の位置が超音波検査では判別困難となり、曖昧な分類になります。例えば、絨毛膜下血腫といっても絨毛膜下血栓（Breus' mole）と報告されていることもあり、さまざまな症状が重複して報告されていると考えられます。図内の表には、それぞれの血腫の位置と代表的な症状のみを記しましたが、実際にはさまざまな症状を呈する可能性があると考える方がよいと思われます。

前述のように、大部分の血腫は自然消失するか、大きさに変化はなく、問題を起こすことはありませんが、妊娠経過中に増大傾向を認める場合や性器出血がある場合には、一般的に図内の表のような妊娠合併症を伴うと考えられています。

CG 絨毛膜下血腫 早剥とどう違う？

Answer 1 急性早剥と慢性早剥とを区別する考え方がある

近年、早剥（常位胎盤早期剥離）は急性早剥と慢性早剥とに分けて考えられています。急性早剥は、いわゆる典型的な「常位胎盤早期剥離」であり、脱落膜におけるらせん動脈の破綻が原因で、急速に胎盤の剥離が進行します。対して慢性早剥は、胎盤周辺部における静脈性の出血が原因とされ、胎盤後血腫も形成されますが、胎盤と接していない子宮壁との間に血腫が広がる方向に進展し、胎盤の剥離はあまり進行せずに胎盤早期剥離を免れた状態であると考えられています。

一般に、絨毛膜下血腫と呼ばれている血腫は辺縁血腫であり、慢性早剥で指摘される血腫と同じです。この慢性早剥という概念も、明確な定義が決められているわけではありません。そのため、絨毛膜下血腫と同義語として考えられている場合や、発症時期や症状の違い（妊娠初期か中期か、不正出血の有無）で区別されている場合があります。現在のところ、妊娠初期で不正出血がない場合を絨毛膜下血腫、妊娠中期で不正出血を認める場合を慢性早剥とすることが多いようです。

Answer 2 絨毛膜下血腫があると、早剥を含めて周産期合併症の可能性が高くなる

絨毛膜下血腫を認めた場合、自然流産、子宮内胎児死亡、早剥、早産、前期破水

といった有害事象の原因となることが知られています[2]。特に、血腫が大きかったり、複数存在する場合、絨毛膜下血腫が軽快せずに持続的に認められる場合、不正性器出血を認める場合には、早剥などのハイリスクと考えるべきでしょう。

慢性早剥羊水過少症候群（chronic abruption oligohydramnios sequence；CAOS）という疾患概念があり、①分娩の7日以上前から出血源が同定できない性器出血を認め、②初めの羊水量は正常であったが、③破水の証拠もなく羊水過少となる——を満たす状態を示し、胎児機能不全など児の予後不良な疾患とされています[3]。これは、胎盤の慢性的な剥離によって胎児機能不全となることが原因と推測されています。よって、絨毛膜下血腫を持続的に認めた場合には、血腫の状態だけではなく、羊水量を含めた胎児の well-being 評価も必要となります。絨毛膜下血腫に対する有効な治療方法は見つかっておらず、管理方針としては、さらなる状態の悪化を早期に発見するように心掛けることになるでしょう。

妊産婦さんに使える優しい声かけ

- 絨毛膜下血腫は妊娠初期に多く認められますが、ほとんどは自然に吸収されて、なくなってしまいます。今、特に症状がなければ様子を見ましょう。
- 子宮の中に血の塊ができてしまうことはよくあることです。それがどんどん大きくなることはほとんどなく、多くは自然に消えてしまいます。
- 妊娠初期にできる絨毛膜下血腫は、原因がよく分かっていません。何かをしたからいけなかった、というような心配をする必要はありません。
- 妊娠初期に血腫があると言われたようですが、現在の赤ちゃんの状態は問題ないですね。何も問題なく経過する人は多いので、このまま普通に過ごしてよいですよ。
- 確かに、絨毛膜下血腫があると早剥になりやすいといわれていますが、絨毛膜下血腫にもいろいろなタイプがあるので、まちまちです。注意しながら経過をしっかりと見ていきましょう。

引用・参考文献

1）Cunningham, FG. ほか. "胎盤の異常". ウィリアムズ産科学. 原著24版. 岡本愛光監修. 東京, 南山堂, 2015, 137-9.
2）Tuuli, MG. et al. Perinatal outcomes in women with subchorionic hematoma：a systematic review and meta-analysis. Obstet. Gynecol. 117(5), 2011, 1205-12.
3）輿石太郎ほか. CAOS（Chronic Abruption Oligohydramnios Sequence）の3例. 日本周産期・新生児医学会雑誌. 44(1), 2008, 94-8.

CG-204 前置・低置胎盤

いつわかる？

昭和大学医学部産婦人科学講座 助教　**後藤未奈子**　ごとうみなこ

基礎知識 **前置胎盤・低置胎盤**

　胎盤は通常、子宮口から離れた子宮体部に付着（常位胎盤）しますが、胎盤が正常より低い部位の子宮壁に付着し、子宮口を覆うか、その辺縁が子宮口にかかることがあり、これを前置胎盤といいます[1,2]。常位胎盤と比較し、妊娠中の突然の出血、そのための早期娩出、癒着胎盤合併のリスク、帝王切開術中の多量出血となる可能性が高いです。また、子宮下節は子宮筋の収縮力が弱く、前置胎盤の剥離後は弛緩出血となりやすいです。これらのことから、ハイリスク症例として高次医療施設での管理が必要になります。

　前置胎盤は、経腟超音波検査の所見から、内子宮口を覆う程度により3つに分類されます（図1）。超音波検査上では、内子宮口を覆う胎盤辺縁から子宮口までの最短距離が2cm以上の状態が全前置胎盤、2cm未満の場合が部分前置胎盤、ほぼ0の状態が辺縁前置胎盤と定義されています。

　一方、低置胎盤は、胎盤が内子宮口にかかっていない状態ですが、内子宮口と胎盤辺縁下

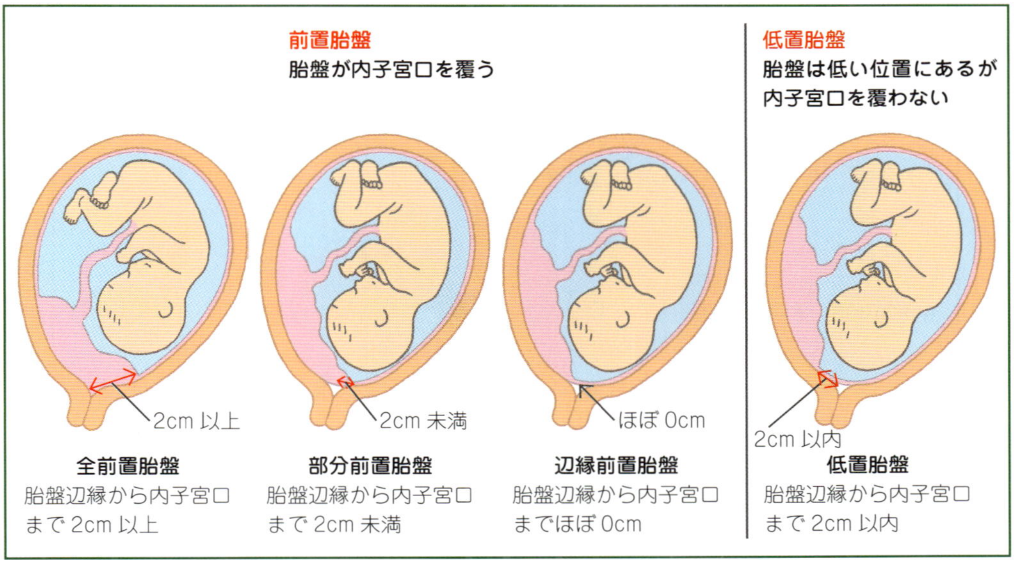

前置胎盤
胎盤が内子宮口を覆う

低置胎盤
胎盤は低い位置にあるが
内子宮口を覆わない

2cm 以上　　　2cm 未満　　　ほぼ0cm　　　2cm 以内

全前置胎盤
胎盤辺縁から内子宮口
まで2cm以上

部分前置胎盤
胎盤辺縁から内子宮口
まで2cm未満

辺縁前置胎盤
胎盤辺縁から内子宮口
までほぼ0cm

低置胎盤
胎盤辺縁から内子宮口
まで2cm以内

図1 前置胎盤・低置胎盤の種類

縁とが 2cm 以内の場合と定義されています [1,2]（図 1）。低置胎盤は、経腟分娩可能なものがありますが、前置胎盤と同様のリスクがあると考えて対応します。

　このように経腟分娩の可否や分娩施設を決める上で、妊娠中の胎盤位置の診断は非常に重要です。妊娠初期から前置・低置胎盤の診断ができればいいのですが、それはできません。それは、胎盤の形成される時期や、妊娠の経過に伴って増大する子宮の大きさの変化の影響を受けて、胎盤の位置が変化するように見えるからです。

●胎盤の migration とは？

　妊娠経過に伴い子宮は増大します。子宮筋は伸展し、特に子宮頸管の上部で子宮腔の下部である「子宮下節」は大幅に伸展し、超音波所見上、胎盤の位置が移動していくように見え、これを「placental migration」（プラセンタル マイグレーション）といいます。妊娠初期には子宮下節が閉じています。週数の経過とともに子宮下節が開き、展退することで胎盤の位置が移動して見えるのです（図 2）。妊娠初期に子宮の出口に胎盤がかかっていても、前置・低置胎盤の診断ができないのはこのためです。

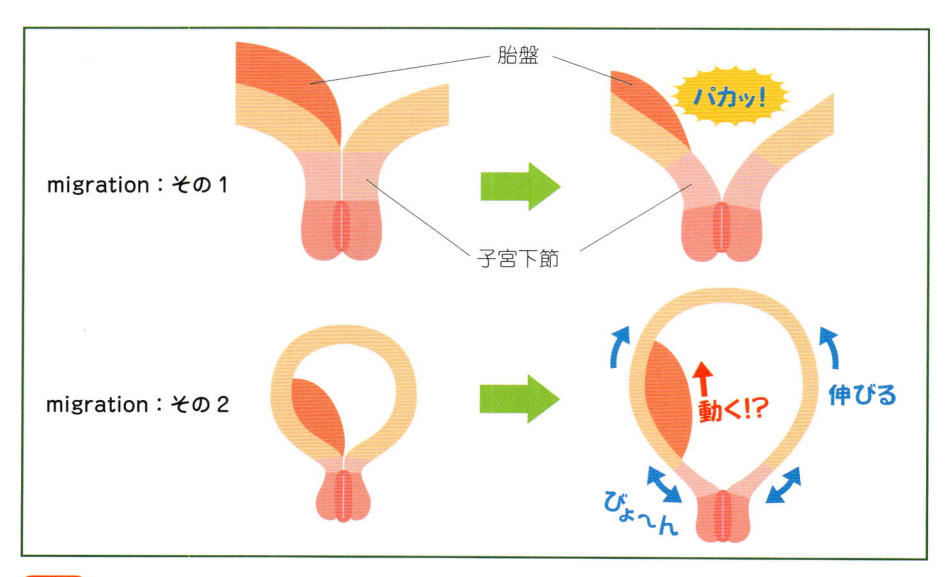

図2 胎盤の migration

CG 前置・低置胎盤　いつわかる？

Answer 1　経腟超音波検査で診断する

　前置・低置胎盤の診断は、経腟超音波検査で行います。胎盤が後壁であったり、児頭が子宮の出口の近くにあったり、母体肥満がある場合には、胎盤辺縁と子宮口の描出が困難なことがあります[3]。

　経腟超音波検査では子宮頸管周辺を描出しやすく、内子宮口から胎盤辺縁までの距離を比較的容易に計測することができます（図3）。しかし、子宮下部の局所収縮像や絨毛膜下血腫と胎盤とを見間違えることも多く、診断が難しいこともあります。膀胱が充満していたり、子宮収縮があると評価が困難であるため、トイレに行った後しばらく安静にしてから検査するのが望ましいです。判断が困難な場合には、「前置胎盤疑い」として、その後、胎盤位置を注意深く観察していくことが必要になります。

Answer 2　子宮下節開大後の超音波診断でほぼ確定できる

　前述の通り、子宮下節が開大していない時点で胎盤位置異常の診断を確定するのは困難であり、前置・低置胎盤の診断は、子宮下節開大後の方が診断率が高くなります[4]。具体的には、子宮下節が開大してくる妊娠20週以降に子宮頸管長とともに胎盤位置を確認し、内子宮口を胎盤が覆っているように見える場合には「前置胎盤疑い」としてその後も経過観察します（図4）。

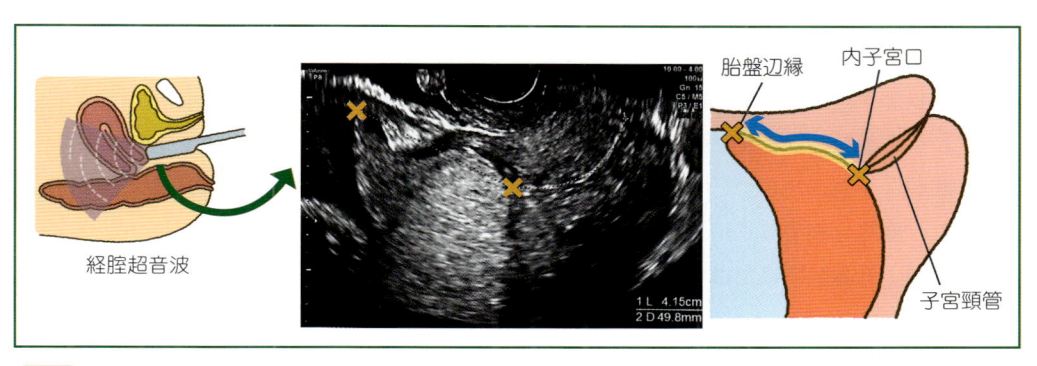

図3　胎盤辺縁から内子宮口の距離の計測

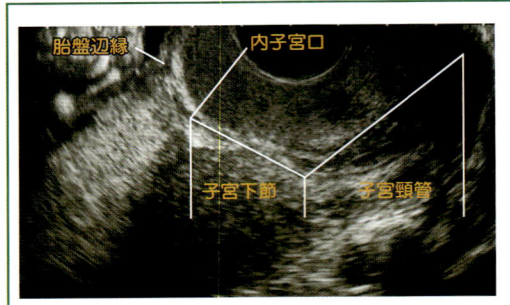
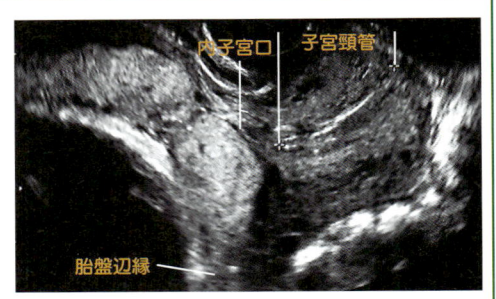

子宮下節が閉鎖している前置胎盤
（下節開大で migration するかもしれない）

子宮下節が開大している前置胎盤

図4 子宮下節閉鎖・開大時の前置胎盤

　　　しかし、毎週のように経腟超音波検査で胎盤の位置を評価する必要はありません。胎盤の migration に関する文献では、4 週ごとに胎盤位置を評価することを勧めています[5]。胎盤位置異常が疑われる症例では、妊娠 30〜32 週ごろまでに必ず経腟超音波検査で再度評価することが重要です。診断を妊娠 34 週以降に行うと前置胎盤からの出血リスクが高まり、高次医療施設への紹介や、出血に備えた自己血貯血の準備に時間的な余裕がなくなるためです。

妊産婦さんに使える優しい声かけ

- 前置胎盤、低置胎盤の診断は、経腟超音波検査で行います。胎盤の辺縁と内子宮口との距離を評価して診断します。胎盤と内子宮口との距離、子宮収縮や膀胱充満の程度が影響します。
- 妊娠経過とともに子宮が大きくなることで、胎盤の位置が上がってくることがよくあります。妊娠中期に前置・低置胎盤のように見えても、分娩前に胎盤の位置が変わることもあります。それに伴い分娩方法や分娩施設を再検討する必要があります。
- 胎盤が子宮の出口から離れても、その距離が 2cm 以内の場合は低置胎盤と診断され、経腟分娩でなく帝王切開術が選択されることがあります。
- 前置・低置胎盤またはその疑いと言われている場合には、出血の症状に注意しましょう。出血があった場合には、その量にかかわらず、必ずかかりつけ医に相談しましょう。

後輩助産師にひびく優しい説明

- 胎盤と内子宮口との位置関係は、評価する時点の状況で変化します。それは、超音波検査上の見え方や子宮収縮および膀胱充満程度の影響があるためです。妊娠中期までは、胎盤辺縁と内子宮口との位置関係を神経質に考える必要はありません。

- 妊娠週数が進むと子宮が増大し、子宮内での胎盤の位置が上がってくるように見えることがあります。妊娠中期に前置・低置胎盤であっても、分娩前に診断が変わることがあります。胎盤位置異常の有無が分娩方法や出血のリスクに関わってくるので、妊婦さんに質問されたら、「分娩方法や分娩施設を再検討する必要があるかもしれない」と、可能性を軽く話しておくとよいでしょう。

- 前置・低置胎盤、またはその疑いと言われている場合には、出血の症状に注意しましょう。少量でも出血がある場合や子宮収縮が強いときには、病院に連絡するように指導する必要があります。胎盤位置異常があり、胎盤からの出血が多いときには、緊急帝王切開術となる可能性を考慮する必要があります。

引用・参考文献

1) 日本産科婦人科学会／日本産婦人科医会. "CQ304 前置胎盤の診断・管理は？". 産婦人科診療ガイドライン：産科編 2017. 東京, 日本産科婦人科学会, 2017, 163-7.

2) 日本産科婦人科学会／日本産婦人科医会. "CQ305 低置胎盤の診断・管理は？". 前掲書 1. 168-70.

3) Sherman, SJ. et al. Transvaginal ultrasound：dose it help in the diagnosis of placenta previa? Ultrasound Obstet. Gynecol. 2 (4), 1992, 256-60.

4) Hasegawa, J. et al. Improving the accuracy of diagnosing placenta previa on transvaginal ultrasound by distinguishing between the uterine isthmus and cervix：a prospective multicenter observational study. Fetal Diagn. Ther. 41 (2), 2017, 145-51.

5) Oppenheimer, L. et al. Diagnosis of low-lying placenta：can migration in the third trimester predict outcome? Ultrasound Obstet. Gynecol. 18 (2), 2001, 100-2.

CG-205 骨盤位 いつまで大丈夫？

聖マリアンナ医科大学産婦人科学 助教　**三浦彩子** みうら あやこ

基礎知識　骨盤位と骨盤位分娩

●骨盤位

　骨盤位は胎位の異常であり、縦位ではあるものの、先進部が頭部以外の殿部や下肢であるものを指します（図1）。骨盤位の種類別では単殿位が最も多く（48〜73％）、複殿位（4.6〜11.5％）や足位（12〜38％）、最も少ない膝位（約0.5〜1％）があります[1]（図2）。

　前置胎盤や低置胎盤などの胎盤異常、子宮筋腫やダグラス窩に存在する卵巣腫瘍などの骨盤内腫瘤、双角子宮などの子宮奇形、羊水過多、羊水過少、水頭症や無脳児などの胎児異常がある場合や臍帯巻絡などでは、胎児の自然回転、あるいは自己回転が妨げられることにより骨盤位になる場合もありますが、全く原因が分からないことも少なくありません。

●骨盤位分娩の危険性

　胎児の最大部位である頭部が最初に娩出される頭位の分娩と比較して、骨盤位では最大部位が最後になること、必ず頭部より臍帯が先に出ることにより、分娩外傷や臍帯脱出のリスクが高くなります。経腟分娩中は、最大部位である児頭と、児頭より上にある胎盤をつなぐ臍帯が産道に挟まる状態が多少なりともあるため、臍帯が圧迫され、臍帯血流が減少し、胎児機能不全のリスクとなり得ます（図3）。

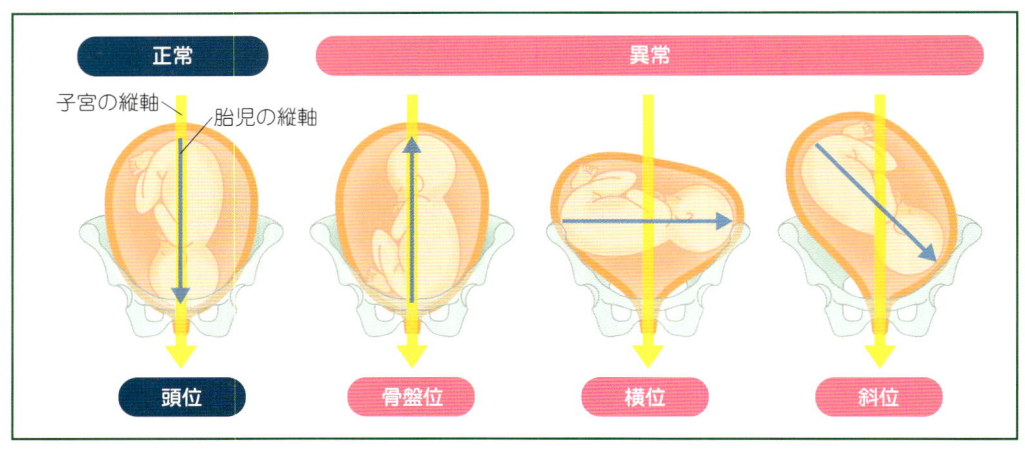

図1 胎位の異常

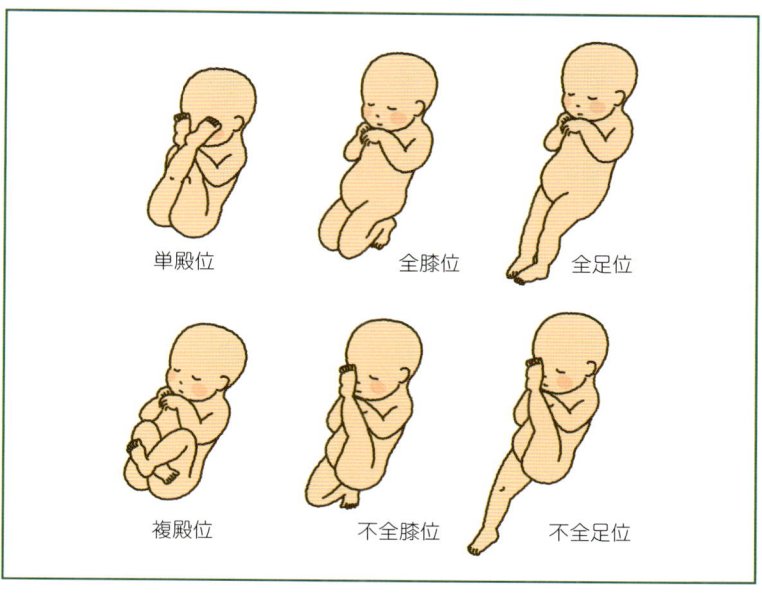

図2 骨盤位の種類　　　(http://www.赤ちゃんようこそ.com/ を参考に作成)

単殿位　　全膝位　　全足位

複殿位　　不全膝位　　不全足位

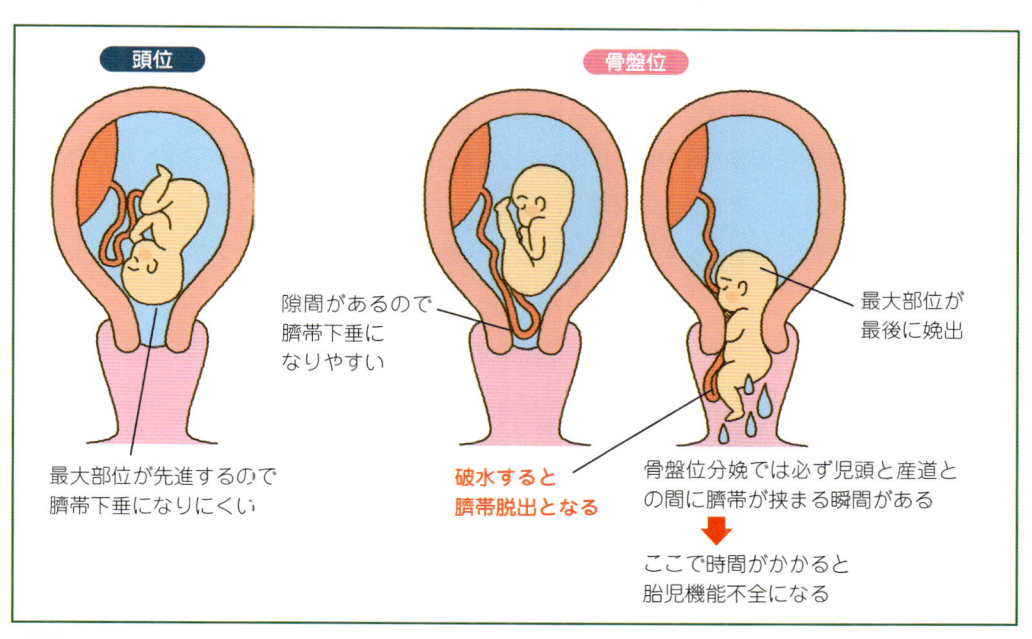

頭位

骨盤位

隙間があるので
臍帯下垂に
なりやすい

最大部位が
最後に娩出

最大部位が先進するので
臍帯下垂になりにくい

**破水すると
臍帯脱出となる**

骨盤位分娩では必ず児頭と産道と
の間に臍帯が挟まる瞬間がある

ここで時間がかかると
胎児機能不全になる

図3 骨盤位分娩の危険性

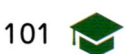

このことから、従来、骨盤位分娩は頭位分娩に比べて児の分娩損傷や周産期死亡のリスクが高いと考えられ、正期産単胎骨盤位においては、選択的帝王切開術とした方が経腟分娩を選択するよりも児の周産期予後が良いといわれていました[2]。しかし近年、選択的帝王切開術で出生した児の周産期・新生児死亡率の頻度は経腟分娩群に比べて低いものの、2歳児の予後では死亡率・神経発達に明らかな差は認められないことも知られています。その一方、母体合併症の出現頻度は、分娩直後には帝王切開術群の方がわずかに高かったともいわれています[3]。

CG　骨盤位　いつまで大丈夫？

Answer 1　妊娠 32 週までに半分は治る

　骨盤位の頻度を妊娠週数別に見ると、妊娠 28 週までで 23%、30 週で 15%、32 週で 9%、34 週で 5%、37 週以降では 4% といわれています。また、骨盤位から頭位への自然回転率は、妊娠 32 週までは約半数、妊娠 34 週で 37%、妊娠 36 週で 10% となります[4]。このように、妊娠 32 週と 34 週との間が一つの境となっていますので、妊娠 34 週を過ぎても骨盤位の場合には、分娩方式の相談と帝王切開術の準備が考慮されます（表）。

　また、胎位異常と母体の日常生活とは関係ありませんので、特に気を付けるような指導をする必要はありません。しかし、経腟分娩のリスクを考えると、子宮収縮の増強や破水感を認めた場合には、すぐに病院に連絡をするように指導しましょう。

表　妊娠週数と骨盤位の頻度、骨盤位から頭位への自然回転率

	～28 週	30 週	32 週	34 週	36 週	37 週～
骨盤位の頻度	23%	15%	9%	5%		4%
自然回転率	～約 50%			37%	10%	

Answer 2 外回転術という方法もある

　骨盤位を頭位にする方法が幾つかあります。

●外回転術

　腹壁から用手的に胎位を矯正する方法であり、妊娠 36 週以降に行うと非頭位の分娩と帝王切開術が減少するといわれています。まれですが、外回転術に伴って胎児機能不全や常位胎盤早期剥離、子宮破裂、母児間輸血症候群などが起こることが知られており、妊娠 36 週以降に、帝王切開術ができる態勢下に行うことが推奨されています。

●胸膝位（きょうしつい）・ブリッジ法

　いわゆる「逆子体操」で、就寝前に胸膝位あるいはブリッジ法を 10～15 分行い、胎児の背側を上方にして側臥位をとって寝ることで矯正する方法です。よく知られており、多くの施設で行われている方法ですが、実際、その有効性は確認されていません。

●針灸療法

　三陰交（さんいんこう）や至陰（しいん）などに針灸治療を行うことでの有効性も報告されていますが、これも、その作用機序などは解明されていません。

Answer 3 条件を整えれば経腟分娩できる

　昔は骨盤位の経腟分娩はよく行われていました。今も行ってはいけないということはありません。ただし、『産婦人科診療ガイドライン：産科編 2017』では、経腟分娩の施行に際し、「骨盤位娩出術への十分な技術を有するスタッフが常駐していることと、妊婦に経腟分娩の有益性と危険性について説明し、同意が得られていること」を条件としています。また、「分娩時に膝位、足位、低出生体重児、児頭骨盤不均衡、早産のいずれかの状況である場合には、帝王切開術を選択する」とあります[5]。これらの条件を満たさない場合には、選択的帝王切開術が望ましいと考えられます。骨盤位を取り扱うことのできる病院では、条件がそろえば経腟分娩を行うことができます。

妊産婦さんに使える優しい声かけ

- 逆子が確認されても、危険な状態が迫っているわけではありません。妊娠30週でも6〜7人に1人は逆子です。分娩までに自然に治るもので、何もしなくても最終的に96%は頭位になります。

- 妊娠34週以降で自然に頭位になる確率は約3割になりますので、陣痛が始まったり、破水したときの分娩方法を決めておきましょう。とりあえず予定帝王切開術の日にちも決めておきますが、手術当日でも胎位が治れば、手術はキャンセルします。

- 破水したり陣痛が来た場合に、へその緒が産道に飛び出てしまって、赤ちゃんの具合が悪くなることがあります。そのような場合には、すぐに病院に連絡してください。

引用・参考文献

1) 田中忠夫ほか. "胎位・胎勢・回旋異常". プリンシプル産科婦人科学2. 佐藤和雄ほか編. 東京, メジカルビュー社, 2014, 342-9.

2) Hannah, ME. et al. Planned caesarean section versus planned vaginal birth for breech presentation at term : a randomized multicenter trial. Term Breech Trial Collaborative Group. Lancet. 356(9239), 2000, 1375-83.

3) Hofmeyr, GJ. et al. Planned caesarean section for term breech delivery. Cochrane Datebase Syst. Rev. 7, 2015, CD000166.

4) 東原亜希子ほか. 妊娠28週以降の骨盤位の頻度と自然回転率. 母性衛生. 58(2), 2017, 371-9.

5) 日本産科婦人科学会／日本産婦人科医会. "CQ402 単胎骨盤位の取り扱いは？". 産婦人科診療ガイドライン：産科編2017. 東京, 日本産科婦人科学会, 2017, 246-9.

CG-206 コミュニケーション超音波
うまく見せるコツは？

順天堂大学医学部附属浦安病院産婦人科 准教授　**山本祐華**　やまもと ゆか

基礎知識　コミュニケーション超音波とは

　多くの妊婦さんは、赤ちゃんが元気に大きくなっているか、毎回の妊婦健診を楽しみに受診します。赤ちゃんが元気にしている姿を、助産師外来でも見せることができたら、妊婦さんとの会話も弾みますね。では、どうやったら短時間できれいな画像を見せることができるのでしょうか。そのためには、超音波機器の特性や設定を知っておくとよいと思います。

●プローブの種類と周波数

　使用機器により多少の違いはありますが、産婦人科の経腹超音波で使う超音波プローブには、大まかに分けて図1のようなものがあります。大きな違いは周波数にあり、周波数が高いものほど、より体表に近い部分の構造を、より細かく示すのが得意です。

　リニアプローブは周波数が高く、妊娠初期から中期前半の小さな胎児の構造を観察するのに適しています。コンベックスプローブは、先の丸くなったプローブで、産婦人科でよく使われるものです。周波数の違いによって何本か付いている場合もありますし、1本で周波数を切り替えられるものもあります。周波数は、数値が高い方が画像をよりきれいに写すこと

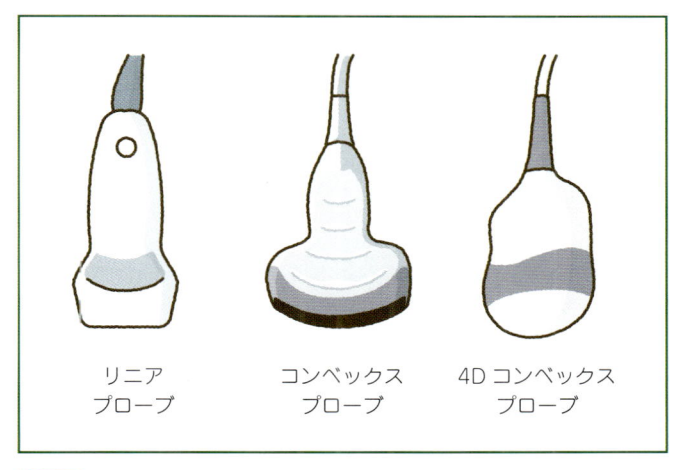

リニア
プローブ　　　コンベックス
プローブ　　　4D コンベックス
プローブ

図1 プローブの種類

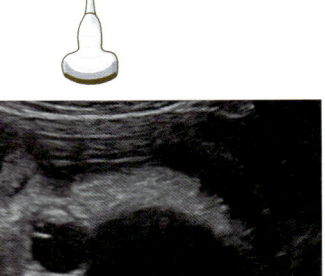

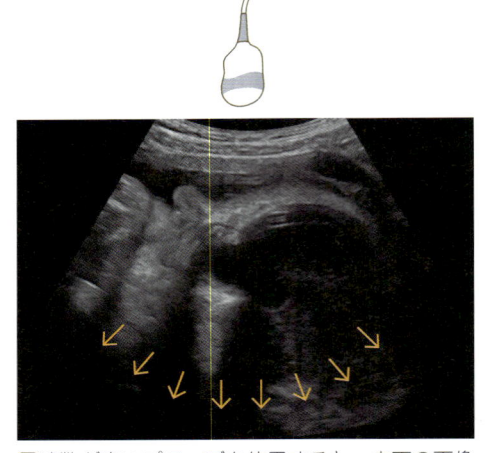

周波数が高いプローブを使用すると、表面の画像は細かいが、奥まで画像が描出されない。

周波数の低いプローブを使用すると、画像は少し粗くなるものの、奥まで描出される。

4D 画像で観察することのできるプローブである。妊娠 28 週くらいまでの胎児であれば、胎児の構造も良く観察できる。

図2 周波数の特性

ができますが、高いと遠くの構造が見えにくくなるため（図2）、満期の胎児を観察する際には、周波数を下げなければいけないこともあります。

　先が丸くなった 4D プローブは、コンベックスプローブの一つなのですが、3D や 4D 画像で観察することのできるプローブです。妊娠 28 週前くらいまでの胎児であれば、胎児を立体的に観察でき、コミュニケーション超音波としても活用できます。

●各種機能

■フォーカス

　どんな超音波機器においても、より画像をきれいにするために自分でセッティングする機能があります。簡単に使用できる機能として「フォーカス」があります。モニター画面の横に三角形の印で示されることが多いです。フォーカスはカメラで言うならピントと同じなので、ピンボケした画像にならないようにするために調整します。図3 に示すように、フォーカスを合わせた場合と合わせていない場合とで比較すると、ピントを合わせるということが分かると思います。

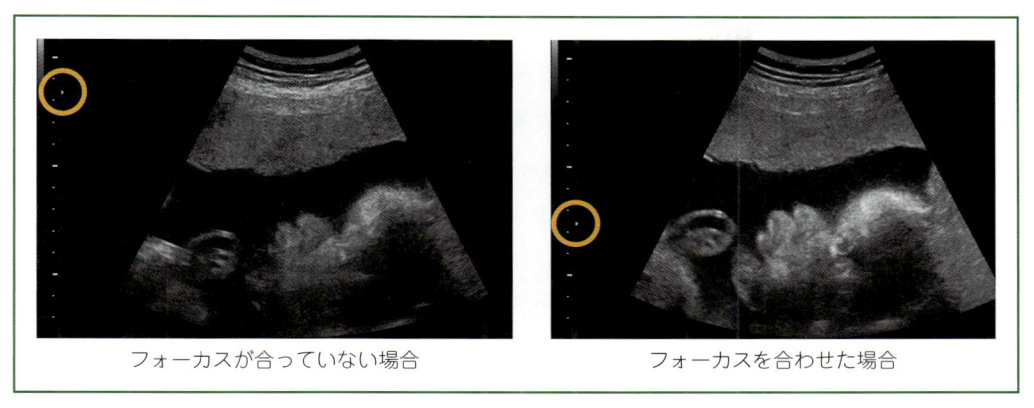

フォーカスが合っていない場合　　　　　フォーカスを合わせた場合

図3 フォーカスの調整

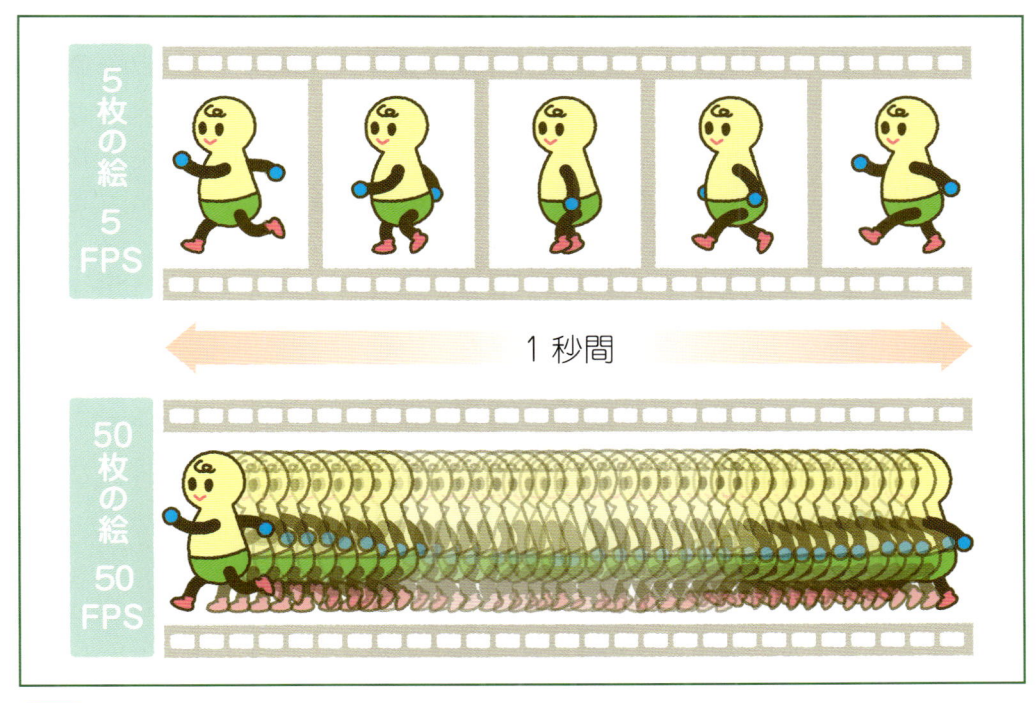

図4 フレームレート

■フレームレート

　動いている画像の見やすさの調整にフレームレートがあります（図4）。どの超音波機器にもフレームレートは表示されています。画面の端に表示されるフレームレートは、1秒当

たりに更新して、表示している画像の数を示します。フレームレートが高いほどきれいな画像になります。パラパラ漫画で例えると、1秒間に5枚の絵（5FPS：frequent per second）で動きを表現するとカクカクした動きになってしまいますが、1秒間に50枚の絵（50FPS）で動きを表現すると、とてもスムーズな動きにすることができます。これで、スムーズな動きの絵の方がきれいな画像であることは理解できますね。フレームレートを上げる方法としては、超音波機器にたくさんの仕事をさせなければよいので、画角を狭める、画像深度を下げる、上手にピンズームを使う、カラードプラをやめるなどがあります。

🅲🅶 赤ちゃんの顔がよく見えるコツは？

Answer 1 赤ちゃんの胎位や向きを意識する

　まずは、赤ちゃんが第1頭位なのか第2頭位なのかを確認し、背骨から頭につながる角度を意識してみましょう。そのラインに垂直になる場所からプローブを当ててみると、早く顔を認識できます（図5）。胎児の背骨が真ん中にあり、真後ろを向いているような場合には、顔を写すことはかなり難しいです。どうしても赤ちゃんの向きが悪い場合には、お母さんに体位変換してもらったり、歩いてもらったりして向きが変わるように協力してもらいます。また、優しく赤ちゃんを揺すって胎位変換を促したりすることもあります。

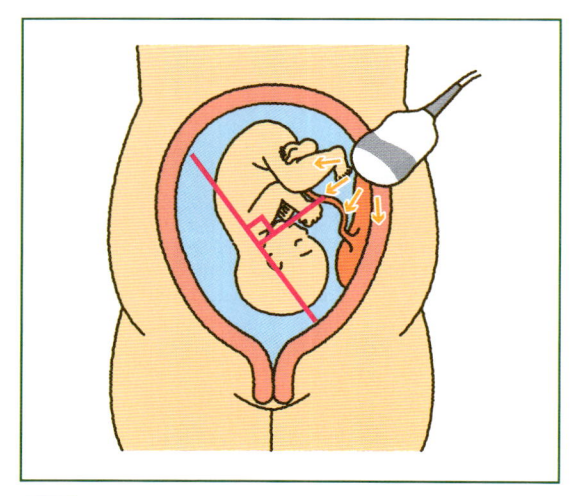

図5 赤ちゃんの顔がよく見えるプローブの当て方

Answer 2 胎児や超音波の特性を生かす

　超音波検査では、水成分がプローブと対象物との間に入ることで、きれいな画像を得ることができます。赤ちゃんに近づこうとして、プローブで腹部を圧迫し過ぎると、腹壁と赤ちゃんの顔との間の羊水がなくなっていることに気付かないことがあります（図6）。対象物の前面に羊水が少ないと感じた際には、圧迫を解除してみたり、羊水が入るように別の角度から当ててみたりしてみましょう。

　また超音波は、骨などの組織により反射されます。例えば図7のように、同じ頭蓋内でも骨を避けて観察すると見え方が全く変わります。胎児の構造的な特性を知っていると、超音波の上達も早くなります。

Answer 3 ふくよかな妊婦さんには、おへそを上手に使う

　超音波検査では、プローブと対象物との距離が短いほど、きれいな画像を得ることができます。従って、ふくよかな妊婦さんの超音波検査は、条件的に良いとはいえません。いい画像を得るためには、できるだけ対象物に近づける場所、つまり一番脂肪が薄い場所から観察することです。赤ちゃんに一番近くて脂肪が薄い場所は、おへそしかありませんね。おへそにたっぷりゼリーを入れて、おへそから観察することで、通常の妊婦さんに近い条件での検査が可能となります。

妊産婦さんに使える優しい声かけ

- お顔は隠れちゃっていますね。せっかくですから、足型をコレクションして帰りましょう。
- 赤ちゃんが好きな丸まった姿勢なので、今日はお顔が見えませんね。生まれてきても、こうしてお顔の前に手を持ってきているのが赤ちゃんの基本ポジションなのです。
- 赤ちゃんは随分大きくなって、隙間がありませんね。もう超音波でお顔を見るのが難しくなってきました。実際の赤ちゃんに会えるのが待ち遠しいですね。

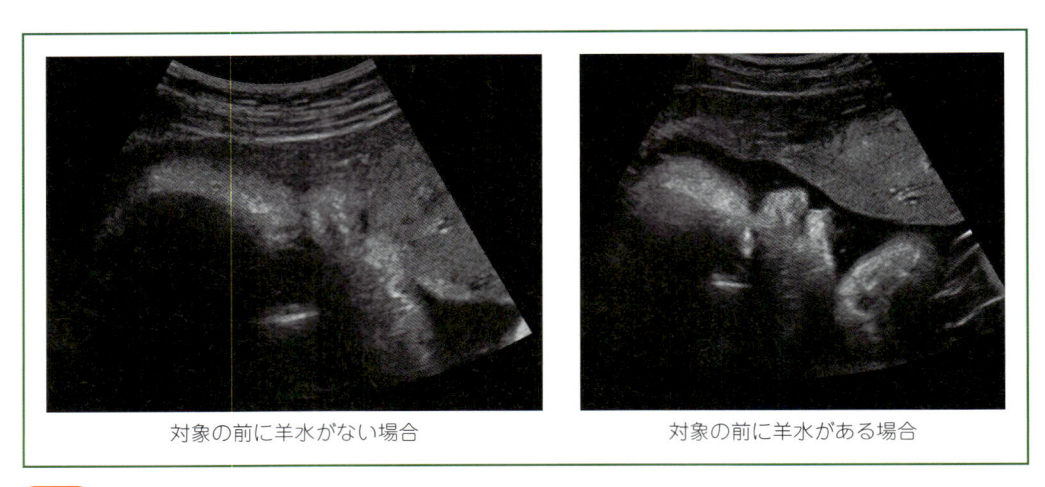

対象の前に羊水がない場合　　　　　対象の前に羊水がある場合

図6 見たい物の前に隙間をつくる

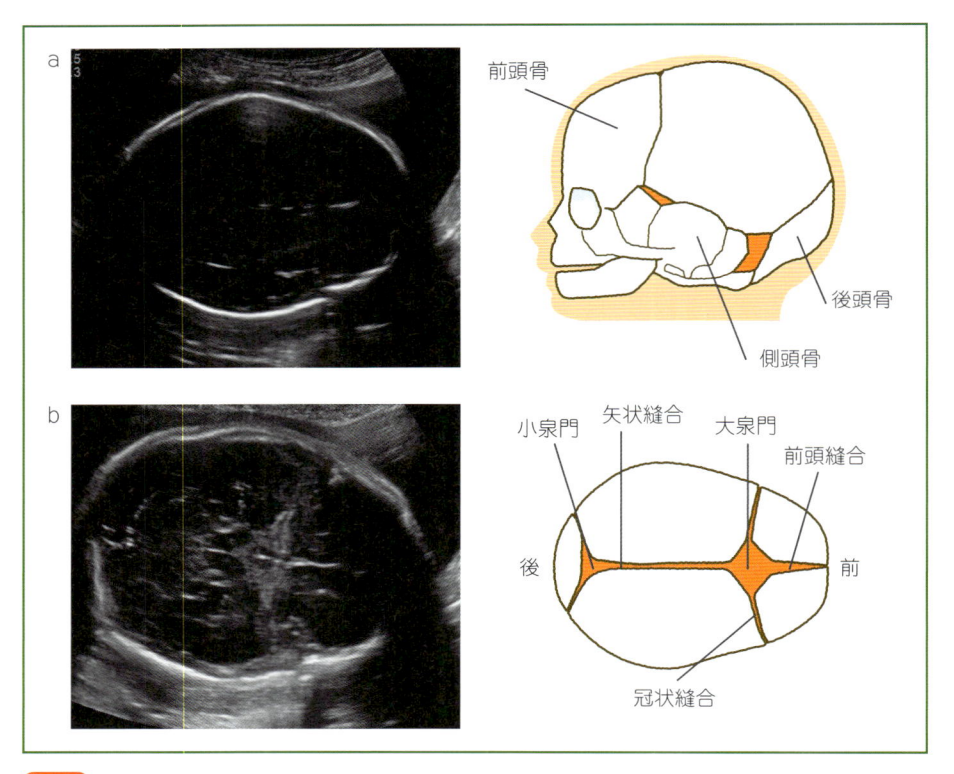

a

前頭骨

後頭骨

側頭骨

b

小泉門　矢状縫合　大泉門

前頭縫合

後　　　　　　　　　　前

冠状縫合

図7 骨を避けて観察する

a：骨に反射して、内部が観察できない場合
b：骨重合の間から観察した場合

第2部
分娩中のクリニカル・ギモン

分娩管理のギモン ●

産科救急のギモン ●

CG-301 分娩中の高血圧
分娩中の血圧の測定法は？

東京女子医科大学母子総合医療センター産科 講師　**川端伊久乃**　かわばた いくの

基礎知識 分娩中の高血圧

●分娩中の血圧測定

妊婦が分娩のために入院したときには、血圧測定と尿蛋白半定量検査を行うこと、その後、分娩終了まで適宜血圧を測定することが、『産婦人科診療ガイドライン：産科編2017』に明記されています（CQ309-4）[1]。これは、妊娠経過中に妊娠高血圧症候群を発症していなくても、陣痛発来後に初めて高血圧を発症する産婦がいるからです。分娩中も140/90mmHgを超えたら高血圧と診断し、慎重な管理が必要となります。

すでに妊娠高血圧症候群と診断されている産婦、陣痛発来後に高血圧を示した産婦では、陣痛発来中、定期的に血圧を測定しなければなりません。特に、有効陣痛があり、分娩が進行してきている場合には、少なくとも2時間以内の間隔で血圧を測定することが推奨されています。

産婦が頭痛や上腹部痛、悪心・嘔吐を認めるようなときには、次に示す子癇発作などの前兆の場合があり、その都度、血圧を測定した方がいいでしょう。

●分娩中の高血圧の問題

妊産婦の高血圧は、子癇発作や脳出血の発症と関連があることが知られています。子癇は、妊娠高血圧症候群の妊婦での発症が多いのですが、正常血圧から発作の直前に急激な血圧上昇を伴う例も知られています。また、妊産婦の脳出血の26％、脳出血死亡例の57％に妊娠高血圧症候群の合併があります[2]。脳出血・脳梗塞は、日本の妊産婦死亡の原因の第2位で、妊娠中に関連した脳卒中（脳出血・脳梗塞）のうち40％が、ごく短い期間である分娩時に発症します[3]。こうしたことから分娩中の血圧の管理は、母児の安全を守る上で非常に大切です。

●分娩中の高血圧の降圧療法

分娩時の血圧が、140/90mmHgを超えたら高血圧と診断し、医療介入が必要になるハイリスク分娩だということをドクターコールの上、スタッフみんなに伝えましょう。

160/110mmHg 以上を反復して超えてくるようなら、降圧薬の治療を開始するか、硫酸マグネシウムを用いた子癇予防を開始すべきかどうか、分娩の進行状況や胎児の状態と併せて検討します。特に、180/120mmHg 以上の高血圧が短時間で反復して認められる場合には、高血圧緊急症と診断されます。このような状況においては、母体の脳・心臓・腎臓などにも障害が起こり得る可能性があるので、直ちに降圧治療を開始しなければなりません。

CG-301

分娩中の高血圧 分娩中の血圧の測定法は？

●実際に用いられる降圧治療薬（表1）[4]

　もともと妊娠高血圧症候群で、カルシウム拮抗薬（アダラート®）や α β 阻害薬（アルドメット®）を内服していた産婦では、分娩中もその加療を継続します。これらの降圧加療にもかかわらず血圧上昇が認められる場合や、陣痛発来後に新たに高血圧を認め、降圧が必要と判断された場合には、ニカルジピン塩酸塩やヒドララジン塩酸塩などの静脈注射薬を用います。静脈注射が選択されるのは、循環動態の変動が激しい陣痛発来中であっても、注射薬なら薬剤の用量調節が細かくできるので血圧の管理を行いやすいこと、こうした産婦は緊急帝王切開術となる可能性も高く、絶飲食管理となり得るからです。

表1　分娩時高血圧緊急症を示した場合の降圧療法例

ニカルジピン　（ペルジピン®）	
使用法	ニカルジピン10mg（ペルジピン®10mL）を生理食塩水またはブドウ糖100mLで0.01％に希釈したものを、体重にかかわらず0.5mg/時間（5mL/時間）で開始（これは添付文書の半分以下の量である）。降圧が得られるまで0.5〜1.0mg/時間ずつ増量、最大2mg/時間とする。140/90mmHg以下で0.5mg/時間減量する。
注意点	子宮収縮抑制作用がある。
ヒドララジン　（アプレゾリン®）	
使用法	ヒドララジン20mg/Aを生理食塩水200mLで溶解し、5mg（50mL）を2分以上かけてゆっくり静脈注射する。降圧がなければ30分ごとに5〜10mgを2分以上かけてゆっくり静脈注射するか、持続点滴静脈注射する。
注意点	脳出血症例には禁忌である。
硫酸マグネシウム　（マグネゾール®）	
使用法	4g（40mL）を20分以上かけて静脈注射し、その後、1〜2g/時間（10〜20mL/時間）で持続点滴静脈注射する。
注意点	尿量、呼吸数に注意する（特に腎機能障害を併発している場合）。

（文献4を参考に作成）

降圧の目標は、140〜160/90〜110mmHg とされています。急激な血圧低下は、胎児機能不全や母体の脳や心筋の虚血を引き起こす可能性があるからです。特に、降圧薬と硫酸マグネシウムを併用した場合には、血圧が下降し過ぎることもあるので、血圧の測定は頻回に行うべきでしょう。過去に行われていた、カルシウム拮抗薬の一種であるニフェジピンカプセル（アダラートカプセル®）の舌下投与は、血圧が下がり過ぎる可能性があり、現在は禁忌とされています。また、子癇発作予防として硫酸マグネシウムを投与すべきかも併せて検討します。

Ⓒ Ⓖ 分娩中の血圧の測定法は？

Answer 1 分娩間欠期に測定する

　陣痛発来中は、その痛みによって交感神経が緊張し、血圧が上がります。さらに、子宮が収縮するときには、子宮の血流が減少し、その分、母体の循環血液量が300〜500mL 増加、心拍出量が 15〜20％増加して、一時的に心拍数や血圧が上昇します。分娩第 2 期に努責を掛けている状態なら、なおさらです。こうした影響を避けるため、分娩時の血圧測定は陣痛間欠期に行います。

　血圧は、母体の体位が影響します。本来の血圧測定は、座位でカフが心臓と同じ高さになるような位置で測定します。1〜2 分間隔で 2 回、上腕で測定し、その平均値を取ることが推奨されています。しかし、いくら陣痛間欠時の血圧測定とはいえ、分娩時にはそうした正しい計測を行うことは難しいかもしれませんが、できる範囲でこの測定方法に準じた測定を行うよう心掛けてください。完全に正しい姿勢での測定が難しくても、できるだけ同じような体勢で測り、その推移を見ていくという視点も大切です。

Answer 2 高血圧を認めたり、ハイリスク産婦ならば、少なくとも 2 時間以内の定期的な測定をする！

　妊娠高血圧症候群妊婦や分娩時に高血圧を呈した産婦では、2 時間以内の定期的な血圧測定が推奨されています。降圧療法を開始した後の産婦の血圧測定に関して、降圧薬投与直後は 2〜5 分ごとに血圧測定を行い、急激に血圧が下がり過ぎないようにする注意も必要です。血圧が 160/110mmHg 未満に落ち着いたら、最初の 1

表2 妊娠高血圧腎症のハイリスク因子

リスクが高いと考えられる因子
・妊娠高血圧腎症の既往のあるもの
・前回妊娠時高血圧を呈したもの
・慢性腎疾患合併
・糖尿病、妊娠糖尿病
・自己免疫疾患合併例（SLE*、抗リン脂質抗体症候群など）
リスクが中等度と考えられる因子
・初産婦
・40歳以上の高年妊娠
・前回の妊娠から10年以上たつもの
・BMI 35以上の肥満妊婦
・多嚢胞性卵巣症候群だったもの
・妊娠高血圧腎症の家族歴
・多胎

* SLE：全身性エリテマトーデス　　　　　（文献6より引用改変）

時間は10分ごと、その後の1時間は15分ごと、その後の1時間は30分ごとの測定が推奨されています[5]。

　表2に妊娠高血圧症候群の一つで、高血圧に臓器障害を伴う病型である妊娠高血圧腎症のハイリスク因子を示します[6]。これらのリスクを持つ産婦では、妊娠経過中の血圧が正常に経過していたとしても、高血圧を呈している産婦と同じ管理を行った方がよいです。

　ローリスクで正常血圧の産婦での血圧測定の間隔については、特に推奨されているガイドラインはなく、分娩管理をする助産師に任されていることが多いようです。まれではありますが、こうした産婦でも急に血圧が上昇する場合があるので、施設ごとにきちんと血圧測定のプロトコルを決めた方がいいかもしれません。『産婦人科診療ガイドライン：産科編2017』[1]には、子宮収縮薬使用中には2時間ごとに血圧測定を行うよう明記されています。これは、子宮収縮薬使用中は、薬剤の影響で血圧が上昇する場合があるからです。自然に陣痛が発来したローリスクの産婦で、入院時の血圧が正常範囲であった場合には、そこまで小まめに血圧を測定する必要はありませんが、分娩加速期以降は4〜6時間ごとには血圧を測定した方がいいでしょう。破水したけれど未陣発の場合や、潜伏期の場合でも、少なくとも8時間ごとには血圧を測定するようにしてください。

CG-301

分娩中の高血圧　分娩中の血圧の測定法は？

また、頭痛、頭重感、嘔気・嘔吐、上腹部痛、胃痛などの症状を訴えた場合は、子癇の前兆であったり、脳出血や HELLP 症候群の発症のサインかもしれません。高血圧の産婦はもちろん、それまで正常血圧で経過していた産婦だったとしても、直ちに血圧を測定し、血液検査なども行うべきかを検討しましょう。

妊産婦さんに使える優しい声かけ

- 血圧は、測定したときのお母さんの姿勢や不安な気持ち、陣痛の間隔時間などちょっとしたことで左右されます。いつ生まれるのか、不安な気持ちが先に立って緊張してしまうと、血圧も上がるし、分娩もスムーズに進みません。まずはなるべくリラックスして、お産を楽しむくらいの気持ちを持ちましょう。

- 妊娠中や分娩中に高血圧になった場合に、その後、分娩中にどんどん血圧が上昇してしまうことがあります。そのような状況では、脳出血や子癇発作という痙攣発作を起こしてしまうことがあるので、血圧を下げるお薬を使う必要が出てきます。こうした管理を早めに行うために、分娩中は定期的に血圧を測っていきます。血圧は陣痛が来ていないタイミングで測ります。できるだけ緊張せずに力を抜いた状態でいてください。

- もし、頭が重い・痛い、気持ち悪い、目がチカチカする、胃が痛いなどの症状があったら、急に血圧が上昇しているかもしれないので、すぐ助産師に教えてくださいね。

引用・参考文献

1）日本産科婦人科学会／日本産婦人科医会."CQ309-4 分娩時の血圧管理は？".産婦人科診療ガイドライン：産科編 2017.東京，日本産科婦人科学会，2017，205-7.
2）James, AH. Incidence and risk factors for stroke in pregnancy and the puerperium. Obstet. Gynecol. 106（3），2005, 509-16.
3）池田智明．厚生労働省科学研究費補助金子ども家庭総合研究「乳幼児死亡と妊産婦死亡の分析と提言に関する研究」平成 18 年度〜20 年度総合研究報告書．2009，460p.
4）日本妊娠高血圧学会．妊娠高血圧症候群の診療指針 2015：Best Practice Guide．東京，メジカルビュー社，2015.
5）Committee Opinion No. 692：Emergent Therapy for Acute-Onset, Severe Hypertension During Pregnancy and the Postpartum Period. Obstet. Gynecol. 129（4），2017, e90-5.
6）Mol, BWJ. et al. Pre-eclampsia. Lancet. 387（10022），2016, 999-1011.

CG-302 子宮収縮波形
どう解釈する？

昭和大学医学部産婦人科学講座 助教　**新垣達也**　あらかき たつや
同 教授　**関沢明彦**　せきざわ あきひこ

基礎知識　子宮収縮

●正しい子宮収縮の把握の必要性

　分娩監視装置は、胎児心拍数と子宮収縮を計測します。子宮収縮は意外と着目されませんが、その評価は大事です。子宮収縮のタイミングが分からないと、それに対応する胎児心拍数の変化を評価することができません。また、適切な子宮収縮の把握は、分娩進行や子宮収縮の強弱の判断に必須ですし、時に子宮内の異常を察知するためにも役立ちます。

　陣痛の計測には「内測法」と「外測法」があります（図1）[1]。内測法は、子宮内圧を直接測定する方法で、カテーテル型の圧トランスデューサ（検出器）を子宮内腔に挿入し、子宮内の圧力を直接計測します。

　外測法は、子宮内圧を体外から間接的に測定（推定）する方法で、圧トランスデューサを子宮底部腹壁上に固定して、腹壁から受ける圧力の変化を電気信号に変換して子宮収縮を記録します（図2）[2]。外測法は侵襲的でないため未破水の妊婦に使用できることや、分娩前や早産期に使えるため、臨床現場で主に用いられています。

　外測法では、陣痛周期の測定は正確ですが、陣痛持続時間や子宮収縮の強さはあまり正確

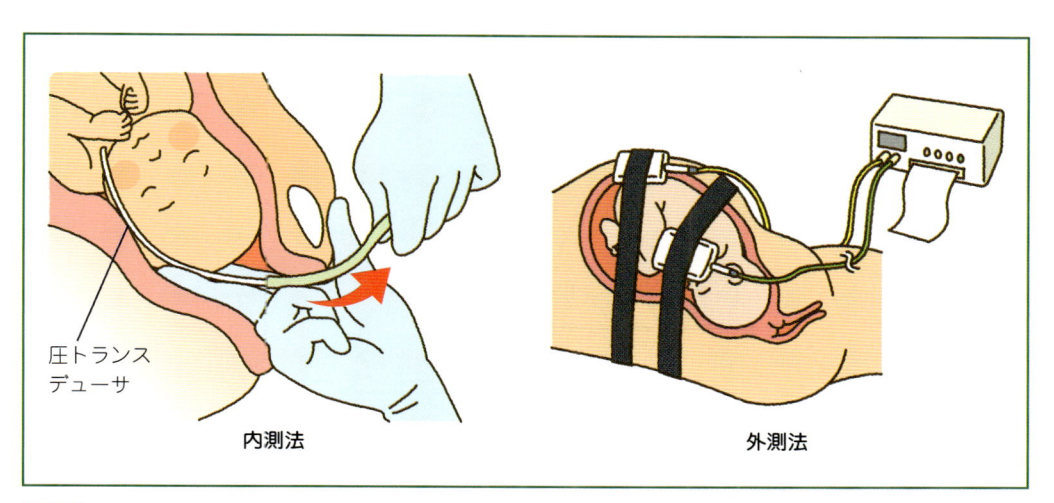

圧トランス
デューサ

内測法

外測法

図1　陣痛計測

（文献1を参考に作成）

に評価できません。特に、子宮収縮の強さについては、計測の原理上、腹壁から子宮内腔までの介在組織（母体脂肪・筋肉）や子宮筋層の影響を強く受けるため、子宮収縮曲線の振幅と実際の子宮内圧測定値との相関はなく、子宮収縮の強度の絶対値を知ることはできません。外測法においての要注意事項は、「触診により子宮全体の解剖学的位置と子宮の収縮部位を確認して、圧トランスデューサを正しく装着する」ということに尽きます。ほとんどの場合、陣痛計は子宮上で底部に近い（母体正中線上）部分に固定します。

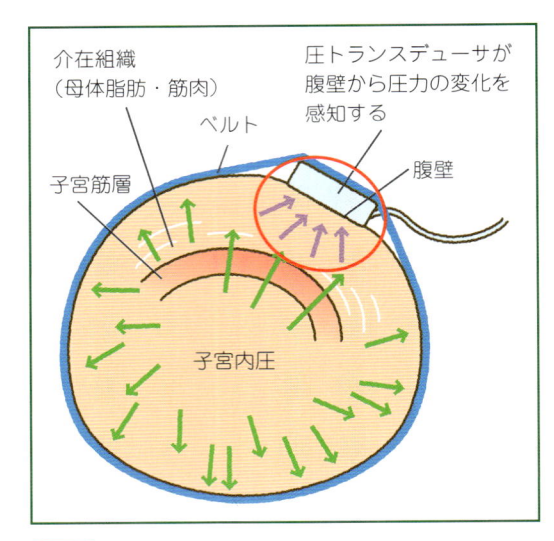

図2 外測法の原理　　　　　（文献2を参考に作成）

図中：介在組織（母体脂肪・筋肉）／ベルト／子宮筋層／圧トランスデューサが腹壁から圧力の変化を感知する／腹壁／子宮内圧

　子宮収縮波形は、子宮収縮の強さを縦軸に、時間を横軸にとり、子宮収縮の経時変化を曲線で表現したものです（図3）。陣痛の評価として、その発作持続時間、間欠持続時間、陣

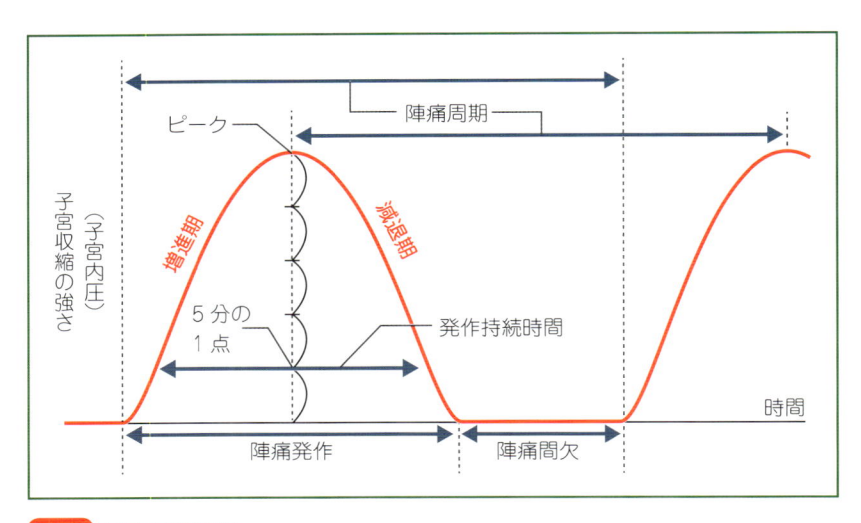

図中：ピーク／陣痛周期／増進期／減退期／（子宮内圧）子宮収縮の強さ／5分の1点／発作持続時間／時間／陣痛発作／陣痛間欠

図3 子宮収縮波形
外測法では、発作持続時間は波形のピークの5分の1の高さで定義する。

表 陣痛の評価

陣痛周期

子宮口	4～6cm	7～8cm	9～10cm	分娩第2期
平　均	3分	2分30秒	2分	2分
過　強	1分30秒以内	1分以内	1分以内	1分以内
微　弱	6分30秒以上	6分以上	4分以上	初産　4分以上 経産　3分30秒以上

外測法での発作持続時間

子宮口	4～8cm	9cm～分娩第2期
平　均	70秒	60秒
過　強	2分以上	1分30秒以上
微　弱	40秒以内	30秒以内

（文献3より引用）

CG-302

子宮収縮波形　どう解釈する?

痛周期（発作持続時間＋間欠持続時間）、陣痛の強さがあります（表）[3]。

●陣痛の子宮収縮のメカニズム

　陣痛とは、本来は分娩時の反復する子宮収縮を指しますが、広くは妊娠中の子宮収縮も含めます。分娩時の陣痛は分娩陣痛、胎盤娩出後は後陣痛、妊娠中のまれで不規則な子宮収縮は妊娠陣痛、妊娠後期の頻繁で不規則な子宮収縮を前駆陣痛といいます。

　陣痛のメカニズムは、左右の卵管開口部付近の子宮筋から発生する子宮収縮が子宮全体に波及し、子宮頸部へと至るダイナミックな動きです。子宮底から子宮下部に向かい、子宮収縮の強度は弱くなり、持続時間も短くなりますが、各部位の収縮のピークは律動的に一致して、一つの大きな収縮となります。これらの一致した収縮により胎児は下降して、子宮口が開大します（図4）[1]。前駆陣痛ではこの律動的な収縮が起こらず、至る所で子宮筋の収縮が起こり（不協和陣痛）、ピークが一致しないため、子宮口の開大をもたらす（分娩を進行させる）作用はありません[1,4]。メカニズム上、子宮底部の子宮収縮の強度が一番強いことから、外測法で圧トランスデューサを子宮底部に設置することは理にかなっています。

 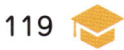

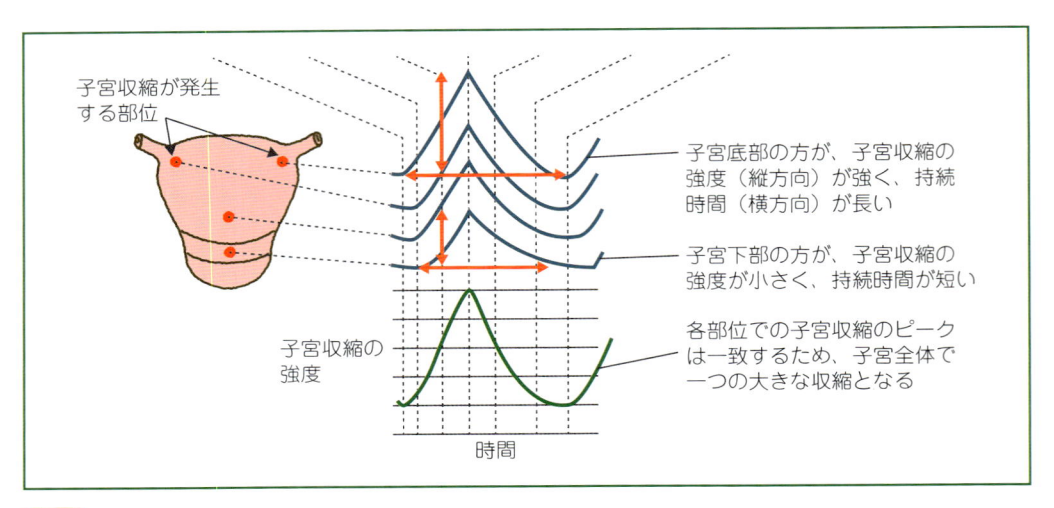

子宮収縮が発生する部位

子宮底部の方が，子宮収縮の強度（縦方向）が強く，持続時間（横方向）が長い

子宮下部の方が，子宮収縮の強度が小さく，持続時間が短い

各部位での子宮収縮のピークは一致するため，子宮全体で一つの大きな収縮となる

子宮収縮の強度

時間

図4 **子宮各部位での子宮収縮**　　　　　　　　　　　　　　（文献1を参考に作成）

CG 子宮収縮波形　どう解釈する？

Answer 1　正常の子宮口と子宮収縮の強さとの関係を知っておく

　妊娠40週の初産婦，自然陣痛発来後，12時間という一般的な分娩所要時間で分娩になった1例を示します。図5（a）は子宮口開大4cmの潜伏期の時点で，陣痛周期は6〜7分程度，強さも不規則ですが，図5（b）の子宮口開大9cmの活動期になると陣痛周期は2分，強さも一定になります。このように，子宮収縮の頻度と強さの増強とともに陣痛が強くなり，子宮口の開大がもたらされ，分娩が進行します。

　ご存じの通り，子宮口の開大に伴って子宮収縮の頻度，強度が増します。実際の臨床現場では，正常範囲，過強陣痛，微弱陣痛の定義（表）を振り返りながら，適切な子宮収縮であるかどうかの評価を行いましょう。

　一方，図6は，妊娠40週の経産婦の胎児心拍数陣痛図です。自然陣痛発来後，子宮口が全開大近くになった後に陣痛周期が4分以上と間隔が広がり，子宮収縮も弱くなり，微弱陣痛になっています。このような場合，原因の検索と対応が必要です。臍帯の多重巻絡，回旋異常，子宮筋腫や卵巣腫瘍の合併などを疑います。何らかの分娩進行を妨げる要因がないか医師と確認し，必要があれば陣痛を促進します。

メディカ出版の おススメ！

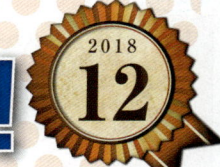

2018 12

オールカラー

 新刊 整形

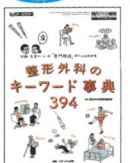

整形外科看護2018年秋季増刊
医師・先輩ナースの「専門用語」がパッとわかる
整形外科のキーワード事典394

解剖、疾患、治療など膨大な用語の中から頻出キーワードを取り上げ、図表を用いてコンパクトに解説！略語、口語やカルテで使われる言葉も掲載！

■整形外科看護編集部 編集

新人ナースの知りたいキーワードが満載！

●定価(本体4,000円+税) ●B5判 ●288頁 ●ISBN978-4-8404-6371-3 web 130131851

 新刊 糖尿病

ピンチをチャンスに変える珠玉の贈り物
Dr.サトーの糖尿病療養指導 心得7ヶ条

患者とかかわるなかで問題に出会ったとき、医療者としてどのように考えて行動すべきかをやさしく解説！

糖尿病患者指導の極意を凝縮！

■佐藤 利彦 著

●定価(本体2,800円+税) ●A5判 ●232頁 ●ISBN978-4-8404-6588-5 web 302210180

 新刊 助産

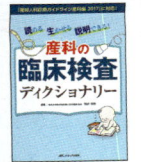

読める 生かせる 説明できる！
産科の臨床検査ディクショナリー

「産婦人科診療ガイドライン産科編2017」に対応！

適切な時期に、適切な検査を行い、その結果を適切に判断して妊娠・分娩管理につなげるために必要な知識を網羅！妊婦への説明ポイントもわかる！

検査の活用の仕方が学べるケーススタディつき

■関沢 明彦 編集

●定価(本体4,000円+税) ●B5判 ●304頁 ●ISBN978-4-8404-6589-2 web 302290920

※消費税はお申し込み・ご購入時点での税率が適用となります。 web メディカ出版WEBサイト専用検索番号

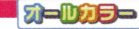

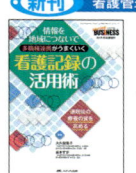

ハートナーシング 2018 年秋季増刊
ナースの役割がしっかりみえる&チームの中で動ける

すごくわかる！ 心臓カテーテル

心臓の解剖や適応疾患、合併症などの必須知識とともに、豊富な写真でカテの流れがつかめる。他職種の動きを知ることでチーム医療にも役立つ！

チェックシートで看護レベルが確認できる！

■ 阿古 潤哉 監修

●定価（本体4,000円＋税）●B5判 ●248頁 ●ISBN978-4-8404-6282-2 web 130051851

新刊 看護管理

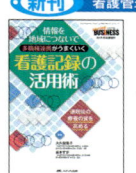

ナーシングビジネス 2018 年秋季増刊
情報を地域につないで

多職種連携がうまくいく 看護記録の活用術

看護記録をはじめ、看護領域で扱う「情報」のとらえ方、取り扱い方法、看護マネジメントへの活用などが事例とQ&Aで学べる！

病院外の多職種と連携するノウハウが満載！

■ 大久保 清子／坂本 すが 編著

●定価（本体2,800円＋税）●B5判 ●160頁 ●ISBN978-4-8404-6428-4 web 130211852

Pick UP!! 現場の実践知をどこまでもわかりやすく！

救急看護

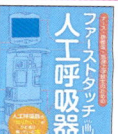

メディカのセミナー濃縮ライブシリーズ

Dr. 林＆今の 外来でも病棟でも バリバリ役立つ！ 救急・急変対応

「防ぎえた死」を回避するためにナースが本当に知っておくべきことを臨場感たっぷりに話し言葉で解説！臨床ですぐに使える知識が満載！

2万人が受講した超人気セミナーを書籍化！

■ 林 寛之／今 明秀 著

●定価（本体2,800円＋税）●A5判 ●248頁 ●ISBN978-4-8404-6201-3 web 302150220

呼吸器

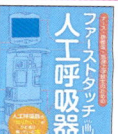

ナース・研修医・臨床工学技士のための

ファーストタッチ 人工呼吸器

構造・取り扱いから設定・換気モード・グラフィック、患者ケアまで、実践に役立つ知識が図解で手に取るようにわかる、ひとあじ違うトリセツ！

すごくシンプル、すごく簡単なイラストマニュアル

■ 石橋 一馬 著

●定価（本体2,400円＋税）●B5判 ●184頁 ●ISBN978-4-8404-6502-1 web 302010440

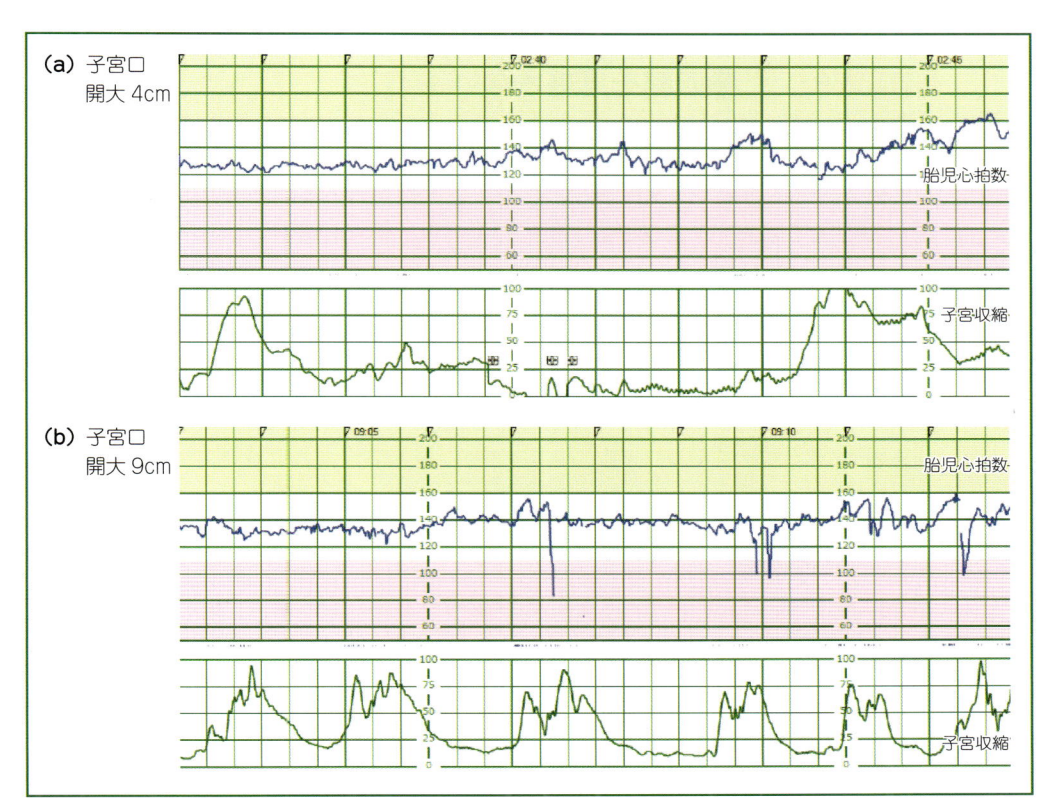

図5 妊娠40週3日、初産、陣痛発来後

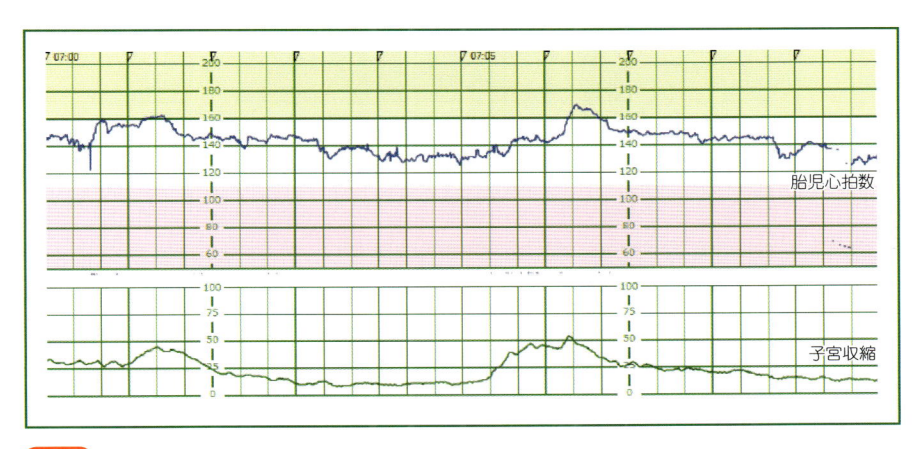

図6 妊娠40週0日、経産、陣痛発来後

CG-302

子宮収縮波形 どう解釈する?

Answer 2 頻収縮を見逃さない！

　妊娠28週の初産婦が、性器出血と持続する下腹部痛を主訴に来院しました。腹部触診で板状硬を認め、経腹超音波検査で胎盤後血腫を疑う所見がありました。胎児心拍数図では遅発一過性徐脈が反復しており、子宮収縮波形はさざなみ波形（頻回の不規則で小刻みな子宮収縮）を示しました（図7）。そのため、常位胎盤早期剥離（早剥）の診断で緊急帝王切開術を行い、術中所見で診断が確定しました。早剥では、子宮内腔にたまった胎盤後血腫により子宮内圧が上昇し、腹部症状として板状硬、子宮収縮波形ではさざなみ波形や過強陣痛、子宮頻収縮が見られることがあります[5]。

　本症例のように、子宮が板状硬というような腹部所見がなくとも、早剥の始まりとして頻収縮が起こっていることがあります。超音波検査での血腫などの早剥の診断率は高くないといわれており、この頻収縮や胎児心拍数異常波形で早剥が診断されることは少なくないのです。分娩監視装置のそばにいることの多い助産師としては、見逃してはならない重要なサインです。

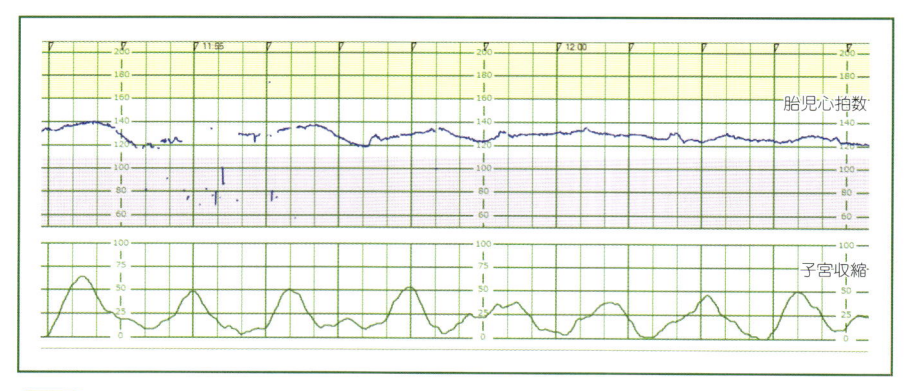

図7 妊娠28週5日、初産、性器出血

Answer 3 子宮収縮をきれいにとる癖を付ける

　子宮収縮波形がきれいに表現できなかったり、収縮があるときに上に凸に出るはずが、反対に下に凸に出てしまうことがあります。正しい評価のため、なるべくきれいな波形が出るように微修正をしましょう。

　下に凸が出てしまう場合は、以下のことが原因です。子宮収縮により子宮がより球形になり小さくなるため、圧トランスデューサの設置部位が子宮の辺縁であったり、設置の固定が緩かったりすると、腹壁がトランスデューサから離れていきます（図8）。そのため、逆向きの波形が観測されます。しっかり触診をして、子宮の中央から底部で子宮筋に対して水平にトランスデューサが当たるように、ベルトを締める強さを適切に、また均等に締まるように調整することが重要です[1]。

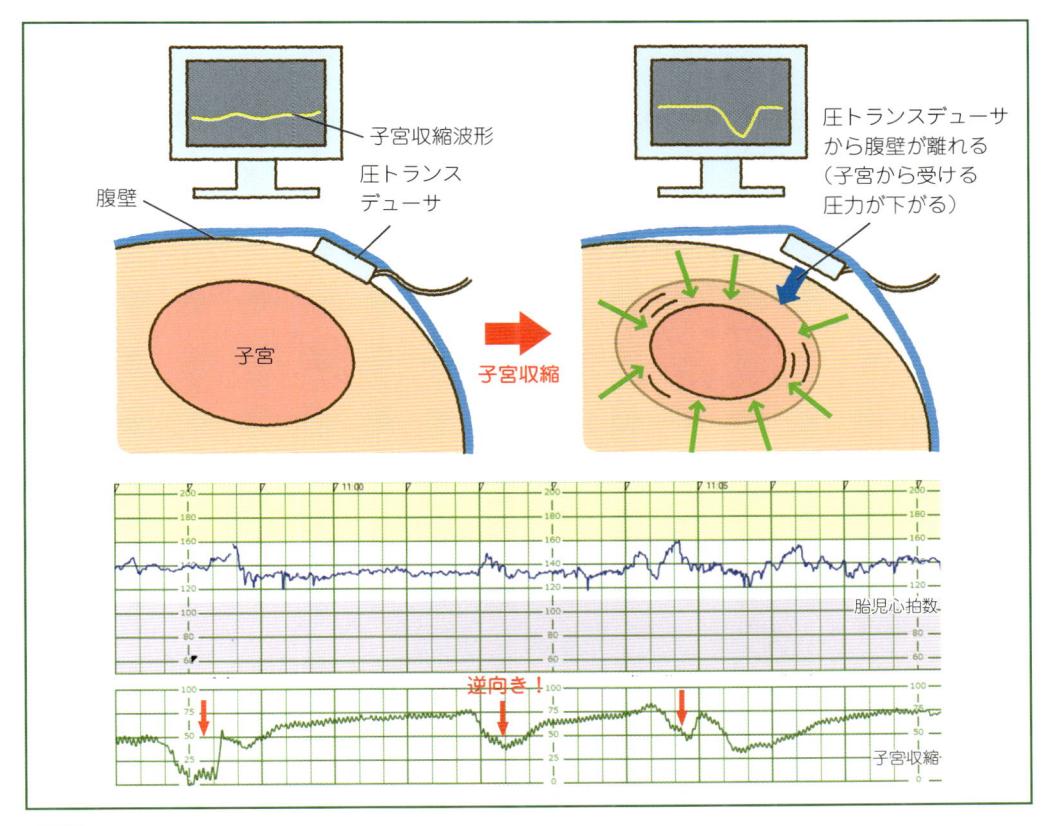

図8　子宮収縮が逆に出るメカニズム

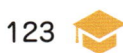

後輩助産師にひびく優しい説明

- Leopold（レオポルド）触診法で、しっかり子宮の位置と収縮している部位を確認して、圧トランスデューサを適切な位置に装着しましょう。
- 病棟に入院中の早産期の妊婦さんと陣痛発来で来た妊婦さんとでは妊娠週数が違うので、圧トランスデューサを装着すべき位置が違います。しっかり触診して確認しましょう。
- 外測法では、実際の陣痛持続時間より短く記録されることがあります。分娩進行と触診での子宮収縮を確認して、陣痛の強さを評価しましょう。
- 子宮頻収縮の定義は、30分以上の観察区間での平均で、10分間の収縮回数が5回を超えるものをいいます。もちろん、30分未満の観察でも、状況に応じて頻収縮になっていないかアセスメントしましょう。
- 前駆陣痛では、子宮収縮波形で収縮が見られても、触診すると子宮収縮が律動せず、不規則で、大きな一つの収縮となっていません。また、子宮収縮の最強点も子宮底ではなく、子宮下部であったりとさまざまです。このように前駆陣痛は、時間的にも部位的にも協働的な子宮収縮になっていません。妊婦さんの痛みの訴えも、それほど強くないことが多いです。子宮収縮を評価する際には、子宮収縮波形だけでなく、五感を使いましょう。

引用・参考文献

1) Cunningham, FG. et al. "Intrapartum assessment". Williams Obstetrics. 24th ed. New York, McGraw-Hill Education, 2014, 498-500.
2) 日本母体胎児医学会編. "モニタリングの原理". CTGモニタリングテキスト. 東京, 東京医学社, 2013, 22.
3) 日本産科婦人科学会編. "分娩の生理". 産婦人科研修の必修知識：2016-2018. 東京, 日本産科婦人科学会, 2016, 243.
4) Freeman, RK. et al. "Uterine contraction monitoring". Fetal Heart Rate Monitoring. 4th ed. Philadelphia, Lippincott Williams & Wilkins, 2012, 77.
5) Cunninghum, FG. et al. "Placental abruption". 前掲書1. 796.

CG-303 軟産道強靱
ブスコパンは効く？

聖隷浜松病院産婦人科・総合周産期母子医療センター 産婦人科 部長　村越　毅　むらこしたけし

基礎知識　軟産道強靱

●軟産道とは

　産道とは、子宮から胎児が娩出されるときの通り道です。産道には「骨産道」と「軟産道」があります。骨産道は骨盤の各種の骨（仙骨、腸骨、恥骨、坐骨、尾骨）に囲まれた通り道で、成人してからは形や大きさが変わることはありません（図1）。軟産道は子宮峡部、子宮頸部（頸管）、腟、外陰部からできていて、陣痛開始後にこれらが開大して児が通過する道（軟産道）となります（図2）。分娩の進行に伴って、これらの組織（頸管、腟、外陰部）は軟らかくなり（熟化）、伸びやすく（伸展性が高まる）なることで、胎児が順調に産道を通ることが可能となり分娩となります。

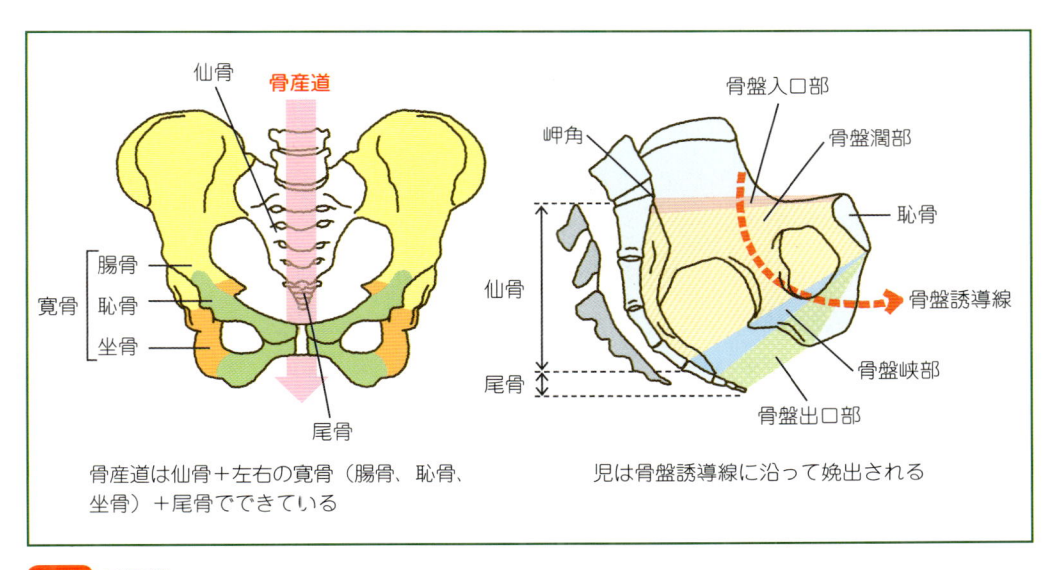

骨産道は仙骨＋左右の寛骨（腸骨、恥骨、坐骨）＋尾骨でできている

児は骨盤誘導線に沿って娩出される

図1 骨産道

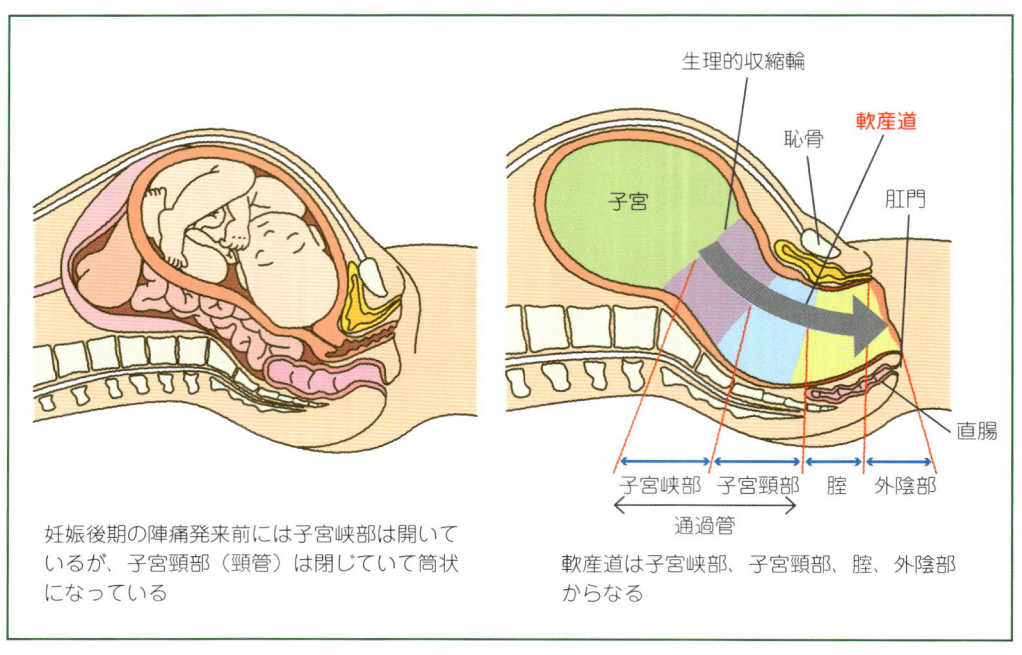

図で示された内容：

- 生理的収縮輪
- 恥骨
- 軟産道
- 肛門
- 子宮
- 直腸
- 子宮峡部　子宮頸部　腟　外陰部
- 通過管

妊娠後期の陣痛発来前には子宮峡部は開いているが、子宮頸部（頸管）は閉じていて筒状になっている

軟産道は子宮峡部、子宮頸部、腟、外陰部からなる

図2 軟産道

● 軟産道強靱とは

　軟産道強靱とは、これらの軟産道を構成する組織（頸管、腟、会陰）が硬く（熟化不全）伸びにくい（伸展不全）ことで難産となることを指すことが多いですが、定義が曖昧で正確な診断基準はありません。子宮や腟の奇形、外傷による瘢痕などは医学的に軟産道の熟化不全や伸展不全の原因となります。そのほか高年齢などもリスク因子といわれていますが、明らかなエビデンスはありません。

　臨床の現場で軟産道強靱という用語を使うときには、①子宮頸管が筒のままで展退しない、②子宮口が4〜5cm程度まで開大するが、硬い芯が頸管の中にあるような、いわゆる"いかリング"状態となっている頸管（図3）、③腟の伸展不全、④会陰の伸展不全——などに分類されて使われています。

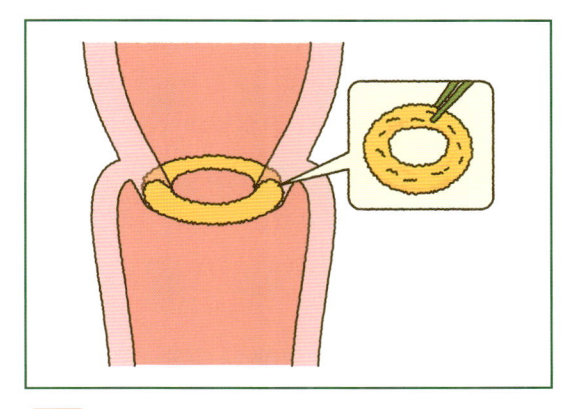

図3　いかリング状の子宮頸管

陣痛発来後、子宮口が4～5cmまで開大するが、硬い
芯が子宮頸管の中でリング状に全周に存在する状態。

CG- 303

軟産道強靱　ブスコパンは効く?

CG　軟産道強靱　ブスコパン®は効く?

Answer 1 "いかリング" の子宮口には効くかもしれない……

　陣痛開始後に筋性頸管スパスム（痙攣）による頸管上部強靱症（いわゆる "いか
リング" の子宮口）には、ブスコパン®の鎮痙作用効果が期待できる可能性が、古
い産科の教科書[1]では記載されていますが、いわゆるエビデンスに乏しく、根拠
となる研究結果の引用文献は記載されていません。

　4～5cm開大の "いかリング" 状の子宮頸管では母体の緊張が強いことが多く、
ブスコパン®や硬膜外麻酔などで、"ふわっと" 子宮口が開くことが経験的に観察さ
れたために、強く否定されることもなく使用されてきたのでしょう。しかしいまだ、
経腟分娩の成功率を上げたなどの研究結果はありません。

　産婦の緊張を取るのであれば、産婦に対する声掛けや、リラックスできる環境づ
くり（アロマ、マッサージ、足浴など）も同程度に効果的かもしれません。薬の副
作用もありませんので、むしろそちらの方が良い分娩促進方法なのかもしれません。

Answer 2 安易に使わない方がよい!

　ブスコパン®（臭化ブチルスコポラミン）は副交感神経遮断薬で、抗コリン作用
により内臓筋の異常な収縮（痙攣）を抑える作用（鎮痙薬）があります。そのため、

胃炎や胆石などによる腹痛や尿路結石、そして月経困難症にも使用されます。

ただし、副交感神経を遮断することで交感神経優位の状態となり、全身の血管を攣縮させる可能性があります。HELLP 症候群など、交感神経が活性化し血管内皮障害を来している疾患の場合には、交感神経がより活性化されるため、病態が悪化したり、子癇発作を誘発する可能性があります。HELLP 症候群で心窩部痛が起こるのは肝臓や胃の周りの血管が攣縮しているためで、ブスコパン®は、より血管攣縮を悪化させる可能性があるのです。

そのため、妊娠高血圧症候群や上腹部（心窩部）痛を訴えている妊婦の場合には、ブスコパン®を使ってはなりません。そもそも、前述のようにエビデンスの乏しい薬剤ですので、最近は使用しない施設も多いです。思い切って使用をやめてみると、ブスコパン®がなくともあまり経過が変わらないことに気付くものです。

後輩助産師にひびく優しい説明

● しっかりと陣痛が来ているにもかかわらず子宮口がなかなか開かない場合には、いわゆる「軟産道強靱」のことがあります。分娩が進行しないときには、もう一度、分娩の三要素（娩出力、娩出物、産道）をよく評価しましょう。

● 軟産道強靱の場合には、母体の緊張が原因で子宮頸管の筋肉が痙攣を起こして子宮口が開かないことがあります。その時には、まず産婦さんの緊張を取るような声掛けや、リラックスできる環境をつくってあげましょう。フットマッサージや足浴、アロマなど、産婦さんの希望に沿えるといいですね。

● ブスコパン®は、副交感神経を遮断することで交感神経を刺激するので、HELLP 症候群などの場合には、病態を悪化させたり子癇発作を誘発したりする可能性があるので、産婦の状態をよく観察し、適切でない使用と思ったときは医師にも相談しましょう。

引用・参考文献

1) 平川舜ほか. "軟産道の異常（軟産道強靱, 子宮頸管熟化不全）". 異常分娩. 寺尾俊彦編. 東京, 中山書店, 1999, 62-84, （新女性医学大系, 26）.

CG-304 遷延一過性徐脈
帝王切開術をしなくてもよい？

昭和大学医学部産婦人科学講座 講師　**仲村将光**　なかむらまさみつ

基礎知識　遷延一過性徐脈（prolonged deceleration）

ご存じのように、遷延一過性徐脈とは、胎児心拍数の一過性徐脈の1つのパターンです。胎児心拍数基線から15bpm以上の心拍数減少を認め、開始から回復まで2分以上10分未満の波形のことをいいます。つまり、胎児心拍数減少の原因を問わず、このような波形を認めた場合には遷延一過性徐脈と診断します。

遷延一過性徐脈では、心拍数減少が開始した点から最下点までの時間（30秒ルール）や最下点と子宮収縮のピークとの関係を評価する必要はありません。その心拍数減少は、直前の心拍数から算出されます。10分以上の心拍数減少が持続した場合には、基線の変化と見なします。

遷延一過性徐脈は、臍帯の圧迫、過強陣痛、母体の低酸素、仰臥位低血圧などさまざまな原因で発生します。波形診断なので、それだけではどのような原因で起こったかの鑑別はできません。ほかの一過性徐脈と比較すると、心拍数が減少している時間が長いために派手に見えますが、原因が解消されれば心拍数減少はまさに"一過性"で回復します。しかし、回復までの時間が長ければ長いほど、児は低酸素状態に曝されることになるため注意が必要です。

表の胎児心拍数パターンと胎児心拍数波形のレベル分類（『産婦人科診療ガイドライン：産科編2017』[1]）によると、遷延一過性徐脈は出現した時点でレベル3以上です。遷延一過性徐脈が軽度なのか、高度なのか、出現直前の基線が頻脈、正常脈および徐脈のいずれなのか、胎児心拍数基線細変動が正常、減少および消失のいずれなのか、サイナソイダルパターンかどうか、によって波形レベルが3～5まで幅があることに注意が必要です。

遷延一過性徐脈を波形診断した場合には、「それが出現したこと」というよりも、「どのような原因で起こっているのか」ということを評価して、その背景にある病態を推測することが重要です。遷延一過性徐脈は胎児の悲鳴でもあり、「低酸素で具合が悪い」可能性を常に意識する必要があります。そうとはいえ、即時に帝王切開術が必要になるわけではありませんが、遷延一過性徐脈が出現するリスク因子の評価と適切な対応が重要と考えます。

表 胎児心拍数波形の5段階分類

基線細変動正常例

心拍数基線	一過性徐脈 なし	早発	変動 軽度	変動 高度	遅発 軽度	遅発 高度	遷延 軽度	遷延 高度
正常脈	1	2	2	3	3	3	3	4
頻脈	2	2	3	3	3	4	3	4
徐脈	3	3	3	4	4	4	4	4
徐脈（< 80）	4	4		4	4	4		

基線細変動減少例

心拍数基線	一過性徐脈 なし	早発	変動 軽度	変動 高度	遅発 軽度	遅発 高度	遷延 軽度	遷延 高度
正常脈	2	3	3	4	3*	4	4	5
頻脈	3	3	4	4	4	5	4	5
徐脈	4	4	4	5	5	5	5	5
徐脈（< 80）	5	5		5	5	5		

3*正常脈＋軽度遅発一過性徐脈：健常胎児においても比較的頻繁に認められるので「3」とする。ただし、背景に胎児発育不全や胎盤異常などがある場合は「4」とする。

基線細変動消失例
薬剤投与や胎児異常など特別な誘因がある場合は個別に判断する

一過性徐脈	なし	早発	変動 軽度	変動 高度	遅発 軽度	遅発 高度	遷延 軽度	遷延 高度
心拍数基線にかかわらず	4	5	5	5	5	5	5	5

＊薬剤投与や胎児異常など特別な誘因がある場合は個別に判断する。
＊心拍数基線が徐脈（高度を含む）の場合は一過性徐脈のない症例も「5」と判定する。

基線細変動増加例

一過性徐脈	なし	早発	変動 軽度	変動 高度	遅発 軽度	遅発 高度	遷延 軽度	遷延 高度
心拍数基線にかかわらず	2	2	3	3	3	4	3	4

＊心拍数基線が明らかに徐脈と判定される症例では、表・基線細変動正常例の徐脈（高度を含む）に準じる。

表 胎児心拍数波形の 5 段階分類（続き）

サイナソイダルパターン

一過性徐脈	なし	早発	変動		遅発		遷延	
			軽度	高度	軽度	高度	軽度	高度
心拍数基線にかかわらず	4	4	4	4	5	5	5	5

付記：
ⅰ．用語の定義は日本産科婦人科学会 55 巻 8 月号周産期委員会報告による。
ⅱ．ここでサイナソイダルパターンと定義する波形は ⅰ の定義に加えて以下を満たすものとする。
　　①持続時間に関して 10 分以上。②滑らかなサインカーブとは short term variability が消失もしくは著しく減少している。③一過性頻脈を伴わない。
ⅲ．一過性徐脈はそれぞれ軽度と高度に分類し、以下のものを高度、それ以外を軽度とする。
　　◇遅発一過性徐脈：基線から最下点までの心拍数低下が 15bpm 以上。◇変動一過性徐脈：最下点が 70bpm 未満で持続時間が 30 秒以上、または最下点が 70bpm 以上 80bpm 未満で持続時間が 60 秒以上。◇遷延一過性徐脈：最下点が 80bpm 未満。
ⅳ．一過性徐脈の開始は心拍数の下降が肉眼で明瞭に認識できる点とし、終了は基線と判定できる安定した心拍数の持続が始まる点とする。心拍数の最下点は一連の繋がりを持つ一過性徐脈の中の最も低い心拍数とするが、心拍数の下降の緩急を解読するときは最初のボトムを最下点として時間を計測する。

胎児心拍数波形分類に基づく対応と処置
（主に 32 週以降症例に関して）

波形レベル	対応と処置	
	医　師	助産師※
1	A：経過観察	A：経過観察
2	A：経過観察　または　B：監視の強化、保存的処置の施行及び原因検索	B：連続監視、医師に報告する
3	B：監視の強化、保存的処置の施行及び原因検索　または　C：保存的処置の施行及び原因検索、急速遂娩の準備	B：連続監視、医師に報告する　または　C：連続監視、医師の立ち会いを要請、急速遂娩の準備
4	C：保存的処置の施行及び原因検索、急速遂娩の準備　または　D：急速遂娩の実行、新生児蘇生の準備	C：連続監視、医師の立ち会いを要請、急速遂娩の準備　または　D：急速遂娩の実行、新生児蘇生の準備
5	D：急速遂娩の実行、新生児蘇生の準備	D：急速遂娩の実行、新生児蘇生の準備

〈保存的処置の内容〉一般的処置：体位変換、酸素投与、輸液、陣痛促進薬注入速度の調節・停止など。場合による処置：人工羊水注入、刺激による一過性頻脈の誘発、子宮収縮抑制薬の投与など。
※医療機関における助産師の対応と処置を示し、助産所におけるものではない。

（文献 1 より引用）

CG 遷延一過性徐脈には帝王切開術をしなくてもよい？

Answer 1 遷延一過性徐脈の原因によっては、緊急帝王切開術をしなくてもよい

　　遷延一過性徐脈が出現する原因となる背景は多様です。変動、早発および遅発一過性徐脈のような波形であっても、2 分以上回復しない場合にはいずれも遷延一過性徐脈と診断されます。しかし、心拍数波形の診断は同一でも、どのような病態で

一過性徐脈が起こったのかによって、それぞれ児の状態が異なります。

　一過性徐脈は、胎児の一時的な低酸素状態、または児頭圧迫に伴う迷走神経反射によって起こるといわれていますが、低酸素の原因が一過性であれば、心拍数の減少は一時的で基線まで回復します。例えば、臍帯圧迫による胎児の一過性血流障害が数分間持続することで遷延一過性徐脈の波形が見られ、その場合、胎児は一時的に低酸素状態になると考えられます。そのような低酸素状態といった胎児へのストレスは、原因が解消（臍帯圧迫の解除）されれば、その後の波形は元気なreassuring pattern になると推測されます。このような遷延一過性徐脈の波形レベルは3であり、原因となるリスク因子を検索しながら胎児心拍数パターンの推移を監視することが適切な対応であると考えます。ただし、再度反復することもあり、急速遂娩の準備を行いつつ、厳重に経過を監視する必要があります。

　臍帯因子以外にも、母体の仰臥位低血圧症候群、無痛分娩による母体の血圧低下、子宮収縮薬による頻回の子宮収縮、内診などによる刺激、努責に伴う息こらえ、といった原因で遷延一過性徐脈が出現する場合があります。母体の体位変換、麻酔薬や子宮収縮薬の中止、呼吸法の指導などによって胎児の低酸素状態が改善されることにより、即時の帝王切開術は回避できると考えられます。

　図1の症例は仰臥位低血圧症候群による遷延一過性徐脈と診断された症例ですが、一過性徐脈出現直前まで基線細変動（variability）や一過性頻脈（acceleration）を認め、reassuring pattern であると診断できます（図1-①）。原因が解除され、一過性徐脈出現後、ある程度の時間経過で reassuring pattern に回復していることが分かります（図1-②）。このような原因で、遷延一過性徐脈が単発で、回復後の波形レベルが3以下であれば、厳重な監視下に経腟分娩を目指す方針でよいと考えられます。

Answer 2 徐々に悪化する場合には注意する

　遷延一過性徐脈を頻回に認めた場合には、胎児のストレスから胎児機能不全に陥ることがあるので注意が必要です。胎盤早期剝離や臍帯異常に伴う胎児循環障害が持続的または断続的である場合には、胎児は進行する低酸素状態に曝されている可能性があります。そうなると、子宮内でその状態を改善することはできません。胎児循環障害による低酸素が遷延一過性徐脈の原因と考えられるならば、急速遂娩後

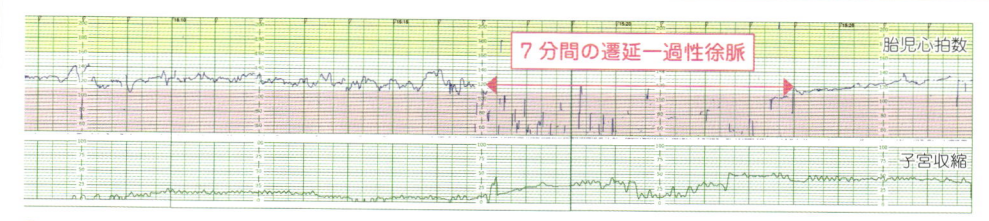

7分間の遷延一過性徐脈

胎児心拍数

子宮収縮

①：遷延一過性徐脈出現の直前まで児の基線細変動（variability）および一過性頻脈（acceleration）
を認め、reassuring patternであった。

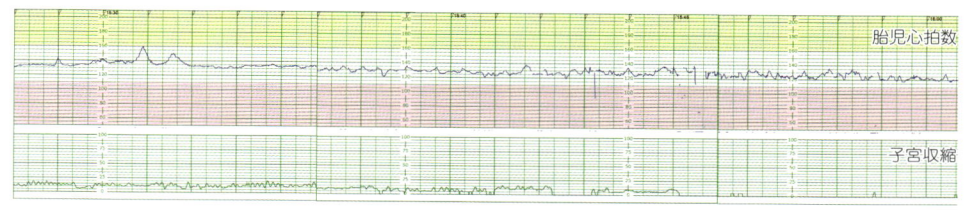

胎児心拍数

子宮収縮

②：遷延一過性徐脈から基線まで回復後、基線細変動（variability）および一過性頻脈（acceleration）
を認め、reassuring patternとなった。

図1 仰臥位低血圧症候群による遷延一過性徐脈と診断された症例

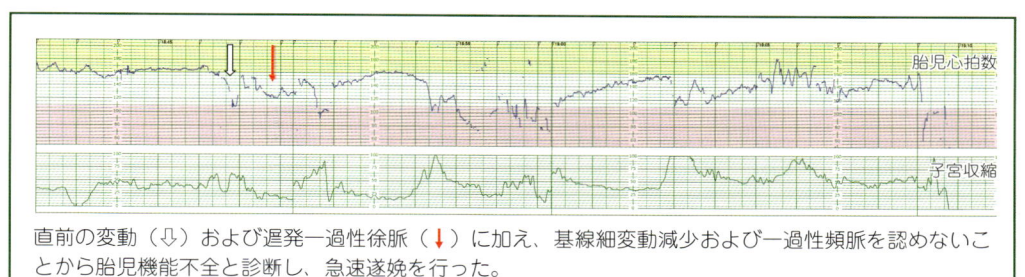

胎児心拍数

子宮収縮

直前の変動（⇩）および遅発一過性徐脈（↓）に加え、基線細変動減少および一過性頻脈を認めないこ
とから胎児機能不全と診断し、急速遂娩を行った。

図2 胎児機能不全の診断で急速遂娩とした症例

に児の呼吸管理が必要になると推測されます。その場合、経腟分娩が困難な状況で
は緊急帝王切開術を行う必要があります。

　図2では遷延一過性徐脈出現直前まで、変動一過性徐脈や遅発一過性徐脈を認
めていますので、ある程度の児へのストレスが加わっていると推察されます。その
ようなストレスが加わった状態で起こる遷延一過性徐脈は、児にさらなるストレス
が加わっていると推察し、急速遂娩を行った症例です（図2）。

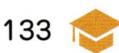

Answer 3　分娩前のリスク評価を併せて考える

　ここまで述べてきたように、遷延一過性徐脈は、症例の背景に存在する一過性徐脈出現のリスク因子を評価することが重要です。そのためには、分娩時のみならず、妊婦健診中にリスクを評価しておく必要があります。具体的には、胎児推定体重や羊水量、臍帯や胎盤の異常（臍帯付着部異常、臍帯捻転異常、単一臍帯動脈、臍帯巻絡の部位と回数、胎盤の形態異常や副胎盤に伴う遊走血管の有無など、超音波検査により事前に診断可能）といったリスク因子[2, 3]を妊娠中に確認しておくことに加え、既往歴や妊娠中の合併症を抽出しておくことが重要であると考えます。

　さらに、胎児感染に伴う頻脈や基線細変動の増加を認める場合には、波形レベルの判断が困難になる場合があるため注意が必要です。胎児発育不全や未破水の羊水過少といった症例では、慢性的な循環障害が背景に存在することがあるため、波形レベル以上に児の状態が悪化している可能性を考慮した管理が必要になります。ガイドラインにも記載されているように、これらのリスクを持つ場合には、一つ上の早い対応を行うことが推奨されます。

　遷延一過性徐脈への対応の緊急性の判断には、背景に存在する、このようなリスク因子を考慮することが重要なのです。

妊産婦さんに使える優しい声かけ

● お母さんの姿勢やへその緒が圧迫されることによって、心拍数が一時的に徐脈になることがあります。赤ちゃんに酸素をスムーズに送れるように、体位を変えたり、酸素投与や点滴をします。今後の波形に注意しながら経過を見ていきますね。

● 赤ちゃんが苦しそうな心拍数波形を繰り返すときには、分娩を急いだ方がいいこともありますが、もともとは元気な状態であるので、急に悪くなることはありません。必要なときには言いますので、落ち着いて呼吸をして、赤ちゃんに酸素を届けてあげましょう。

後輩助産師にひびく優しい説明

● 急に胎児機能不全になるようなリスク因子はありますか？ 胎児機能不全になるようなリスク因子がもともとなく、直前の波形が元気であれば、保存的処置によって回復する可能性が高いです。産婦さんの不安をあおらないように、落ち着いて保存的処置をしていきましょう。でも、遷延一過性徐脈を繰り返すような場合には、速やかな急速遂娩が必要なことがあるので、お産やその準備をしておきましょう。

CG-304

遷延一過性徐脈 帝王切開術をしなくてもよい？

引用・参考文献

1）日本産科婦人科学会／日本産婦人科医会."CQ411 胎児心拍数陣痛図の評価法とその対応は？".産婦人科診療ガイドライン：産科編2017.東京,日本産科婦人科学会,2017,283-9.

2）Hasegawa, J. et al. Atypical variable deceleration in the first stage of labor is a characteristic fetal heart-rate pattern for velamentous cord insertion and hypercoiled cord. J. Obstet.

Gynaecol. Res. 35（1）, 2009, 35-9.

3）Takita, H. et al. Antenatal ultrasound screening using check list before delivery for predicting a non-reassuring fetal status during labor. J. Matern. Fetal Neonatal Med. 31（1）, 2018, 1-6.

CG-305 子宮手術既往
経腟分娩をしてはいけない？

三重大学大学院医学系研究科産科婦人科　**真木晋太郎**　まき しんたろう

基礎知識 子宮手術既往と子宮破裂

●子宮破裂

　子宮破裂とは妊娠中や分娩時に子宮に傷ができることです。帝王切開瘢痕部が離開することも子宮破裂に含みます。「完全子宮破裂」と「不全子宮破裂」があり、完全子宮破裂は子宮筋層の全層の裂傷ないしは破裂であり、不全子宮破裂は子宮筋層の全層または一部が断裂するも、子宮の表面の漿膜には裂傷が及ばないものをいいます[1]（図1）。

　子宮破裂の発生頻度は分娩全体の 0.02〜0.1％で、突発的に起こり、速やかな児娩出や子宮摘出術など、迅速な診断と適切な治療が求められる重要な産科救急疾患です。いまだ、その早期発見のための予兆に気付くのは難しく、防ぐことも難しいのが現状です。母体、胎児双方が危機的状況に陥ることもあります。

　過去に子宮の手術を受けたことのある妊婦さんは、子宮手術既往として子宮破裂のリスクとなります。妊婦さんの年代が受けている頻度が多い子宮の手術として、帝王切開術や子宮筋腫核出術があり、帝王切開術を行った、または筋腫核出術を行ったことで子宮創部の瘢痕

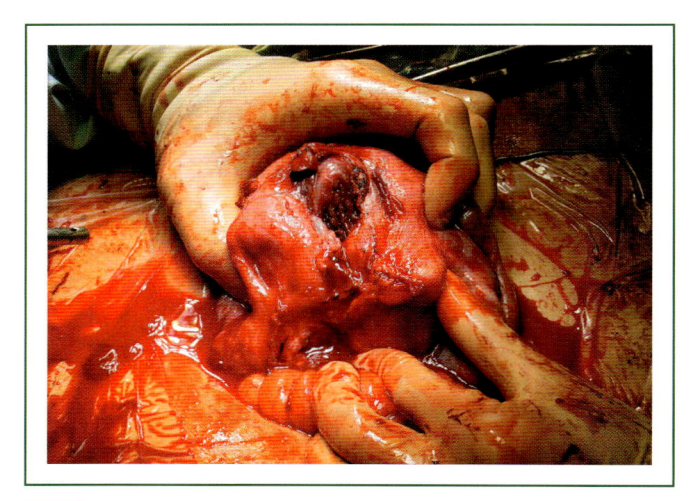

図1 子宮破裂　手術時の所見

部分が弱くなり、陣痛などのストレスにより破裂が起こりやすくなります。子宮切開法と子宮破裂のリスクを表1に示します。

●**TOLAC**

　帝王切開術を受けたことがある場合には、子宮破裂のリスクがあることから次の妊娠時の分娩は帝王切開術となることが一般的です。TOLAC（トーラック）とは trial of labor after cesarean delivery の略で、帝王切開術を受けたことがある妊婦が経腟分娩にトライすることを意味します。それが成功した結果を、VBAC（ブイバック）（vaginal birth after cesarean delivery の略）といいます。『産婦人科診療ガイドライン：産科編 2017』では、表2に示すような条件の下、TOLAC を行ってもよいとしています[2]。

表1　子宮切開法と子宮破裂のリスク

子宮切開法	子宮破裂発症率
・古典的切開	2〜9%
・T字切開	4〜9%
・子宮下部縦切開	1〜7%
・1回の子宮下部横切開	0.2〜0.9%
・複数回の子宮下部横切開	0.9〜1.8%
・子宮破裂の既往	
子宮下部	2〜6%
子宮底部	9〜32%

表2　TOLAC が可能な条件

1）児頭骨盤不均衡がないと判断される。
2）緊急帝王切開術および子宮破裂に対する緊急手術が可能である。
3）既往帝王切開術回数が1回である。
4）既往帝王切開術式が子宮下節横切開で、術後経過が良好であった。
5）子宮体部筋層まで達する手術既往あるいは子宮破裂の既往がない。
6）安全性の確保が十分であると医療者が判断できる。

（文献2より引用改変）

CG 子宮手術既往の妊婦　経腟分娩をしてはいけない？

Answer 1　TOLAC には利点がないわけではない

　帝王切開術を複数回行うことは、子宮摘出、出血などの母体合併症や、その後の妊娠における前置胎盤や癒着胎盤の発生を増加させるといわれています[3]。近年、世界では帝王切開術での分娩が増加していますが（日本では 1990 年と比較して約2倍に増えています[4]）、TOLAC はその傾向に歯止めを掛けるのに有用だと考えられています。また、医療経済的な面からも、帝王切開術を減らすことは重要です。
　しかし、TOLAC では子宮破裂の頻度が比較的高く（0.2〜0.7%）[5,6]、発症し

CG-305

子宮手術既往　経腟分娩をしてはいけない？

た場合には母児ともに大きいリスクを有することになり、無視できるものではありません。よって、経腟分娩の希望がある妊婦さんにはそのリスクを丁寧にお話しし、妊婦さんの希望やリスクの理解を確認した上で TOLAC を行うことが妥当であると考えられます。帝王切開術ではなく、自然な形での分娩を望む妊婦さんがいた場合には、TOLAC が可能な条件を参考にして無理のない計画を立てましょう。

Answer 2 子宮筋腫手術後であっても、子宮のダメージが少なければ経腟分娩を目指すことができる

　子宮筋腫を手術した妊婦さんは、手術部位や筋腫の個数によっては経腟分娩を目指すことができます。しかし、筋腫核出層が子宮筋全層にわたった場合や多数の筋腫を核出した場合、筋層内筋腫核出と既往帝王切開術の既往が共にある場合には、陣痛発来前の選択的帝王切開術が推奨されています[7]。

　筋腫は、漿膜下筋腫、筋層内筋腫、粘膜下筋腫に分類されますが（図2）、要するに子宮の壁の中にある大きな筋腫を取った場合、またたくさんの筋腫を取った場

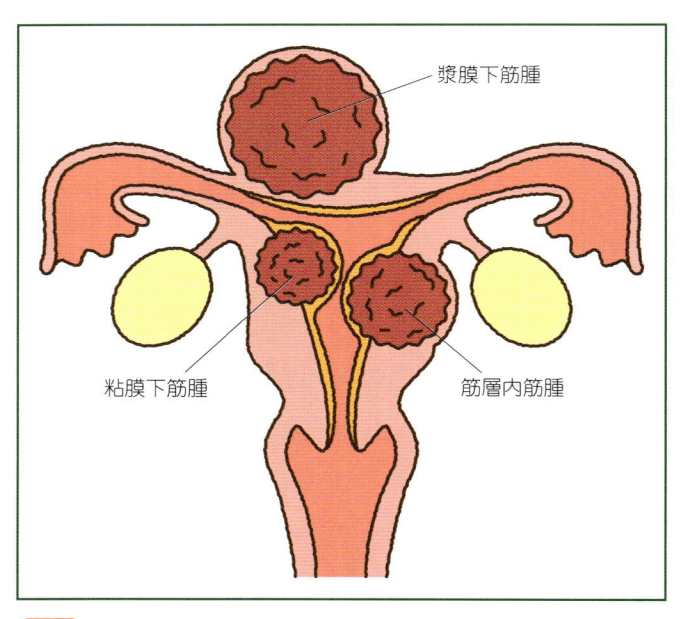

図2 子宮筋腫の分類

（日本産科婦人科学会ホームページより引用改変）

合、筋層内筋腫核出術に加えて帝王切開術も受けたことがある場合など子宮のダメージが大きいときには、妊娠したら帝王切開術で分娩をする必要があるということです。

　漿膜下筋腫や筋層の一部に生じた小さな筋腫などの核出術を受けている場合では経腟分娩が可能なことがありますが、子宮筋層への切開が小さい筋腫核出術であっても子宮破裂することがありますので、十分なインフォームドコンセントが必要です。患者さんの受けた手術の内容を、医療者側がしっかりと把握することが大事だと思います。

妊産婦さんに使える優しい声かけ

- 帝王切開術を受けたことは、次回の妊娠時に必ず主治医に話してください。次回の分娩の方針を検討するときに必要な情報になります。
- 帝王切開術を受けたからといって、次の分娩も全て必ず帝王切開術にしなければならないわけではないですよ。子宮破裂がリスクになりますが、基準を守れば経腟分娩にトライすることは可能です。
- もし赤ちゃんやお母さんの状態に異常があれば、すぐに帝王切開術による分娩に切り替えます。異常をすぐに感知できるように、モニタリングをしっかりと行います。
- 子宮の表面に出ている漿膜下筋腫や子宮の中にある粘膜下筋腫、小さな筋腫の場合には、核出術後でも経腟分娩が可能です。ご自身が受けた子宮筋腫の手術の内容を確認しておきましょう。

引用・参考文献

1) 小林隆夫. 異常分娩の管理と処置：分娩時母体損傷. 日本産科婦人科学会雑誌. 60(4), 2008, N65-8.

2) 日本産科婦人科学会／日本産婦人科医会. "CQ403 帝王切開既往妊婦が経腟分娩（TOLAC, trial of labor after cesarean delivery）を希望した場合は？". 産婦人科診療ガイドライン：産科編2017. 東京, 日本産科婦人科学会, 2017, 250-3.

3) Marshall, NE. et al. Impact of multiple cesarean deliveries on maternal moebidity：a systematic review. Am. J. Obstet. Gynecol. 205(3), 2011, 262. e1-8.

4) 厚生労働省大臣官房統計情報部人口動態・保健社会統計課保健統計室. 平成26年（2014）医療施設（静態・動態）調査・病院報告の概況.

http://www.mhlw.go.jp/toukei/saikin/hw/iryosd/14/[2018. 2. 23]

5) Landon, MB. et al. Maternal and perinatal outcomes associated with a trial of labor after prior cesarean delivery. N. Engl. J. Med. 351(25), 2004, 2581-9.

6) Crowther, CA. et al. Planned vaginal birth or elective repeat caesarean：patient preference restricted cohort with nested randomised trial. PLoS Med. 9(3), 2012, e1001192.

7) 日本産科婦人科学会／日本産婦人科医会. "CQ216 妊孕性温存の希望・必要がある場合の子宮筋腫の取り扱いは？：子宮鏡下や腟式の筋腫摘出だけで対応できる症例を除く". 産婦人科診療ガイドライン：婦人科外来編2017. 東京, 日本産科婦人科学会, 2017, 92-3.

CG-306 骨盤位分娩
どうやって介助する？

順天堂大学医学部産婦人科 助教　**竹田　純**　たけだ じゅん
同 准教授　**牧野真太郎**　まきの しんたろう

基礎知識　骨盤位分娩

　以前は行われていた骨盤位分娩ですが、近年めっきり行われなくなってしまいました。なぜなのでしょうか？ 実は、2000年に発表された、ある大規模な無作為化比較試験がそのきっかけになっていると言っても過言ではありません。正期産における骨盤位分娩で出生した児の予後について検討がなされ、骨盤位分娩で出生した児は、選択的帝王切開術で出生した児と比べて有意に新生児死亡率や罹患率が高く、短期予後が悪いとのことでした[1]。その結果に加えて、訴訟が多くなったという社会情勢や外回転術の有効性が示されたことにより[2]、急速に骨盤位分娩は衰退していきました。その後の追跡調査では、必ずしも長期予後が悪いわけではないとし[3~5]、骨盤位分娩を見直すといった動きもありますが、一度骨盤位分娩をやめてしまったために教育者も少なくなり、現在も行われていない施設が多いように思われます。

　このような背景により骨盤位分娩はあまり行われなくなっていますが、決して骨盤位分娩について知らなくてもよいということではありません。骨盤位分娩に限らず、陣痛発来のため産婦が分娩施設に来院した際に、すでに子宮口が全開大していたり排臨していたりするケースに遭遇したことがあると思います。施設によっては、帝王切開術を開始するまでに時間を要することもあり、その際に骨盤位分娩を介助しなければならないこともあり得ます。ここでは、骨盤位分娩をどのように介助するかについて論じていきます。

CG 骨盤位分娩をどうやって介助する？

Answer 1 臍帯脱出に注意する

　骨盤位分娩において短期予後が悪くなる原因の一つとして、臍帯脱出があります。先進している足や殿部の周りには隙間があり、頭位と比べて臍帯脱出が起こりやすいとされています。骨盤位分娩の際には、分娩進行過程において常に臍帯脱出の危険性について念頭に置きましょう。特に前期破水例においては、より注意が必要です。胎児心拍数も測定したまま（いわゆるフルモニターといわれる状態）にし、徐

脈の出現の早期発見に努めることも重要です。

Answer 2 とにかく押さえる

　皆さんもご存じの通り、児の一番大きい部分（最大周囲径）は児頭です。骨盤位分娩では、その最も大きい児頭が最後に娩出されることになります。児の殿部が下降していても、実は子宮口が全開大になっていない場合もあり得ます。早期に分娩させようとして体幹を娩出した後に、子宮口が全開大となっていないために児頭が引っ掛かってしまうことが懸念されます。そのため、頭位分娩では誘導するような高さでも堪えて、子宮口を全開大とするために、殿部が発露するくらいまで児を押さえておくことが重要です。

Answer 3 タオルと新生児蘇生の用意をする

　いざ殿部が発露する高さになったら、分娩介助を行っていきます。骨盤位ではまず下肢、その次に体幹が娩出されます。

　頭位の際は児頭と肩甲が娩出された後、腋下に介助者の手を挿入し体幹を娩出させますが、骨盤位分娩では体幹を娩出させる際に腋下のような手を引っ掛けられる部位が存在しません。タオルなどで体幹を包んで、その上から把持することで、胎脂や羊水で滑りやすい体幹をしっかりと牽引することができます（図1）。体幹が娩出された後には上肢を娩出させますが、「8の字」分娩といわれるように、体幹が無限大（∞）を描くように回すことがあります（図2）。

　児の上肢が挙上している状態（バンザイをしている状態）では、上肢の娩出が困

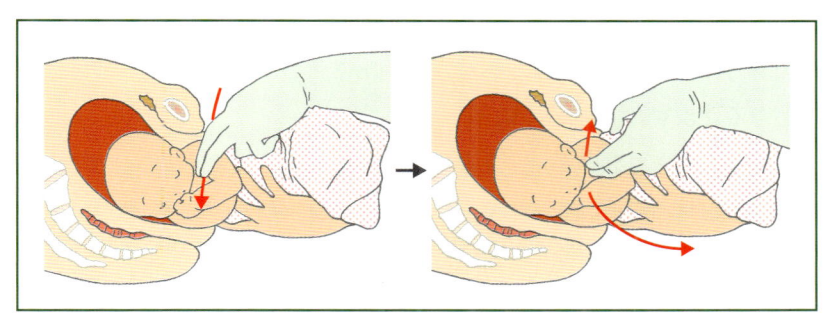

図1 タオルを使って体幹を牽引する　　　　（文献6を参考に作成）

CG-306

骨盤位分娩　どうやって介助する？

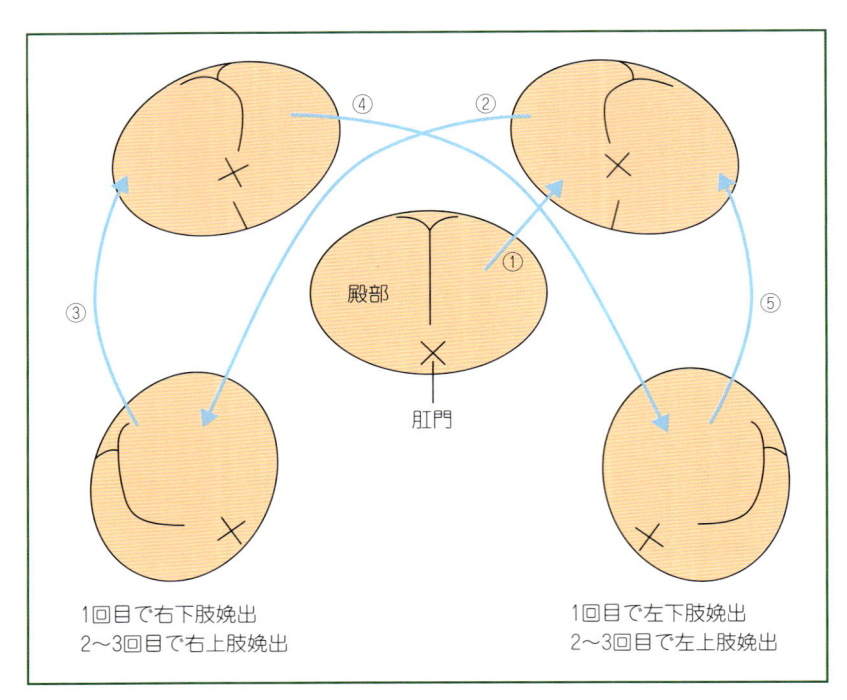

図2 8の字分娩のイメージ

（文献7より引用）

殿部

肛門

④ ②

① ③ ⑤

1回目で右下肢娩出
2〜3回目で右上肢娩出

1回目で左下肢娩出
2〜3回目で左上肢娩出

難になることもあります。内診指を奥まで挿入し、児の肘関節を把持し、上肢解出術を行うことが重要です。その際には、肘関節を先頭に上肢を児の腹側かつ反対側に回すことで、鎖骨骨折や上腕骨骨折を防ぐことができます。

　上肢解出後は、児の顔面を母体の背側方向に向け、後頭結節を外すように児頭を母体背側方向へ下げます。後頭が恥骨を通過した後は、Veit-Smellie 法（図3）およびBracht 法（図4）で児頭を娩出させます。生まれた児を、そのまま母体の上にカンガルーケアをするような向きで娩出させることで、うまく児頭を娩出させることができます。

　児頭が娩出されない場合、急速遂娩の方法として後続児頭鉗子があります。吸引では娩出させることはできません。鉗子分娩を行っている施設では、鉗子の準備もしておきましょう。分娩の際に時間がかかり、新生児仮死の状態であることもあり得るため、当然のことですが、新生児蘇生の用意もしておきましょう。

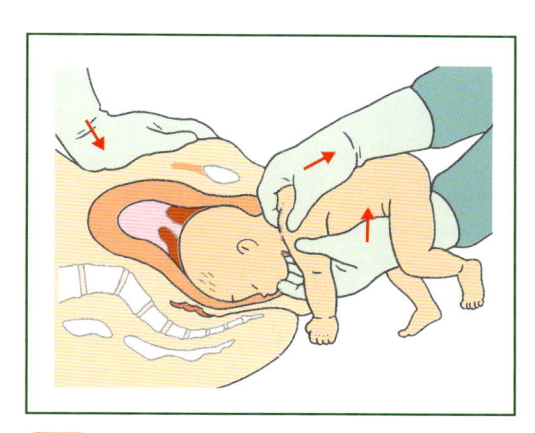

図3 Veit-Smellie 法による児頭娩出術
（文献6を参考に作成）

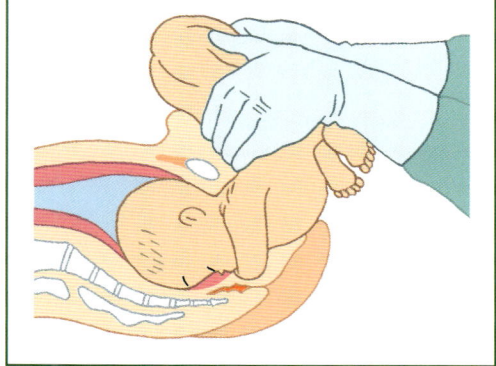

図4 Bracht 法による児頭娩出術
（文献8を参考に作成）

CG-306

骨盤位分娩　どうやって介助する？

妊産婦さんに使える優しい声かけ

● いきみたくなっても力を逃すことが大事です。時間をかけて、しっかりと子宮の出口を広げていきましょう。

● 分娩のときには赤ちゃんを引いたり回したりすることがあると思います。場合により力を逃したり、力を入れたりすることが必要になるので、しっかりと声かけに耳を傾けてください。

後輩助産師にひびく優しい説明

● 予期しない骨盤位分娩の際には、たとえ先進部が下降していても、欲を出さずに帝王切開術を行うことを許容しましょう。

● 児心音が落ちた場合には、臍帯脱出の可能性を考えて内診をしましょう。臍帯脱出の際には、臍帯の還納は試みず、先進部を押し上げて臍帯の圧迫を解除し、そのまま帝王切開術へ移行しましょう。

● とにかく焦らないことが肝心です。長時間先進部を押さえることが必要です。

● 体幹娩出時の介助として、タオルや大きめのガーゼを渡す準備をしましょう。

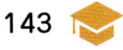

引用・参考文献

1）Hannah, ME. et al. Planned caesarean section versus planned vaginal birth for breech presentation at term：a randomised multicentre trial. Term Breech Trial Collaborative Group. Lancet. 356(9239), 2000, 1375-83.

2）Hutton, EK. et al. External cephalic version for breech presentation before term. Cochrane Database Syst. Rev. 7, 2015, CD000084. doi：10. 1002/14651858. CD000084. pub3.

3）Whyte, H. et al. Outcomes of children at 2 years after planned cesarean birth versus planned vaginal birth for breech presentation at term：the International Randomized Term Breech Trial. Am. J. Obstet. Gynecol. 191(3), 2004, 864-71.

4）Hannah, ME. et al. Maternal outcomes at 2 years after planned cesarean section versus planned vaginal birth for breech presentation at term：the international randomized Term Breech Trial. Am. J. Obstet. Gynecol. 191(3), 2004, 917-27.

5）Su, M. et al. Planned caesarean section decreases the risk of adverse perinatal outcome due to both labour and delivery complications in the Term Breech Trial. BJOG. 111(10), 2004, 1065-74.

6）Hofmeyr, GJ. Delivery of the fetus in breech presentation. Up To Date®. 2016.
http://www.uptodate.com/contents/delivery-of-thefetus-in-breech-presentation［2018. 3. 6］

7）大井理恵. 骨盤位娩出法（特集：異常に移行させない分娩 "先読み" ポイント＆手技 回旋異常, 肩甲難産, 吸引・鉗子分娩に強くなる！）. ペリネイタルケア. 36（2）, 2017, 147.

8）進純郎ほか. "骨盤位". 基本分娩介助学. 第 1 版. 東京, 医学書院, 1998, 107-43.

CG-307 胎盤娩出
積極的にするべき？

聖マリアンナ医科大学病院総合周産期母子医療センター 師長、助産師 **後藤淳子** ごとうじゅんこ

基礎知識 胎盤娩出と分娩第3期の積極的管理とは

●正常の胎盤娩出

　胎児娩出後の分娩第3期には、強い子宮収縮が起こり、子宮内腔は狭まります。それに伴って、胎盤子宮壁と胎盤との間にずれが生じることによって、胎盤の最も薄弱な脱落膜の断裂が起こり、らせん動脈からの出血により血腫が形成されます。この血腫が増大することで胎盤剥離が促進され、胎盤が娩出されます。胎盤の娩出後、さらなる強い子宮収縮によって、らせん動脈の血管が押し潰されて止血します（生理的結紮：図1）。よって、分娩第3期が長くなればなるほど出血量も増加すると考えられます。

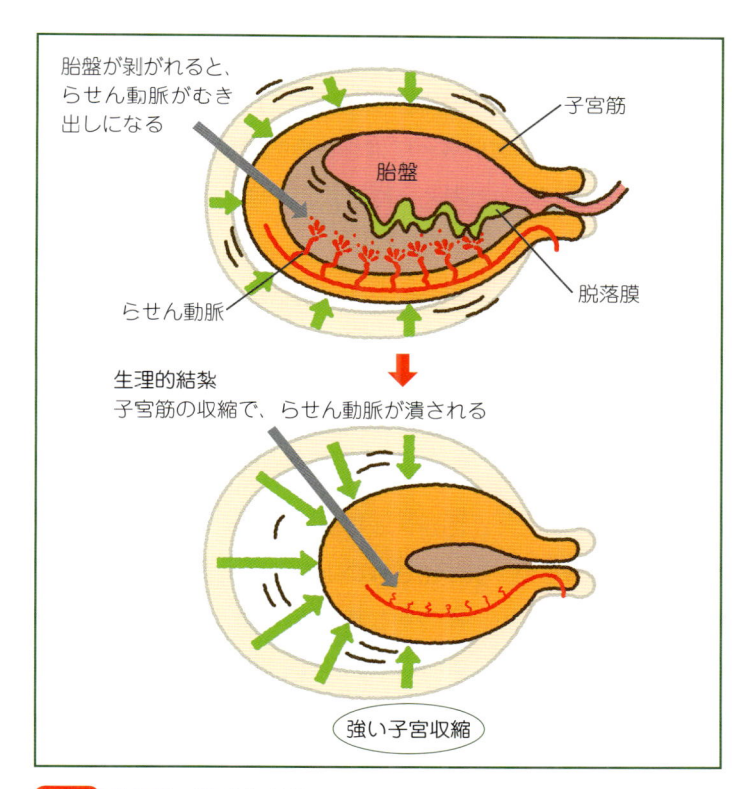

図1 生理的（生体）結紮

●分娩第3期の積極的管理

　前述のように、分娩時に最も出血に注意しなければならない場面は分娩第3期です。そこで、産後の過多出血を予防するために、分娩第3期の積極的管理（active management of the third stage of labor：AMTSL）という考え方があります。

　臍帯の下降を伴う子宮内からの出血、わずかな子宮底の上昇が胎盤剥離の古典的徴候とされています。ほとんどの胎盤は胎児娩出後1分以内に子宮壁から剥離し、10分以内に娩出されるといわれています。児娩出から胎盤娩出までの時間が長くなるほど出血量は多くなります。そのため、胎盤を速やかに娩出してしまおうというのがこの考え方です。分娩第3期を短くすることで、出血量を抑えようという目的で考案された一連の手技です。

CG 胎盤娩出　積極的にするべきか？

Answer 1 産後の過多出血を予防するために、分娩第3期の積極的管理を行う

　分娩第3期の積極的管理は、以下の手順で行います。微弱陣痛や巨大児などの弛緩出血になるリスクの高い場合には、積極的に分娩第3期の短縮を図ることで、出血量を抑える効果が高いと考えられます。

●Brandt-Andrews 法による胎盤娩出

　胎盤を速やかに娩出させる方法として、Brandt-Andrews 法（図2）が推奨されています。片手で、外陰部近くの臍帯を持つ、もしくはコッヘルで挟んで自分の方に持続的に牽引します。他方の手は指の腹を腹部恥骨結合上に乗せて、子宮狭部を下に押してから子宮全体を上に押し上げるようにして、子宮を上に押し上げる力と胎盤を下に引っ張る力とで、胎盤を子宮壁から剥離させます。このとき、臍帯を持って無理矢理に胎盤を引っ張り出さないようにします。この方法では、子宮内反が起こりにくいとされますが、不適切な臍帯牽引は、臍帯断裂や子宮内反などを起こすことがあります。継続する張力で、子宮収縮に合わせて無理なく牽引しましょう。

●分娩直後からの子宮収縮薬の投与

　胎盤を積極的に娩出させることと、胎盤剥離後の子宮収縮を促すことを目的として、

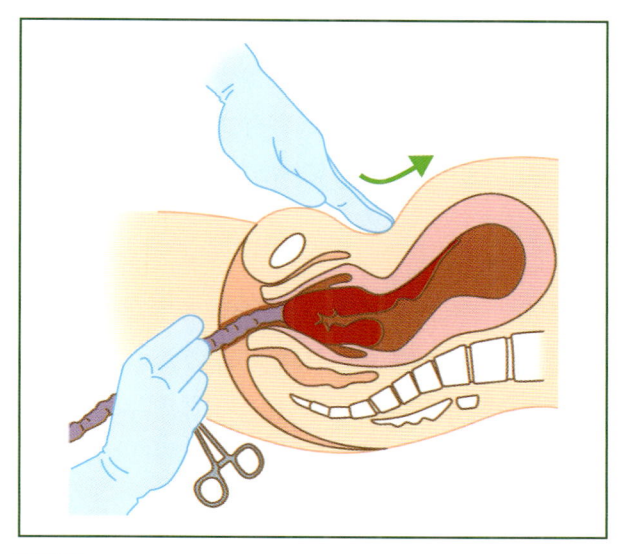

図2　Brandt-Andrews 法

子宮収縮薬を積極的に使うという考え方です。子宮収縮薬として、有効性と副作用が少ない点からオキシトシンが第一選択薬となります。ほかの子宮収縮薬として、メチルエルゴメトリンマレイン酸塩などがあります。何らかの理由でオキシトシンが使用できない場合やオキシトシンが有効でない場合には、子宮収縮作用の強いメチルエルゴメトリンマレイン酸塩を使用します。

　オキシトシンは、筋肉注射または静脈注射で投与されます。海外では10単位の筋肉注射が推奨されていますが、オキシトシンにも副作用がないわけではなく、日本ではオキシトシンは1単位もしくは5単位で1アンプルとなっていることからも、子宮収縮を見ながら徐々に増量する使い方でよいと考えられます。

　子宮収縮薬には、高血圧、不整脈の副作用が報告されていますので、使用するときにはバイタルサインに注意しましょう。

●子宮底マッサージと子宮収縮の確認

　持続的な子宮底マッサージは子宮収縮の確認につながり、出血量軽減に役立ちます。また、定期的な子宮底触診による子宮収縮の確認も、弛緩出血の早期発見につながり、推奨されています。

Answer 2 うまくいかないときは医師と一緒に対応する

　分娩第3期の積極的管理を行っても胎盤が娩出されないとき、胎盤の娩出後も出血が持続する場合には、直ちに医師に報告し、一緒に対応しましょう。癒着胎盤があった場合には、胎盤がスムーズに娩出されません。また、それを無理に娩出させようとすると、胎盤が断裂したり、子宮内反や子宮破裂となって産科危機的出血となることもあります。

　癒着胎盤のリスク因子は、子宮手術の既往、帝王切開術の既往、前置胎盤、母体高年齢、頻産婦、多胎、喫煙妊婦、体外受精などがいわれています。これらのリスクを持つ場合で胎盤娩出がスムーズにいかないときには、癒着胎盤の可能性を念頭に置きましょう。母体救命の初期対応として、酸素投与やルート確保、バイタルサインのチェック、モニタリングを行いましょう。

後輩助産師にひびく優しい説明

- 赤ちゃんが元気に生まれると、母親やその家族、そして私たちもほっとした気持ちになります。しかし、私たちが最も注意をしなければならないのは、分娩第3期なのです。温かい雰囲気で分娩に対してのねぎらいとお祝いの言葉を掛けながらも、その後に産科危機的出血とならないように、分娩第3期の積極的管理をしましょう。
- ローリスク妊婦でも産後の過多出血は起こり得ます。普段から産後の過多出血の対応ができるように、スタッフ全員がチームで関わることが大切です。分娩第3期の積極的管理は、ほかの母体救命の処置と同様に大事な方法なので、身に付けておきましょう。

引用・参考文献

1) WHO. WHO recommendations for the prevention and treatment of postpartum heamorrhage. 2012. http://apps.who.int/iris/bitstream/handle/10665/75411/978924 1548502_eng.pdf.jsessionid=E9D9B61FA6C081A0770CA710C61 A6F65?sequence=1［2018. 4. 21］

2) 田嶋敦. 子宮底クーリングは効果がありますか？（特集：ふりかえりの助産業務と「なぜ？」「どうして？」エビデンス）. ペリネイタルケア. 33(3), 2014, 264-6.

CG-401 産後の過多出血
どうやって止める？

聖マリアンナ医科大学産婦人科学 助教　**倉﨑昭子**　くらさきあきこ

基礎知識 Obstetrics is a bloody business「産科は血塗られた稼業」!?

　お産に出血は付き物です。産科に関わる皆さんは、一度は「ヒヤッ」とするくらいの出血に当たったことがあるのではないでしょうか。さまざまな医療が進歩した現代においても、出血は母体の死亡原因の第1位です。産科危機的出血は、どんな妊婦さんでも300人当たり1人に起こるといわれています。

　妊娠後期では、母体の循環血漿量（つまり血液のボリューム）は妊娠していないときに比べて30〜60％、量にすると1,500〜2,000mLも増加し、胎盤には毎分600mLもの血液が循環します。

　もし、胎盤剥離後も毎分600mLの出血が起こると、母体からはあっという間に血液がなくなってしまいますが、そうならないために「生理的結紮」という現象が起こります（CG-307を参照）。通常、産後には子宮筋がギューっと収縮し、これらの血管をふさいで出血を止める仕組みが働きます。

　何らかの理由でこの子宮収縮がうまく起こらないと、緩んだ子宮から出血が起こる「弛緩出血」となります。その原因としては、分娩進行が速過ぎる、あるいは遅過ぎる、巨大児、羊水過多などがありますが、何のリスクや原因もない弛緩出血も多々あります。

　産後の過多出血の原因としてそのほかには、産道の外傷（子宮頸管裂傷、腟壁裂傷、腟壁血腫、会陰裂傷など）、胎盤遺残や癒着胎盤、前置胎盤などの胎盤の異常、HELLP症候群（妊娠高血圧症候群の一種で、血小板減少や肝機能障害を伴う）などにおける凝固障害などがあります。常位胎盤早期剥離では、胎盤の剥離部分で凝固因子（血を止める成分）が消費されてしまい、ほかの部分での出血が多くなる播種性血管内血液凝固（DIC）と呼ばれる状態が起こります。胎児や羊水由来の成分が母体血中に流入することで引き起こされる「羊水塞栓症」においても、一気にDICの状態となり、産後の過多出血の原因となることが知られています。頻度は低いですが、子宮内反も産後の過多出血の原因となります。急激なバイタルサインの悪化を引き起こしますが、なかなか診断がつきにくく、母体死亡の原因として重要な病態です。外出血だけでなく、後腹膜出血や腟壁血腫も出血として気付きにくいため、診断が遅くなりがちで注意が必要です。

CG 出血が多い！？ どうしたらいい！？

Answer 1 ショックインデックスを意識！

　産後出血が多い、母体急変が疑われる場合には、速やかにバイタルサインを把握できるようにモニター装着（心電図、血圧、SaO₂［経皮的酸素飽和度］）を行います。

　バイタルサインの中で、SI（shock index：SI）は、簡便に母体の危機的状況を把握できる一つの指標です。SI は心拍数÷収縮期血圧で求めます。例えば、心拍数 90 回／分、収縮期血圧 90mmHg の場合、SI は 1.0、心拍数 120 回／分、収縮期血圧 80mmHg の場合、SI は 1.5 となります。妊婦の SI ＝ 1 は約 1.5L、SI ＝ 1.5 は約 2.5L の出血であることが推測できるといわれています。

　どうしてわざわざこのような計算をするかというと、分娩時の出血に羊水が混じったり、覆布に吸収されたりして、正確な出血量が評価しにくく、過小評価してしまいやすいからです。出血で慌てていると、辺りは真っ赤なのに頭は真っ白、となりがちなので、分娩室に計算機を置いたり、およそ 1 を超えているのか 2 に近いのか、と計算したりするだけでも構いませんので意識しましょう。

　ざっくり言って、SI ＝ 1 を超えたら「やばい」出血です。輸血の開始を検討します。SI ＝ 1.5 を超えたら「めちゃくちゃやばい」出血です。直ちに輸血を開始します。

　分娩室にホワイトボードを設置して記載するのもよいかもしれません（図 1）。その場合の輸血に際しては、Hb（ヘモグロビン）を補う赤血球だけでなく、消費された凝固因子を補う FFP（新鮮凍結血漿）を同じぐらい投与する必要があります。

　SI を計算したら、ぜひ声に出して周囲に知らせてください。場の危機感を共有することが、産科危機的出血では何より大切です。

Answer 2 静脈ルートと酸素は命綱！

　いざ産後の過多出血が始まると、あっという間に蛇口をひねったような出血となることがあります。母体急変において大事なことは、全身の臓器（特に脳ですが）に酸素を送ることです。脳に酸素を送るためには、肺に入る酸素濃度を十分に上げることと、酸素を運搬する血液の量を減らさないことです。肺への酸素濃度を上げ

産後の過多出血 どうやって止める?

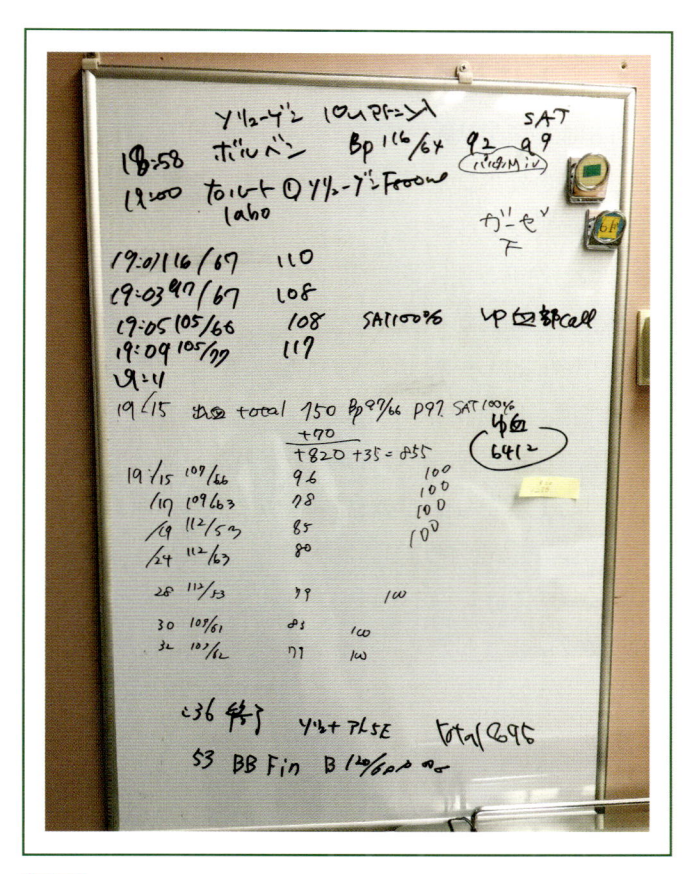

図1 実際のホワイトボード

るために酸素投与を開始します。効率的に酸素濃度を上げるためには、経鼻カニューレや通常の酸素マスクでは不十分で、必ずリザーバー付マスクを用い、10L で酸素投与を開始しましょう。

　母体急変が発生してから静脈ルートを確保しようとしても、止血のため人手が少なくなる上、末梢血管も閉まってしまい難しくなるものです。静脈ルートは、分娩という大きな崖を渡る橋の命綱です。分娩前、可能なら分娩第1期後半までには 20G 以上の静脈ルートを確保しておきましょう。

　そして、出血が多いと思ったら、なるべく早く2本目の静脈ルートを確保し、十分な輸液を開始します。輸液の内容はブドウ糖液ではなく、循環血漿量を増加させる細胞外液（ヴィーン®F など）または膠質液とします。

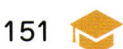

Answer 3 とにかくあの手この手で子宮を収縮させよう！

　産後の過多出血の原因で最も頻度が高いのが弛緩出血です。とにもかくにも、子宮を収縮させることが止血の第一歩になります。胎盤娩出後に子宮底マッサージを行うことで子宮収縮を促します。

　胎盤娩出後の分娩第3期に予防的にオキシトシン（アトニン®）を投与することにより、分娩後の出血量が60%減少することが知られています。静脈ルートが確保されている場合には5〜10単位を経静脈投与します。ルートがない場合には筋肉注射も可能です。出血が多いときには、このアトニン®入りの点滴の速度を早めましょう。良好な収縮が得られるまでは、オキシトシン入りの細胞外液の輸液を全開で投与します。それでも止血困難な場合や、高血圧の既往がない場合には、メチルエルゴメトリンマレイン酸塩0.2mgの静脈注射あるいは筋肉注射を行います。

　人手が少ない場合には、子宮双手圧迫を行いながら応援の到着を待ちます（図2）。難しい手技ではありませんので、必要があると判断した場合には速やかにできるようにシミュレーションしておきましょう。膀胱が充満していると子宮収縮は不良になります。導尿や、尿道カテーテルの留置も考慮しましょう。

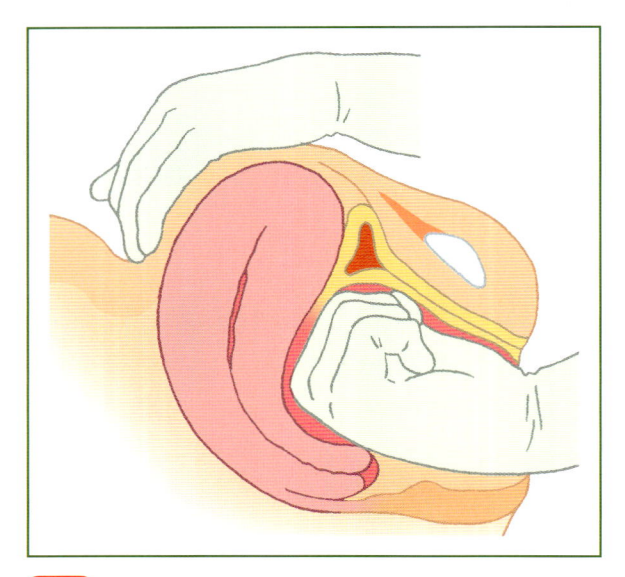

図2 子宮双手圧迫

Answer 4 冷静な意見とチームで戦う姿勢も大事

　出血の対応に追われていると、冷静に見えても、医師の頭の中は真っ白であることが少なくありません。産後出血による母体死亡症例においては、発症早期から「心拍数 ＞ 140 回 / 分」「フィブリノゲン低下、APTT・PT 延長」などの数値的な変化を認めることに加え、「サラサラした非凝固性出血」「呼吸数の増加や呼吸困難などの呼吸症状」「意識障害」などのキーワードが出現しています。緊迫した、医師は止血に必死な現場で、出血量以外のこういった変化に気付けるのは助産師さんしかいないかもしれません。少し離れて状況を把握している助産師さんの一言で、状況が好転するかもしれないのです。

　例えば、弛緩出血と思って対応していた出血が、実は子宮内反だったという話もあります。子宮内反では腹部の触診で子宮底を触れなくなりますが、これを子宮が弛緩しているためと勘違いしてしまうのです。医師が首をひねっていたら、「内反じゃありませんか？」「エコー持ってきましょうか？」の一言で救われる命があるかもしれません。

　簡便に行うことができる止血方法として、子宮内バルーンタンポナーデ法（Bakriバルーン）があります。「バクリ準備しますか？」の一言で事態が好転するかもしれません。

　そのほかの止血方法としては、子宮圧迫縫合、透視下動脈塞栓術、開腹での腟上部子宮切断や子宮全摘出術が必要になるかもしれません。いずれも、適切なタイミングを逃さないことが大切です。一次医療施設でこれらの対応をするのは不可能なので、なるべく早い段階で高次医療施設への搬送を考えます（表）。

　一次医療施設で産科危機的出血が発生し、高次医療施設へ搬送する際に、詳細な診療情報提供書を作成している余裕はないことがほとんどだと思います。SI や具体的なバイタルサイン、出血量などの数値的なことも共有したい情報ではありますが、大事なのは、事態の深刻さ、危機感を共有するということに尽きます。「膿盆の中の血液はさらさら」「ハ

表 ここまで来たら危機的状況

- 意識レベル低下
- SI ＞ 1 かつ出血持続
- SI ＞ 1.5
- SpO_2 ＜ 95％（room air）

産後の過多出血 どうやって止める？

CG-401

ァハァ言っている」「受け答えが鈍い」などの看護記録やホワイトボードの記録も、搬送時に一緒にあるとよい情報です。分単位、秒単位で事態が悪化する産科危機的出血においては、搬送する側もされる側も、日頃からのシミュレーションに加えて、チェックリスト形式などによる申し送りリストや行動リストを作成しておくのもよいかもしれません。

後輩助産師にひびく優しい説明

- 胎盤が出たらお産は終わり、ではありません！ 少しでも早く「出血が多いのかな？」とまずは気付くこと、行動することで助かるお母さんの命があります。胎盤が出た後も、分娩野は真っ赤ではないか、お母さんが真っ白ではないか、医師が真っ青ではないか、気にして見てみるようにしましょう。
- ショックインデックスを計算してみましょう！「心拍数÷上の血圧」です！
- 急変の現場では、とにかく声を出しましょう！ 返事を確認しましょう。急変の現場では、返事を聞いて初めて、会話が成立したと判断します。
- 普段は言いづらい一言でも、言葉に出すことで助けられるお母さんの命があるかもしれません。あなたの気付きと一言で、一人でも多くのお母さんを助けましょう!! チームで診ているのです！

引用・参考文献

1) 日本母体救命システム普及協議会（J-CIMELS）. 母体救命アドバンスガイドブック J-MELS. 東京, へるす出版, 2017, 328p.
2) 妊産婦死亡症例検討評価委員会／日本産婦人科医会. "子宮内反症の診断・治療に習熟する". 母体安全への提言 2011. Vol. 2. 東京, 妊産婦死亡症例検討評価委員会／日本産婦人科医会, 2012.
http://www.jaog.or.jp/all/document/botai_2011.pdf ［2018. 3. 14］
3) cookmedical ホームページ.
http://www.cookmedical.co.jp/ ［2018. 3. 14］
4) 妊産婦死亡症例検討評価委員会／日本産婦人科医会. "産科危機的出血時および発症が疑われる場合の搬送時には，適切な情報の伝達を行いスムースな初期治療の開始に努める". 母体安全への提言 2012. Vol.3. 東京, 妊産婦死亡症例検討評価委員会／日本産婦人科医会, 2013.
http://www.jaog.or.jp/wp/wp-content/uploads/2017/01/botai_2012.pdf ［2018. 3. 14］
5) TeamSTEPPS Fundamentals Course：Module 3. Evidence-Based：Communication.
https://www.ahrq.gov/teamstepps/instructor/fundamentals/module3/ebcommunication.html ［2018. 3. 14］

CG-402 母体急変 何をすべき？

横浜市立大学附属市民総合医療センター総合周産期母子医療センター 助教　**榎本紀美子**　えのもと きみこ

基礎知識　母体急変とは

　「お産後の出血が多かったけど、元気そうだからとそのまま見ていたら、さらさらした出血がどんどん増えて、気付いたらお母さんは青白くなって返事をしてくれなくなった……」ゾッとしますね。でも、対応を間違えばあり得る話なのです。

　日本の妊産婦死亡の原因は、産科危機的出血が最多で、その4分の1を占めます[1]。このように、放置すれば心肺停止、妊産婦死亡に至る危険のある状態の変化を「母体急変」といいます。母体急変を来す原因は、危機的出血のほかに羊水塞栓症、肺塞栓、HELLP症候群、痙攣、周産期心筋症、アナフィラキシーショックなどさまざまです。

　妊産婦死亡に関連する初発症状は、妊娠中、分娩中、胎盤娩出以降のどのタイミングでも起こっています[1]。発症した場所は、ハイリスク妊産婦に対応していない単科の産科病院が10%、有床診療所が31%、助産所が1%、医療施設外が28%です[1]。つまり、母体急変はいつでも、どこでも、ハイリスク妊婦に限らず誰にでも、起こり得るのです。

CG 母体急変　何をすべき？

Answer 1 母体急変の感知に慣れる

　突然の母体急変では、何をすべきか？を考えていきます。どれを急変と見なすのか、何をすべきなのでしょうか？ 共通の基準があると便利です。ここでは、日本母体救命システム普及協議会（Japan Council of Maternal Emergency Life-Saving System：J-CIMELS）のベーシックコースに沿ってお話しします。

　まずは、誰かが母体急変だと速やかに気付くこと。気付けなければ、急変時対応はスタートできません。そのためには、日頃から全ての妊産婦に対して分娩時にバイタルサイン（血圧、脈拍、SpO_2〔経皮的酸素飽和度〕）と意識状態、分娩時の出血をモニタリングします。モニタリングで異常を認めた場合には原因の精査を行い、必要な対処をすることで、多くの場合は危機的状況にはなりません。この対応によっても改善せず、①意識レベル低下、② SI（shock index）> 1 かつ持続出血、③ SI > 1.5、④ SpO_2 が95%未満のいずれかの状態に悪化した場合、危機的状況

表 危機的状況と判断すべき状態

- 意識レベル低下（JCS［Japan Come Scale］Ⅲ桁）
- SI（shock index）> 1 かつ持続出血（shock index は心拍数／収縮期血圧で示す指標）
- SI（shock index）> 1.5
- SpO_2 < 95％（room air）

（文献2より引用改変）

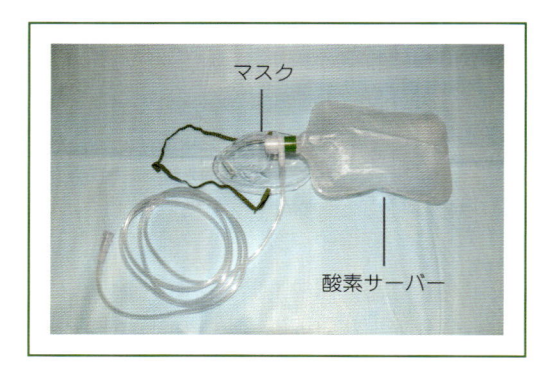

図1 リザーバー付マスク　（文献2より引用）

と判断します（表）。遅くともこの最終ラインを超えた場合には、速やかに人手を集めて急変対応に入るべきですし、高次医療施設への搬送の絶対的適応、高次医療施設内ならば院内急変コールの対象となります。

Answer 2 速やかに母体の急変対応に取り掛かる

　急変の初発症状から心肺停止までには、ある程度の時間があります。この間に急変に気付いて必要な対応をすれば、母体救命が可能となります。

●1）呼吸はあるか？

　胸の上がりやあごの動きで自発呼吸を確認します。自発呼吸の有無がはっきりしない場合には、ためらわずに心肺蘇生を開始します。

●2）酸素投与

　自発呼吸がある場合には、まず100％酸素10〜15L/分をリザーバー付マスク（図1）で投与します。急変時では、原因はともかく高濃度酸素投与を行います。

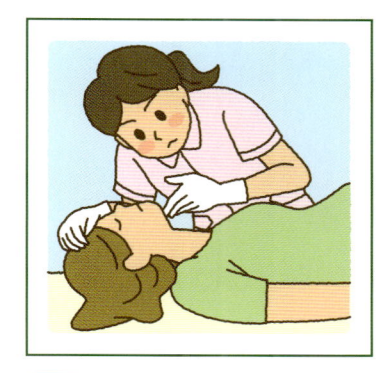

図2 頭部後屈あご先挙上法

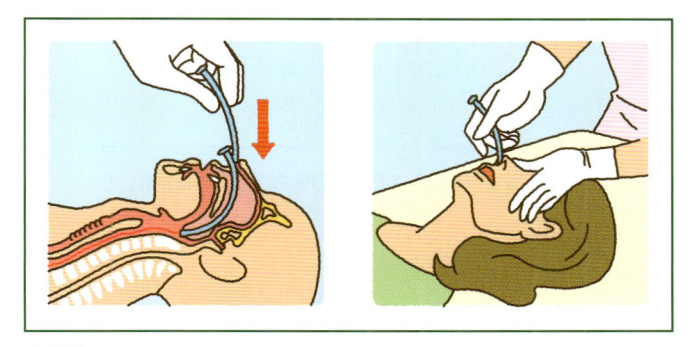

図3 経鼻エアウェイ挿入

●3）気道確保

　高濃度酸素を投与してもSpO_2が95％に達しない場合には、気道の確保を行います。発声できていれば、気道は開通しています。頭部後屈あご先挙上（図2）、経鼻エアウェイ挿入（図3）といった方法で気道確保しましょう。誤嚥の場合には吸引をします。

●4）呼吸の補助

　気道確保を行ってもSpO_2が95％に達しない場合には、リザーバー付バッグ・バルブ・マスクで100％酸素による換気を行います（図4）。10L/分以上の酸素を流します。

CG-402

母体急変 何をすべき？

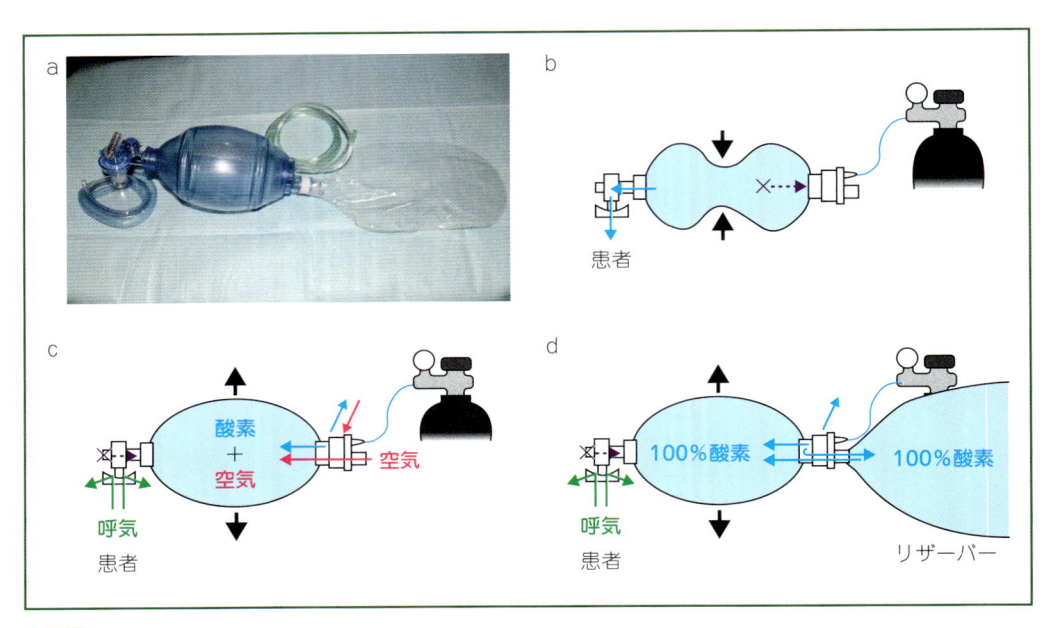

図4 リザーバー付バッグ・バルブ・マスクで 100%酸素による換気 （文献 2 より引用）

●5）急速輸液

　SI ＞１ならばショックと判断し、急速輸液を行います。18～20G の太めの静脈ルートを２本確保し、細胞外液補充液による輸液を全開で開始し、SI ≦１となったら点滴の速度を調整します。この時、輸液は温めたものを使用することが推奨されます。冷たい輸液では低体温を来し、より状態を悪化させるからです。

　1～2L の急速輸液に反応しない場合には輸血が必要となる[3]ため、この時点で輸血の準備や、高次医療施設への搬送準備が必要です。妊婦ならば左側臥位にして循環の改善を図ります。

Answer 3 母体の心肺蘇生を体で覚える

　「反応がない」「自発呼吸がない」「通常の呼吸ができていない」と思われる場合には、心肺停止と判断し、心肺蘇生を開始します。脈拍の確認は必要ありません。

●1）人手の確保と AED

　人手の確保には、院内スタッフの招集、あるいは救急車を要請しましょう。救急

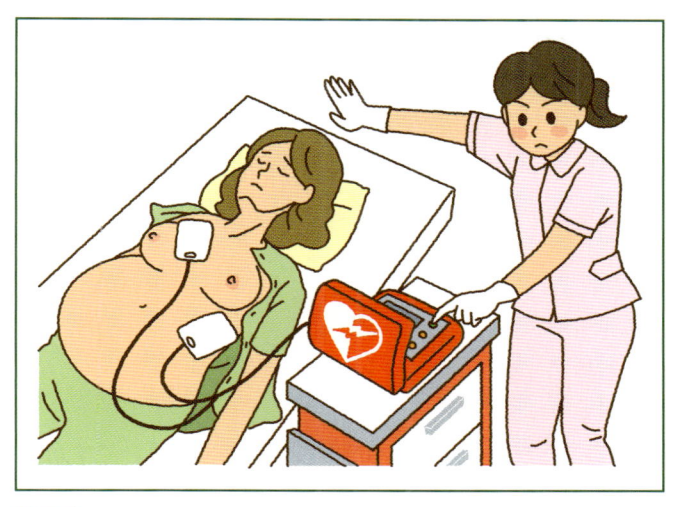

図5 AEDの使用「ショックを行います。みんな離れて！」

母体急変　何をすべき？

隊員という、救命のエキスパートを確保することは、母体急変時にとても大事なことです。高次医療施設などでは院内急変コールで蘇生チームを要請します。早めに医療資源のそろった集中治療室に移動するのも一つの手です。同時にAED（自動体外式除細動器）、救急カートも手配しましょう。

●2）胸骨圧迫30回＋人工呼吸2回

　胸骨圧迫から開始します。胸骨の下半分を30回、約5cmの深さで押し（強く）、100〜120回／分（早く）、絶え間なく実施します。気道確保の上で人工呼吸を2回、これを繰り返します。妊婦の場合は、子宮の左方転位をします[4]。

●3）AED装着、静脈ルート確保と輸液・薬剤投与

　AED装着後はAEDの指示に従います。ショックが必要であれば実施します（図5）。必要であればアドレナリン投与も非妊婦と同様に行います。

Answer 4 日頃からシミュレーションをしておく

　ここまで振り返って、心肺蘇生と救急車連絡、ルート確保、輸液、薬物投与……夜勤帯でも対応可能でしょうか？　AEDはどこにあるの？　心肺蘇生って、確か

BLS（一次救命処置）コースでやったよね……新人研修で受けたかなぁ？ とならないように、定期的にスタッフみんなで確認をしておくとよいです。特に、AEDの場所、必要な蘇生物品の内容は日頃から把握し、準備しておきましょう。

そして、シミュレーション・トレーニングをしましょう。日頃やったことがないことは、緊急事態にはできません。職場のメンバーが BLS、J-CIMELS などの教育を受け、チームとして共通のプロトコルで対応できるようにしましょう。

妊産婦さんに使える優しい声かけ

- お産は危険を伴うことがあります。お産前後の急変は、まれですが誰にでも起こり得ます。そのため、全ての妊産婦さんの急変に備え、静脈ルートを確保し、バイタルサインを測らせてもらっています。
- 持続的にお腹が痛い、息苦しい、頭痛がする、ぼーっとする、気持ち悪いなどといった違和感が、急変時の自覚症状であることがあります。我慢しないで、教えてください。

後輩助産師にひびく優しい説明

- お産は危険を伴うことがあります。お産前後の急変は、まれですが誰にでも起こり得るという認識を持っていましょう。急変と思ったら、すぐに人手を集めて蘇生が必要になります。日頃からみんなでシミュレーションをして練習しましょう。
- 母体急変を認知したら、搬送（院内急変コール）を考えましょう。それは、母体救命に必要な処置なので、ためらわずに行い、それまでは初期対応に全力を注ぎましょう。

引用・参考文献

1）妊産婦死亡症例検討評価委員会／日本産婦人科医会. "2010～2017 年の妊産婦死亡で事例検討の終了した 279 例の解析結果". 母体安全への提言 2016. vol. 7. 東京, 妊産婦死亡症例検討評価委員会／日本産婦人科医会, 2017, 8-19.

2）日本母体救命システム普及協議会ほか. 産婦人科必修 母体急変時の初期対応. 第 2 版. 大阪, メディカ出版, 2017, 296p.

3）日本外傷学会／日本救急医学会監修. 外傷初期診療ガイドライン：JATEC. 改訂第 5 版. 東京, へるす出版, 2017, 344p.

4）日本蘇生協議会. JRC 蘇生ガイドライン 2015. 東京, 医学書院, 2016, 592p.

CG-403 胸部症状 どう考える？

榊原記念病院産婦人科 部長　桂木真司　かつらぎ しんじ

基礎知識　周産期の胸部症状

●胸部症状の原因

　妊娠中、分娩中、産褥期に見られる胸部症状には、どのようなものがあるでしょうか。臨床で比較的多く遭遇する表の5つのパターンを頭に入れておくことが大事です。

●それぞれの胸部症状の病態と対応

　図1に前述の胸部症状を似顔絵にしました。まず、重症例ではどう行動すればよいかを見ていきます。

■肺血栓塞栓症

　似顔絵の右目は「肺血栓塞栓症」の血栓です。"雨どい"の流れを手でせき止めたことを想像してください（図2）。遮断した手の上流はあふれ、下流にはほとんど水が流れません。上流に相当するのが右心室で、下流に相当するのが肺組織です。右心室はパンパンに張って（拡張）、右心房まで血液が逆流します。X線写真ではあまり変化が見られませんが、心エコーが診断に有益です！　心電図では、右心室が張っている所見が取れるので診断に迫れます。「心電図！」の指示が出たら、診断に役立つので急いで取りましょう。心電図検査が終了したら、心電図モニターも付けましょう。

表　妊娠中、分娩中、産褥期に見られる主な胸部症状と病態

肺血栓塞栓症	下肢〜骨盤内静脈でできた深部静脈血栓が肺動脈に飛んで、胸痛、呼吸苦を訴える。チアノーゼが出現し、頻脈を伴うことも多く、程度が強い場合には失神する。帝王切開術後の離床時に最もよく見られる。
大動脈解離	「背中、顎が痛い」と表現する場合もある。心タンポナーデを伴う場合には、急激にショックに陥る場合もある。
ラテックスアレルギー	手袋での内診後に、突然、呼吸困難を訴えることもある[1]。
周産期心筋症	少し動くと息苦しい、程度が強くなると仰臥位を取れず、起座呼吸でチアノーゼが出現する。
HELLP症候群	レニン・アンギオテンシン系が活性化され、血管が収縮し、消化管・肝臓に行く血流が減少するために生じる。妊娠34週以降の高血圧症を伴う妊婦、褥婦に多く発生する。嘔気・嘔吐が随伴することも多く、妊産婦が心窩部痛を「胸が痛い」と表現する場合も見受けられる。

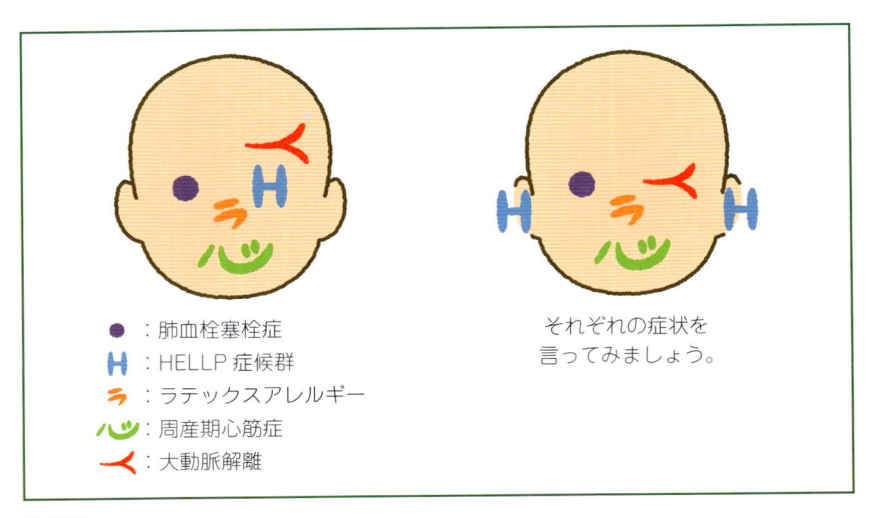

図1 胸部症状早覚え似顔絵

- ● ：肺血栓塞栓症
- H ：HELLP 症候群
- ラ ：ラテックスアレルギー
- 心 ：周産期心筋症
- ✓ ：大動脈解離

それぞれの症状を
言ってみましょう。

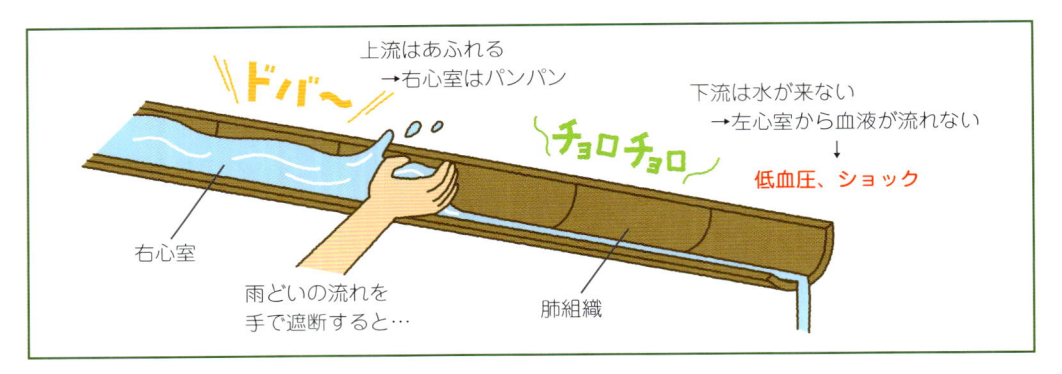

図2 肺血栓塞栓症のイメージ

上流はあふれる
→右心室はパンパン

ドバ〜

下流は水が来ない
→左心室から血液が流れない
↓
低血圧、ショック

チョロチョロ

右心室

雨どいの流れを
手で遮断すると…

肺組織

　下流の流れは減少し＝左心室からの血液の流れが減少し、低酸素状態となります。急変時であれば、パルスオキシメータを装着し、口元マスク酸素 10L 投与が予想指示ですので、あらかじめマスクを装着しておきましょう。次は ABC*の C で、予想指示は「ルート確保し、細胞外液全開で開始」です。その後、医師が造影 CT で確認し、診断が確定します。

*ABC：airway（気道）、breathing（呼吸）、circulation（循環）

■ 大動脈解離

　似顔絵の左目は「大動脈解離」で、中膜が裂けています。「痛い」「苦しい」を連発すれば、心電図モニター装着、酸素投与、ルート確保し、細胞外液全開です。循環器科の医師が、心

エコーか造影 CT で確認すれば診断確定です。

■ ラテックスアレルギー

　似顔絵の鼻は「ラテックスアレルギー」の「ラ」です。ゴム製品に触れた後に喉がかゆい、呼吸が苦しい、皮膚の発赤・かゆみがあれば疑います。

■ 周産期心筋症

　似顔絵の口の「心」は「周産期心筋症」を表しています。周産期心筋症とは、それまで心機能が悪くなかった妊婦が、分娩前・分娩後に胸水貯留し、心不全になる病気です。授乳によるストレスは産褥心機能を悪化させる場合もあり、心疾患合併妊婦の産褥期においては、十分な睡眠、家族のサポート、心理的サポートが必要です。BNP（脳性ナトリウム利尿ペプチド）、心エコー検査などの客観的指標を参考にし、授乳回数などを十分に検討しましょう。夫、母親など家族のサポート体制が重要です。妊娠高血圧症候群、双胎、塩酸リトドリンの使用、急激な体重増加などがある妊婦に発生率が高いといわれており、図3 に示すような症状があります。

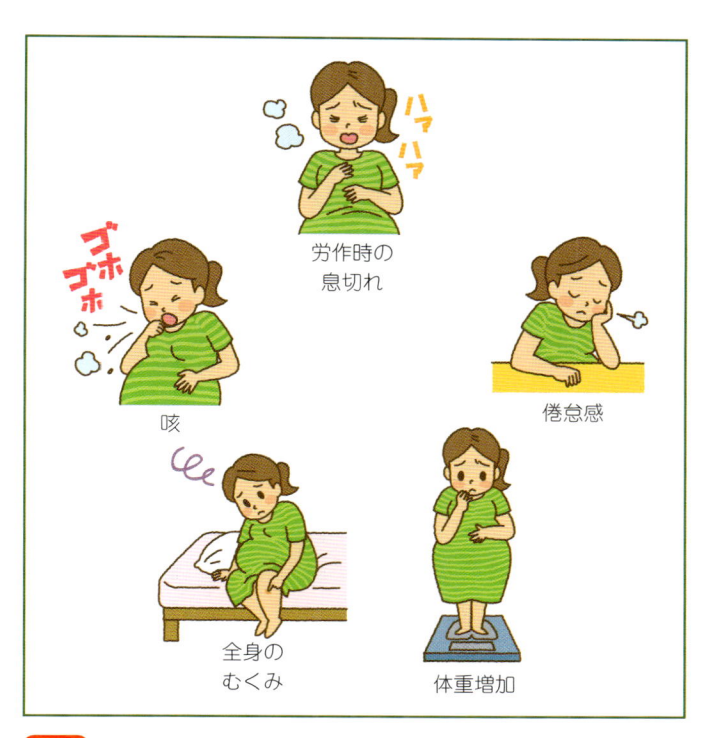

図3 周産期心筋症の症状

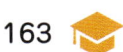

■HELLP 症候群

似顔絵の「H」は「HELLP 症候群」です。血圧 140/90mmHg を超える妊婦で、嘔気・嘔吐とともに心窩部痛を訴える場合があります。実際の現場では胸部不快感と表現されることも多いです。ブスコパン®、ペンタジン®などは痛みを消すかもしれませんが、臭いものにふたをすることと同じで、その後、病状が悪化してぶり返します。血液検査で肝機能、血小板の悪化がないかを評価することと、血圧コントロールが重要です。分娩前であれば分娩することがまず大事です。嘔気、心窩部痛、胸部違和感は、多くの HELLP 症候群症例で出現します。その多くは分娩後に軽快しますが、一部は増悪し、母体死亡の転帰をとります。

胸部違和感で HELLP 症候群を疑ったら、血液検査による診断と確実な降圧が必要です。血圧が少し改善しても、分娩後 48 時間は脳出血、意識障害のリスクがあることを念頭に置いて、バイタルサインの変化を見逃さないことが大事です。妊産婦死亡事例で、分娩後に増悪した HELLP 症候群の報告では、「夜間に突然、意識消失した……」との記載がよく出てきます。そのうちの幾つかの症例は、降圧薬を減量・中止した後、あるいは血圧測定を数時間以上空けて、誰もがもう急性期は過ぎたのではないかと油断したときに重症な頭蓋内出血などで発症しています。気を付けましょうね。また、それらの症例は肝機能の悪化（AST、ALT、LDH 値の上昇）、血小板の減少が見られ、HELLP 症候群の増悪が事前の血液検査からも示されています。血液データの改善がないときに、安易にニカルジピンなどの降圧薬を減量・中止したり、血圧測定の間隔を空けたりして油断することはぜひ、なくしましょう。心からお願いします。

CG 胸部症状　どう考える？

Answer 状況報告と同時に、酸素投与、モニタリング（心電図）、ルート確保の準備を！

●肺血栓塞栓症を疑う場合

「緊急の連絡です。帝王切開 1 日目の A さんが、初回歩行後に胸が苦しくなって処置室に移動しました。意識はあります」。そして、どこで何をするのが適当か考えます。処置室で酸素投与、心電図とパルスオキシメータの装着、ルート確保、ここまでで日勤帯であれば 2〜3 分でできるようにチーム力を付けましょう。どのよ

うな母体急変時（脳出血でも、羊水塞栓症でも）であっても、OMI（酸素、心電図、ルート確保）は初歩の初歩です。ここまでは予想指示として、助産師の皆さんは2〜3分で準備ができるようにしましょう。

　次はベッドサイドで心エコーです。これは右心室拡大、左心室圧排を見るだけなので1〜2分で終わります。その次に造影CTです。医師の手が空いている状況を見て、「心電図、血液ガス、準備できてます。今しますか？」と伝えます。医師も助産師も同じ方向に向かっていることが大事ですね。

●大動脈解離を疑う場合

　実際は、大動脈解離を疑うのは無理です。ただ、背中・胸部を痛がる場合には処置室に寝てもらい、「妊娠35週のAさんが、突然、背中・胸を痛がってます。血圧112/63、心拍86です」など、意識がしっかりしていればこれでよいです。医師が循環器内科にコンサルトするかどうか決めるでしょう。意識レベルが下がった急変時のOMIはもうお分かりですよね。

●ラテックスアレルギーを疑う場合

　「妊娠38週で陣発で来たAさんが、内診後に体が真っ赤になってます。苦しがってます。LDR2です」。アナフィラキシーショックに対して、当院では図4のようなエピペン®を救急カートに準備しています。ラテックスに限らず、体重15〜

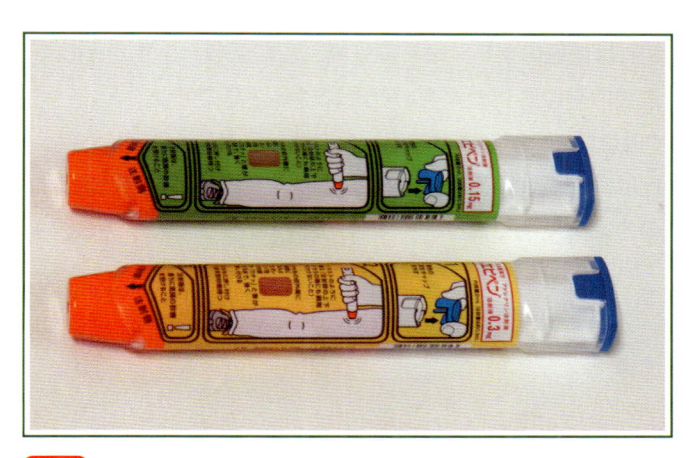

図4 エピペン®

30kg の人は緑のエピペン®を、体重 30kg 上の人は黄色のエピペン®を大腿四頭筋に筋肉注射します。急変時の OMI はもちろん同じです。

●周産期心筋症を疑う場合

　周産期心筋症は、急変時の対応というよりは、体重増加、呼吸苦で周産期心筋症を思い浮かべられるかどうかで決まります。心エコーをすれば診断はすぐにつきますので、これらの症状があるときには、その可能性がないかどうか医師に相談してみましょう。

●HELLP 症候群を疑う場合

　日頃から、妊産褥婦の心窩部痛から胸痛に対して、アセトアミノフェン、ブスコパン®を安易に使用しないことが最も大事です。妊娠高血圧症候群などがある場合には、評価のための採血を行い、分娩後 48 時間は再燃することを念頭に置いて血圧は小まめに測りましょう。夜間に増悪、急変することが多く、まずは助産師さんがバイタルサインの変化を見逃さないことが大事です。

妊産婦さん に使える 優しい 声かけ

- 妊娠中の下肢の血栓症は左足に多く、これが肺動脈に飛んだりします。脱水でも血栓症になりやすいので、妊娠初期も足の痛み、呼吸のしにくさには注意しましょう。
- 妊娠中の息切れは妊娠の後半、多くの妊婦さんに見られますが、むくみ、体重増加、頻脈など、週数の割に変化が大きいときには要注意ですよ。
- 背中の痛みや吐き気、心窩部痛があるときには、遠慮なく病院に電話してくださいね。
- 肺血栓塞栓症は、帝王切開術後、初回歩行のとき、トイレでいきんだときに一番起こりやすいので、心電図モニターは歩けるようになってから外しますね。

後輩助産師にひびく優しい説明

● 胸部症状は命にも関わることがあるから、ちょっとした症状でも気に掛けましょうね。そして、すぐに先生に伝えましょう。そのときに大事なのは、「急変が強く疑われる」ということが伝わる言い方です。もし、間違っていても問題なければ、それでいいのです。

● 胸部症状など急変が疑われる場合には、すぐに先生や周りのスタッフに応援を要請しながら、OMI（酸素、心電図、ルート確保）を準備することだけは身に付けましょうね。

CG-403

胸部症状 どう考える？

引用・参考文献

1）住江正大. ラテックスアレルギー. ペリネイタルケア（特集：初期対応から全身管理まで 母体急変時対応）. 34(10), 2015, 972-7.

2）Katsuragi, S. et al. Hypertensive disorder of pregnancy and maternal death. J. Matern. Fetal Neonatal Med. 2018 submiting data.

CG-404 羊水塞栓症 どんな病気？

浜松医科大学産婦人科講座　**小田智昭**　おだ ともあき

浜松医科大学 病院長・副学長　**金山尚裕**　かなやま なおひろ

基礎知識　羊水塞栓症

　そもそも羊水という物質は妊婦の子宮内に存在し、胎児を外界の刺激から保護しています。胎児の運動を容易にし、それに関係した発達を促進します。羊水は妊娠早期より存在し、妊娠の進行とともに増加します。妊娠後期の羊水量は約 800mL であり、妊娠 40 週以降はだんだん減っていきます。

　羊水塞栓症という病気の名前は、もともと今から 90 年ほど前にあった症例報告[1] に由来しています。呼吸苦からすぐに心停止して死亡した妊婦の肺から、胎児や羊水由来の成分が見つかったという報告でした。その後も 8 例の妊産婦の肺に胎児や羊水の成分を認めたという報告[2] もあり、「それらが肺の血管に詰まって（塞栓して）、呼吸ができなくなり、ショックになって死亡する」病気と考えられていました。しかし、現在ではこの考え方や、さらに「羊水塞栓症」という病名も適切ではない、という意見が多くを占めてきています。皆さんが持っているイメージとしては、「原因や病態はなんだかよく分からないけど、妊娠・分娩経過に問題がない妊婦さんであっても、突然発症して死に至る病気」くらいのものだと思います。原因や細かな病態に関しては、いまだ研究段階ですが、特徴的な臨床経過やチェックすべき検査項目は分かっているので、それらを紹介したいと思います。

CG 羊水塞栓症　どんな病気？

Answer 1　初発症状が「呼吸苦」「出血性ショック」の 2 タイプある

　妊娠中、分娩中、分娩後数時間以内に、

①突然、呼吸と心臓が止まる、②出血は止まらない、③分娩後は子宮が収縮しない

　簡潔に言うと、症状はこのようにまとめられます。医学用語ではそれぞれ「心肺停止」（発症初期はショック）、「DIC（disseminated intravascular coagulation：播種性血管内血液凝固）」、「子宮弛緩」と表します。

　典型的な臨床像を 2 つ紹介します。

●突然、呼吸停止、心停止するケース（心肺虚脱型羊水塞栓症）

妊娠中、分娩中、分娩後早期に呼吸苦が現れるケースです。「苦しい、苦しい」と訴えたり、または急に落ち着きがなくなったり、さらには意識がなくなったりします。SpO$_2$（経皮的酸素飽和度）が低下し、放っておけば必ず心停止し、母体は死亡してしまいます。破水後に突然、意識がなくなって、そのまま心停止してしまうこともあります。妊娠中や分娩進行中は、これらの症状に先立って胎児心拍数モニタリングで胎児徐脈が見られることが多く、また出生時の児の状態も悪い（Apger スコアが低い、臍帯動脈血 pH が低い）ことがよくあります。

胎盤娩出後には、子宮から、または産道裂傷部分からさらさらして固まらない血液が流れ続けます（DIC の所見）。採血すると、止血に必要なフィブリノゲン値（通常、妊娠後期で 400〜600mg/dL）を大幅に下回っている（150mg/dL 程度以下）ことがほとんどで、場合によっては低過ぎて測定できないこともあります。ほかの止血機能に関わるデータも、異常値ばかりとなります。再検査などで結果が出るまでに時間がかかることがよくあるため、検査部スタッフに、とりあえず第一報を出してもらいましょう。子宮は、マッサージしてもいつものような硬さにはならないことが多く、子宮収縮薬の効果もあまりありません。そのため、出血源である子宮に対して動脈塞栓術や摘出術を行わなければならないこともありますが、DIC がひど過ぎて手術をためらう状況になることもあります。

体全体にしっかり酸素を送るための呼吸管理、心停止したときには連携の取れた胸骨圧迫や薬剤投与、適応があれば除細動、大量輸血による止血機能の改善、出血源のコントロールという集中的な治療を、判断のタイミングを遅らせずに行うことが救命のカギです。不幸にも亡くなってしまった症例で病理解剖を行うと、肺血管に胎児や羊水由来の成分が認められることが多いです。

●分娩後出血性ショックになるケース（子宮型羊水塞栓症）

分娩後早期に、さらさらして固まらない血液が子宮の中や産道裂傷から流れ続け、出血性ショックになるケースです。採血すると、フィブリノゲン値が非常に低下しているというのは前述のケースと同様です。子宮収縮薬を大量に使っても、子宮底部はいつものように硬くなりません。出血が続くことで、ショックになってしまいます。

CG-
404
羊水塞栓症 どんな病気？

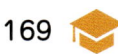

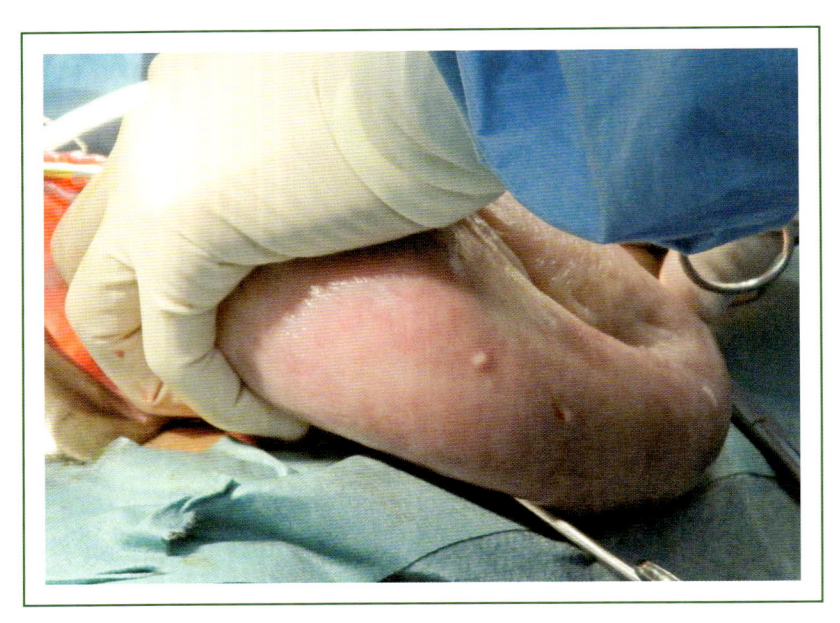

図1 術中子宮写真

　ところで、ショックインデックス（shock index：SI）についてはどのように計算するか覚えていますか？　分娩時には羊水の影響や血液が床にこぼれてしまうなどの理由で、出血量を正確に測定することが難しいため、ショックインデックスで輸血などの方針決定、出血量の推定を行います。忘れてしまった方は後述のAnswer 2をご覧ください。

　このケースでは、出生児についての多くは前述のケースほど悪い状態ではありません。しかし、母体は出血性ショックから意識消失、心肺停止になるリスクがあり、やはり輸血が必要で、動脈塞栓術、子宮摘出術などの止血術が重要です。このようなケースの子宮は、図1のように緩んでしまっています。分娩後の収縮した子宮は、通常、指で押してもへこむことはありませんが、写真の子宮はふにゃふにゃで指の痕が付いてしまっています。

＊　　　　　＊　　　　　＊

　前述の2つのケースは、初発症状こそ呼吸苦または出血性ショックと異なりますが、ひどいDICを合併すること、心停止する（し得る）こと、子宮収縮が得られないことは共通しています。現在は、病態として、アナフィラクトイド反応（肥

満細胞の活性化によるアナフィラキシーのような病態）が、羊水塞栓症の原因と考えられています[3]。

Answer 2 科の垣根を超えた医師とスタッフの集合が必要

羊水塞栓症の発症時に出会ってしまったとき、どうすればいいのでしょうか？生死を分ける要素は、①羊水塞栓症を疑えるかどうか（鑑別疾患に挙げられるか）、②迅速かつ的確に全身管理ができるかどうか、の2つにかかっています。

まず、母体の急変時に何が起こっているか理解できないと、羊水塞栓症を疑うことができません。妊娠中・分娩中・分娩後に息が苦しい、意識レベル低下、痙攣、ショック、分娩後に出血が続くという症状があれば、羊水塞栓症の初発症状かもしれないと考える必要があります。ほかにも肺血栓塞栓症や周産期心筋症、子癇発作などの可能性もあります。

次に行うことは、ドクターコールとスタッフを集めることです。人手が集まりにくいと感じたときには、ためらわずハリーコールして院内スタッフを集合させましょう。産婦人科だけでなく、麻酔科、救急科、循環器科、呼吸器内科・外科など、他科の医師が集まって得意とする分野を担当してもらうのがいいですね。現場の指揮官（コマンダー）は、産婦人科医師や救急医師、麻酔科医師などに任せましょう。産婦さんの病態の評価や、こうした方がいいのではないかという提案を含め、自分の意見を述べるのは重要ですが、コマンダーは一人に決めた方がスムーズな蘇生ができます。

産婦にバイタルサイン把握のためのモニター類を装着します。産婦のイベントや使用した薬剤、行った手技などを記録します。記録は症例検討など、後で振り返るときにとても重要です。救急のABC（airway：気道、breathing：呼吸、circulation：循環）を意識して対応します。つまり、異常な呼吸（いびきをかく、無呼吸）がないか観察し、血圧と心拍数を測定し、ショックインデックスを算出します（図2）。パルスオキシメータで SpO_2 を測

$$ショックインデックス（shock index：SI）＝ \frac{心拍数}{収縮期血圧}$$

図2 ショックインデックス（SI）
SI＝1は約1.5Lの出血量、SI＝1.5は約2.5Lの出血量と推測されます。なお、羊水塞栓症の発症初期では、血圧が低下しているにもかかわらず心拍数も低下していることがあるので注意してください。

（縦書き）CG-404　羊水塞栓症 どんな病気？

表 診察・検査・処置用物品リスト

診察用器具	検査・処置	輸液・輸血製剤
超音波診断装置 （経腹・経腟エコー）	術前一式採血管 （動脈血血液ガス用シリンジを含む）	代用血漿剤 （ボルベン®、サリンヘス®など）
大きい腟鏡（L型・産褥用クスコ腟鏡、ジモン腟鏡）	バイタル測定用器具 （体温計、血圧計、パルスオキシメータ、心電図モニター）	O型RCC、AB型FFPの在庫数確認 （異型輸血の可能性を考慮）
鑷子、頸リス鉗子、リスター鉗子	末梢点滴留置針 （なるべく18Gより太いサーフロー）	血液型に適合したRCCとFFPの在庫数確認
滅菌シーツ（清潔野作成用）滅菌ガーゼ（多め）	（中心静脈カテーテルキット）	（フィブリノゲン濃縮製剤）
消毒用綿球、膿盆	（骨髄針）	（遺伝子組み換え活性化第Ⅶ因子製剤：ノボセブン®）

定し、酸素を投与します。末梢静脈ルートから晶質液（ラクテック®、ヴィーンD®など）、できればサリンヘス®やボルベン®などの代用血漿剤を全開で投与します。しかし、輸液のみでは出血性ショックに対応できません。輸液は輸血までのつなぎと考えましょう。子宮収縮の状態をチェックし、流出している血液が凝固しているかどうか確認します。凝血塊が見られない場合には、DICになっている可能性が高いです。鼻出血、口腔内出血、皮膚の点状出血や出血斑、会陰切開部位の血腫がないか調べます。血液検査によるDICがあるかどうかの判断は、羊水塞栓症と診断する上で非常に有用です。

　可能であれば、診察、処置、検査に必要な物品は、あらかじめ用意しておいてください（表）。中心静脈カテーテルキットや骨髄針（末梢静脈ルートとして使用可能）は、万が一のときのために所在を確認しておいてください。輸血に関しては、搬送症例であれば前医に確認して産婦の血液型を把握しておき、輸血部に異型輸血を想定してO型RCCとAB型FFP、そして適合した血液型のRCCとFFPの在庫を確認してください。出血性ショックで搬送されてきた患者に、異型輸血をためらってはいけません。一刻も早い輸血が必要な場合には、輸血製剤と患者の血液型とを一致させることに固執しても患者の利益になりません。羊水塞栓症では、線溶系（凝固した血液を溶解する作用系）が急激に活性化するので、トラネキサム酸の

大量投与も重要と思われます。フィブリノゲン濃縮製剤やノボセブン®は、重篤なDICや大量出血に有効であるという報告がありますが、適応外使用、血栓形成のリスクがあり、使用には注意が必要です。

　呼吸の補助、または人工呼吸によりうまく全身に酸素が行きわたっている（酸素化できている）か、心停止した場合には心拍が再開するか、早くDICから離脱できるか、このあたりが羊水塞栓症発症急性期で生死を分けるポイントです。心拍が再開した場合でも、全身の酸素化が不良であれば心停止を繰り返す原因になり得ます。また、DICにより、体内も含め全身のどこからでも出血する可能性があり、エコーやCTで評価して、必要なら動脈塞栓術、開腹止血術を行います。これを複数回行わなければならないこともあります。このような全身の集中管理ができない施設や状況の場合には、無理をせず早急に高次医療施設に送るべきです。

後輩助産師にひびく優しい説明

- 羊水塞栓症は、急激に母児の状態が悪化し、死亡につながり得る疾患です。呼吸苦、意識障害、出血性ショック、心肺停止などの母体急変時には、まずはスタッフを集め、統制のとれた蘇生チームを素早くつくりましょう。

- 現場に居合わせたときにはなかなか体が思うように動きません。例えば、心肺停止の確認の仕方、覚えていますか？「意識がない」「呼吸していない」「頸動脈の拍動を触れない」の3つですね。一度勉強しても、繰り返さなければ忘れてしまいます。本症例のような母体急変時に迅速に対応するためには、日頃のトレーニングが欠かせません。

- 現在、産後の出血性ショックを含めた母体急変時の対応について、日本母体救命システム普及協議会（J-CIMELS）公認講習会などで学習することができます。ぜひ利用したいですね。

引用・参考文献

1）Meyer, JR. Embolia pulmonar amnio caseosa. Brasil-Medico. 40, 1926, 301-3.

2）Steiner, PE. et al. Maternal pulmonary embolism by amniotic fluid as a cause of obstetric shock and unexpected deaths in obstetrics. JAMA. 117, 1941, 1245-54.

3）Kanayama, N. et al. Amniotic fluid embolism : pathophysiology and new strategies for management. J. Obstet. Gynaecol. Res. 40, 2014, 1507-17.

CG-404

羊水塞栓症　どんな病気？

CG-405 胎児機能不全
何をすべき？

三重大学医学部産科婦人科学教室　**二井理文**　にいまさふみ

基礎知識 胎児機能不全と胎児評価

●胎児機能不全とは

　胎児機能不全（non-reassuring fetal status：NRFS）とは、妊娠中あるいは分娩中に胎児の状態を評価する臨床検査において「正常ではない所見」が存在し、「胎児の健康に問題がある、あるいは将来、問題が生じるかもしれない」と判断された場合をいいます[1]。

　胎児機能不全の原因は多岐にわたります（表1）。異常を早期発見することも大事ですが、胎児の状態が悪化する前に、早期対応することが重要です。

●妊娠中の胎児評価

　胎児機能不全を診断するための検査には、胎児心拍数陣痛図（cardiotocogram：CTG）、超音波断層法による biophysical profile scoring（BPS）などがあります。

　CTG は胎児の元気な状態を証明するのには優れていますが、元気でない（胎児機能不全）ことを明らかにするのは難しいと考えられています。①胎児心拍数基線が正常（110〜160bpm）、②胎児心拍数基線細変動が正常（中等度ある）、③一過性頻脈を認める、④一過性徐脈を認めない——の 4 つ全てが見られるとき、胎児は明らかに元気であるといえます。一方、極端に悪い状態である持続する徐脈、基線細変動の減少を伴う繰り返す遅発一過性徐脈や高度の変動一過性徐脈、遷延一過性徐脈などを除き、胎児機能不全の CTG の偽陽性（CTG の予測よりも実際は元気）は多いのです。

表1 胎児機能不全の原因

母体因子	胎児因子	臍帯因子	胎盤因子	子宮因子
低酸素症 低血圧 子癇 重症貧血	染色体異常 多胎妊娠 双胎間輸血症候群 血液型不適合妊娠	臍帯脱出 臍帯巻絡 臍帯真結節 臍帯断裂 臍帯付着部異常	絨毛膜羊膜炎 妊娠高血圧症候群 常位胎盤早期剝離 前置胎盤 糖尿病合併妊娠 過期妊娠	過強陣痛 子宮破裂

陣痛が始まる前の妊娠中は、子宮収縮がありませんので、その時に行う胎児心拍数モニタリングを特に non-stress test（NST）といいます。NST では 20 分以上モニターを着け、胎児が元気であることの確認を行います。BPS は、NST に加え、超音波検査で胎児呼吸様運動、大きい胎動、筋緊張、羊水量が正常にあるかを観察することで、より詳細に胎児の元気度を評価する方法です。

そのほか、超音波パルスドプラで、臍帯動脈や中大脳動脈、静脈管の血流などを評価する方法があります。これらは妊娠中の管理において有用な方法で、主に胎児発育不全や妊娠高血圧症候群などの胎児や母体の合併症があるときに行います。

●分娩中の胎児評価

分娩中の胎児評価は、主に胎児心拍数モニタリングによって行います。胎児機能不全を早期診断し、適切な対応を行わないと児が低酸素血症、酸血症となり、脳性麻痺につながる脳障害の危険性が増すため、正しい胎児心拍数モニタリングの判定がまずは大切です。

モニタリングの評価として、波形レベル分類が 5 段階あります（CG-304 を参照）。レベル分類は、基線（正常、徐脈、頻脈）、基線細変動（中等度、減少、消失、増加）、一過性徐脈の種類（早発、変動、遅発、遷延）と程度（軽度、高度）の組み合わせから判断します。また、例外としてサイナソイダルパターンがあります。レベル 3〜5 の場合、「胎児機能不全」と診断します[2]。

ここで一番重要な項目は、基線細変動です。一過性徐脈の出現にかかわらず、基線細変動が中等度であれば 98％の確率でアシドーシス（pH ＜ 7.15）は認めません。逆に、一過性徐脈の出現に基線細変動の減少や消失を伴うと 23％にアシドーシスを認め、胎児が危険な徴候といえます[3]。まずは基線細変動を、次に一過性徐脈を確認しましょう。さらに、モニタリング異常の背景にある病態を考え、病態に合った対応を心掛けることが大切です。

また、胎児には睡眠サイクルがあり、REM 睡眠期には一過性頻脈を認め一過性徐脈が出現しにくく、non-REM 睡眠期には一過性頻脈を認めず一過性徐脈が出現しやすいといった特徴があります。もし、non-REM 睡眠期などで、分娩中に胎児の状態を確認できない場合には、胎児振動音刺激（vibro- acoustic stimulation：VAS）や児頭刺激を行い、一過性頻脈や基線細変動の出現を確認しましょう。胎児刺激で一過性頻脈を認めれば、元気な状態といえます。

CG 胎児機能不全 何をすべき？

Answer 1 施設ごとにレベル分類に即した対応を決める

『産婦人科診療ガイドライン：産科編2017』では胎児心拍数波形分類に基づく対応と処置が、医師、助産師に分けて示されています（表2）[2]。行う対応はAからDに分けられています。助産師の対応として、A・Bは経過観察や医師への報告にとどまりますが、Cとなると、連続監視、医師の立ち会いを要請、急速遂娩の準備となります。Dでは、急速遂娩の実行、新生児蘇生の準備をしなければなりません。

ここで重要なのが、波形レベルごとに複数の対応が当てはめられているということです。例えばレベル4では、CまたはDが当てはめられています。施設によっては急速遂娩を実行するのに時間がかかる場合があります。その場合、レベル4で対応Dの急速遂娩の実行をしてもよいということになります。一方、超緊急帝王切開術（グレードA）ができる施設では、レベル5までは保存的処置や厳重監視下に、待ってもよいということになります。

このように対応には、幅が持たせてあるわけです。実際、どの程度でどうするのかといった対応は、各施設で事前に決めておいた方がよいです。

表2 胎児心拍数波形分類に基づく対応と処置（主に32週以降症例に関して）

波形レベル	対応と処置	
	医 師	助産師※
1	A：経過観察	A：経過観察
2	A：経過観察 または B：監視の強化、保存的処置の施行及び原因検索	B：連続監視、医師に報告する
3	B：監視の強化、保存的処置の施行及び原因検索 または C：保存的処置の施行及び原因検索、急速遂娩の準備	B：連続監視、医師に報告する または C：連続監視、医師の立ち会いを要請、急速遂娩の準備
4	C：保存的処置の施行及び原因検索、急速遂娩の準備 または D：急速遂娩の実行、新生児蘇生の準備	C：連続監視、医師の立ち会いを要請、急速遂娩の準備 または D：急速遂娩の実行、新生児蘇生の準備
5	D：急速遂娩の実行、新生児蘇生の準備	D：急速遂娩の実行、新生児蘇生の準備

〈保存的処置の内容〉一般的処置：体位変換、酸素投与、輸液、陣痛促進薬注入速度の調節・停止など。場合による処置：人工羊水注入、刺激による一過性頻脈の誘発、子宮収縮抑制薬の投与など。
※医療機関における助産師の対応と処置を示し、助産所におけるものではない。

（文献2より抜粋して引用）

Answer 2 何はともあれ保存的処置

医師の対応 B・C に、「保存的処置の施行」と「原因検索」とがあります。原因検索とは、何か今後重篤となるような異変がないか、超音波検査をしたり内診をしたりすることを指します。

保存的処置では、急速遂娩を必要としない軽度の胎児機能不全が疑われる場合や急速遂娩までの対応として、何はともあれ胎児蘇生を図ります。胎児蘇生を促す方法として、①母体体位変換、②母体への酸素投与、③リンゲル液の急速輸液、④子宮収縮抑制薬の投与、⑤人工羊水注入などの子宮内胎児蘇生法が推奨されています[4]（図）。

母体の体位変換では、左側臥位やセミファーラー位にします。すでに左側臥位の場合、右側臥位を試すことも有効な場合があります。これらは、臍帯圧迫の解除、母体の静脈還流改善を目的として行います。

酸素投与は、マスク法にて 100% 酸素を 10L/ 分で吸入させます。母体 PaO_2 を上昇させることにより、胎児血中酸素飽和度を上昇させます。急速静脈内輸液により母体血圧を保つことで、子宮胎盤血流量の増加を期待します。仰臥位低血圧症候群、無痛分娩時などの母体低血圧のときに有効です。

過強陣痛（子宮収縮）や臍帯圧迫が原因となって胎児機能不全になっていると考

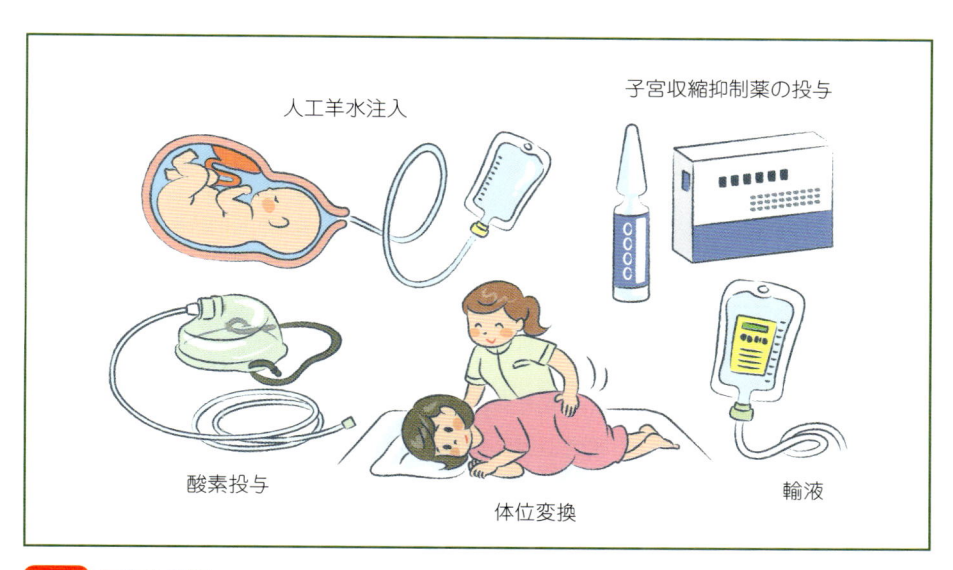

人工羊水注入
子宮収縮抑制薬の投与
酸素投与
体位変換
輸液

図 保存的処置

CG-405

胎児機能不全 何をすべき？

えられる場合には子宮収縮抑制を行います。子宮収縮薬を使用している場合には減量、中止とします。子宮収縮薬を使用していない場合や、強い抑制が必要な場合には、ニトログリセリン（1回60〜90μg、最大100μg投与）や塩酸リトドリン（1A50mgを5%ブドウ糖液500mLに溶解し300mL/時間で投与）を考慮します。

人工羊水注入は、人工羊水（生理食塩水）によって臍帯、胎児、胎盤あるいは子宮壁との間隙を広げることによって、一時的に臍帯圧迫を軽減させ、分娩中の高度変動一過性徐脈を軽減・消失させる目的で提唱された手技です。まず、人工破膜を行い、経腟的にカテーテルを挿入し、37℃に加温した生理食塩水を子宮腔内に10〜15mL/分の速度で200〜300mL注入します。

保存的処置で改善しない場合に、急速遂娩を行います。急速遂娩は、吸引・鉗子分娩、帝王切開術に大別されます。吸引分娩では、妊娠34週以降、児頭骨盤不均衡がないこと、子宮口全開大かつ既破水、児頭が嵌入していることが必須条件です。また、総牽引時間は20分以内で、牽引回数は5回までとしましょう。滑脱を繰り返す場合には、一つの手技に固執せず、鉗子分娩や帝王切開術などほかの方法に切り替えることが大切です。

Answer 3 常位胎盤早期剥離による胎児機能不全の対応

原則は急速遂娩ですが、常位胎盤早期剥離では母児の状況を考慮した上で臨機応変に対応しましょう。常位胎盤早期剥離は、まず疑うことが大切です。常位胎盤早期剥離では、予知、予防が困難であり、性器出血、腹痛、子宮収縮などの症状は、陣痛（切迫早産）と間違えやすいため注意が必要です。妊娠高血圧症候群、切迫早産、前期破水、絨毛膜羊膜炎、多胎などが背景にあり、前述のような症状がある場合には必ず鑑別に挙げましょう。胎児の状態を把握することが非常に重要なため、on goingで胎児の状態を評価することができる胎児心拍数モニタリングを連続的に行っておくことが強く勧められます[5, 6]。

母体DIC（播種性血管内血液凝固）が高度で、既に出血によりhypovolemia（血液量減少症）が疑われる場合には、母体の循環動態を輸血などで安定化させることを優先するとともに、それらの治療を急速遂娩と並行して行うことが推奨されます。また、高次医療施設への搬送も早期に決定することが考慮されます。

Answer 4 臍帯脱出による胎児機能不全の対応

　　臍帯脱出も予知することが困難ですが、羊水過多、前期破水、児頭骨盤不均衡、骨盤位、多胎、メトロイリンテル使用時などでは頻度が増えます。分娩前から超音波検査でこれらのリスクおよび臍帯下垂の有無を確認しておくことが重要です。臍帯脱出の際には、子宮頸管内や腟内に白色の構造物として臍帯が認められます。また、内診により臍帯を拍動のある索状物として触知します。挿入した内診指をそのままにし、その内診指により胎児先進部を挙上させたまま、緊急帝王切開術に移行します。

後輩助産師にひびく優しい説明

- 胎児心拍数モニタリングを正しく解釈しましょう。基線、基線細変動、一過性頻脈、一過性徐脈の種類によってレベル分類、その対応は全く変わってしまいます。
- 特に常位胎盤早期剝離の症状は、性器出血、腹痛、お腹の張りなど、陣痛と間違えることが多いため、最初から鑑別に挙げてモニターを確認しましょう。繰り返す遅発・変動一過性徐脈、基線細変動の減少・消失、徐脈、サイナソイダルパターンのときは早剝を疑いましょう。
- 胎児機能不全を早期発見できたら、看護師、助産師、医師など人を呼びましょう。一人でできることは限られているため、常にチームで対応するようにしましょう。
- 日頃から対応をシミュレーションして、物品準備、技術の習得、関わる人同士のコミュニケーションを図っておきましょう。新生児蘇生に関しても新生児蘇生法（neonatal cardio-pulmonary resuscitation；NCPR）の講習会などで習熟しておきましょう。

引用・参考文献

1) 山田俊. 胎児機能不全. 日本産科婦人科学会雑誌. 64(1), 2012, 6-8.

2) 日本産科婦人科学会／日本産婦人科医会. "CQ411 胎児心拍数陣痛図の評価法とその対応は？". 産婦人科診療ガイドライン：産科編2017. 東京, 日本産科婦人科学会, 2017, 283-9.

3) Parer, JT. et al. Fetal academia and electronic fetal heart rate pattern：is there evidence of an association? J. Matern. Fetal Neonatal Med. 19(5), 2006, 289-94.

4) 日本産科婦人科学会／日本産婦人科医会. "CQ408 正常胎児心拍数波形から突然高度徐脈（あるいは遷延一過性徐脈）を認めた場合の対応は？". 前掲書2. 270-3.

5) 関沢明彦. 常位胎盤早期剝離（早剝）の診断・管理は？. 日本産科婦人科学会雑誌. 60(9), 2008, 420-2.

6) Oyelese, Y. et al. Placental abruption. Obstet. Gynecol. 108(4), 2006, 1005-16.

CG-406 シミュレーションコース
受講すべき？

聖マリアンナ医科大学病院総合周産期母子医療センター 副師長、助産師 **深澤里枝** ふかざわりえ

基礎知識 周産期のシミュレーションコース

　シミュレーションとは、現実に想定される条件を取り入れて実際に近い状況をつくり出すこと、つまり模擬実験のことです。母体の急変対応に特化したプロトコルや救急セミナープログラムがあることをご存じですか？ 妊産婦死亡率を限りなくゼロに近くすることを目的に、日本母体救命システム普及協議会（Japan Council of Maternal Emergency Life-Saving System；J-CIMELS）が 2015 年に設立され、全国的レベルで標準的な母体救命法の普及に取り組んでいます。新生児については、「日本版救急蘇生ガイドライン 2015」に基づいた、新生児蘇生法（neonatal cardio-pulmonary resuscitation：NCPR）が普及していることはご存じかと思います。

　二つに共通することはシミュレーションコース !! では、なぜシミュレーションコースが必要なのでしょうか？ 新生児の約 10％が、出生時に呼吸し始めるために何らかの助けを必要[1] としています。また、妊産褥婦はいったん急変するとさまざまなショックの病態を呈し、一気に全身状態が悪化します[2]。皆さん、ひやっとしたことはありませんか？ 予定帝王切開術でのベビーキャッチの際に、泣かない児に焦りを感じたこと、順調に出産に至った産婦が、膿盆いっぱいにドバッと出血して、気付いたら意識がもうろうとしていたこと。

　胎児から新生児への呼吸循環動態の劇的な変化や、妊娠・分娩後における母体の循環動態の変化は、出産に立ち会う者にとって、時に怖さを痛感させられることがあります。頻度が多いわけではなく、予測がしにくいことから、臨床の現場での急変対応が難しいのです。

　看護学生時代を思い出してみてください。講義で勉強した後、演習で患者さん役や人形を使用し、何回も練習し、いざ実習という名の実践に臨みましたよね。洗髪や清拭でさえ、座学だけでいきなり実践に挑むことは難しかったはずです。新生児や母体の急変対応も看護学生の実践と同様です。私も実際、助産師として 2 年目に新生児や母体の急変といった場面に立ち会った際、頭が真っ白になり、実際の現場では体が動かなかった……という経験をしたことがあります。それをきっかけに、日頃どのようにしておけば、身に付けた知識を「いざ」というときに実践できるのだろうと考え、NCPR においては 1 年に 1 回は S コースを受け、自分の知識の確認とともに技術の鍛錬に励んでいます。

CG　シミュレーションコース　受講すべき？

Answer　受講すべき！（図）

『産婦人科診療ガイドライン：産科編2017』[3] の妊産婦の心停止への対応の項目でも、J-CIMELS の講習会参加が推奨されています。J-CIMELS のベーシックコースでは、分娩前後に起こり得る急変に対して、発生現場に居合わせたスタッフで適切な初期対応を行い、適切に高次医療施設に搬送できるようにするための講習を開催しています。コースの中ではさまざまな状況を設定し、実践的なトレーニング、つまりシミュレーションを行います。

シナリオに合わせてシミュレーションを行いますが、講習生は医師・看護師・助産師役になり、コースに参加することとなります。実際にコースに参加することで、急変時の多職種連携、チームワークの必要性やコミュニケーションの重要性に気付くことができます。シミュレーションの特徴は、模擬的な環境の中で学習することから、学習者・患者の安全が保障されていることです。

「頭では分かっていても体が動かなかった」「全く違う対応をしてしまった」などの失敗はシミュレーション中にも起こり得ます。その失敗からの気付きが大切で、

◆学習者・患者の安全が保障されている
◆成功体験が得られる
◆失敗から学ぶことができる
◆いろいろなことにチャレンジできる
◆まれな症例も模擬体験できる
◆多職種連携・チームワークの必要性を学べる
◆リーダーシップ・メンバーシップを習得できる
◆コミュニケーションの重要性を学べる

実際の現場に結び付く学習効果

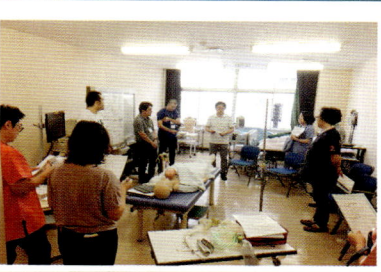
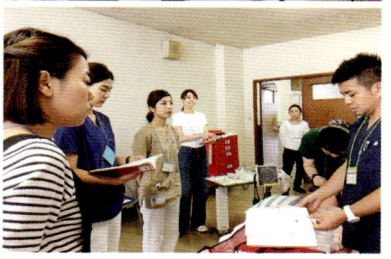

図　シミュレーションコースのメリット

失敗から学ぶことの方が多いかもしれません。失敗を恐れずにいろいろなことにチャレンジできる環境がある、それがシミュレーションコースのメリットです。シミュレーションでさまざまな急変への対応を身に付けることで、いざという実際の現場でも、あなたの知識や技術が生かされることと思います。

　私の所属する総合周産期母子医療センターでは、全助産師がJ-CIMELSベーシックコースを受講しました。その後の母体急変対応では、それまでとは違う「あうんの呼吸」を感じました。医療の現場では、個人の力だけでなく、複数のスタッフや多職種連携によるチーム力が必要であるため、チームでの対応をトレーニングすることが重要です。皆さんが同じ職場で働く同僚や先輩・後輩・医師と一緒にJ-CIMELSを受講することで、自施設での母体急変時対応の体制を整備し、互いの連携を深め、実際の現場に生かしていただけたらと思います。

後輩助産師にひびく優しい説明

- アルゴリズムの図を見たことありますか？　新生児の蘇生法についてアルゴリズムがあってね、出生直後のチェックポイントでは、今回の児はどのように判断できたと思う？　どこの部分ができていなかったと思う？　できていた部分はどこかな？　アルゴリズムを見れば振り返りやすいですよ。
- 急変、怖かったよね。母体の急変対応に特化した救急セミナープログラムがあって、習うより慣れろのシミュレーションコースなんだって。一緒に行って勉強してみない？

引用・参考文献

1) 細野茂春監修. "新生児蘇生法（Neonatal Cardio-Pulmonanary Resuscitation；NCPR）普及プロジェクト". 日本版救急蘇生ガイドライン2015に基づく新生児蘇生法テキスト. 第3版. 東京, メジカルビュー社, 2017, 12-6.

2) 日本母体救命システム普及協議会ほか. "はじめに". 産婦人科必修　母体急変時の初期対応. 第2版. 大阪, メディカ出版, 2017, Ⅴ.

3) 日本産科婦人科学会／日本産婦人科医会. "CQ903-1 突然発症した妊産婦の心停止（状態）への対応は？". 産婦人科診療ガイドライン：産科編2017. 東京, 日本産科婦人科学会, 2017, 440-5.

第3部
産後のクリニカル・ギモン

- 新生児疾患のギモン
- 母乳・乳腺のギモン
- 保健指導・メンタルヘルスのギモン

CG-501 新生児呼吸窮迫症候群（RDS）どんな病気？

聖マリアンナ医科大学新生児科 准教授　北東　功　ほくとういさむ

基礎知識 **RDS**

　肺は主に空気の通り道である気道と、ガス交換をする肺胞から構成されています。胎児の肺は肺水で満たされていますが、出生すると第1啼泣とともに肺水は一気に吸収され、肺胞が空気で満たされ呼吸ができるようになります。正常な肺胞の構造を図1に示します。肺胞は、息を吐いた後も完全につぶれることはなく、空気が残っています。空気を少し肺胞に残すことで、息を吸うときに肺が膨らみやすくなるため、生理的にこのようになっているのです。新生児呼吸窮迫症候群（respiratory distress syndrome；RDS）とは、図2の

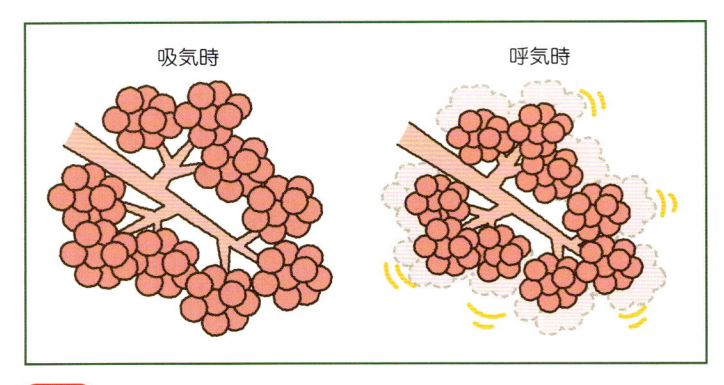

図1 正常な肺胞構造

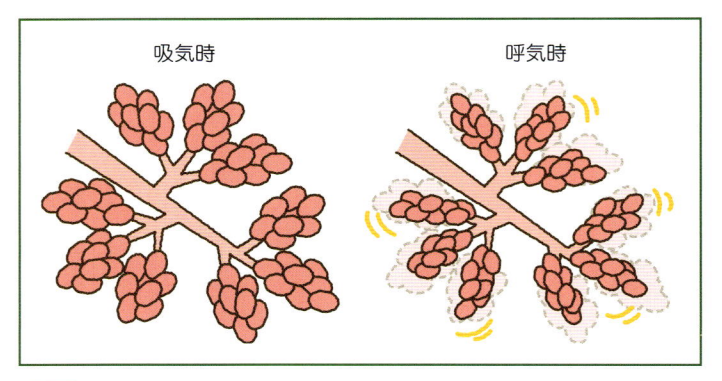

図2 RDS の肺胞構造

RDS の肺胞構造に示すような原理によって、肺胞内に空気が残らず、肺が膨らみにくくなり、赤ちゃんがうまく呼吸できなくなる病気です。

●RDS の発症メカニズム

　肺胞内で空気中の酸素が血液中に取り込まれますが、酸素は肺胞内のわずかな水に溶け込み、それが血管内に吸収され、血液中に取り込まれる仕組みになっています。肺胞に水がなければガス交換はできないのですが、水は強い表面張力を持っており、肺胞の面積を常に最小にしようと頑張ります（図 3a）。これでは、息を吐いた後に肺胞内に空気が残りません。それを防ぐために、肺呼吸する生物は、肺胞内で肺サーファクタントという物質を産生・分泌し、水の表面張力を低下させるという対策をとっています（図 3b）。RDS は、その肺サーファクタントが不足することにより発症します。肺サーファクタントが不足して肺胞の表面張力が高くなれば、肺胞は膨らみにくくなり、息を吐いたときにはつぶれてしまいます。

　前述のように RDS は、肺サーファクタントを産生ないし分泌することができない赤ちゃんに発症します。肺サーファクタントの産生・分泌は、肺胞内の一部の細胞が担っています。その細胞が肺胞内に現れるのは、在胎 22 週あたりからとされています。しかし、現れた細胞は、肺サーファクタントを細胞内に蓄えるのみで分泌しません。それを肺胞内に分泌し始めるのは在胎 34 週ごろからとされています[1]。従って RDS は、早産児、特に在胎 35 週未

CG-
501

新生児呼吸窮迫症候群（RDS）どんな病気？

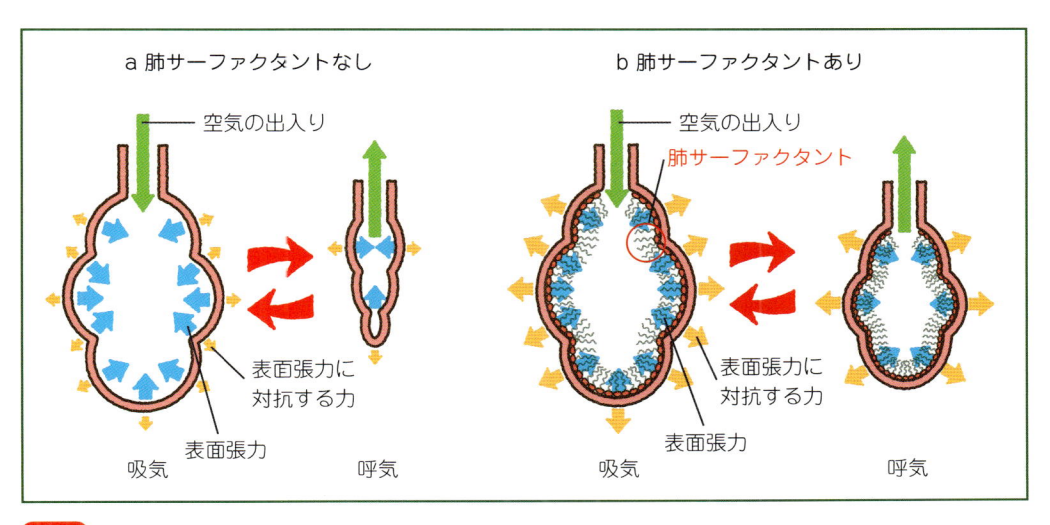

	a 肺サーファクタントなし	b 肺サーファクタントあり
	空気の出入り	空気の出入り　肺サーファクタント
	表面張力に対抗する力	表面張力に対抗する力
	表面張力	表面張力
	吸気　　呼気	吸気　　呼気

図3 肺胞での肺サーファクタントの作用

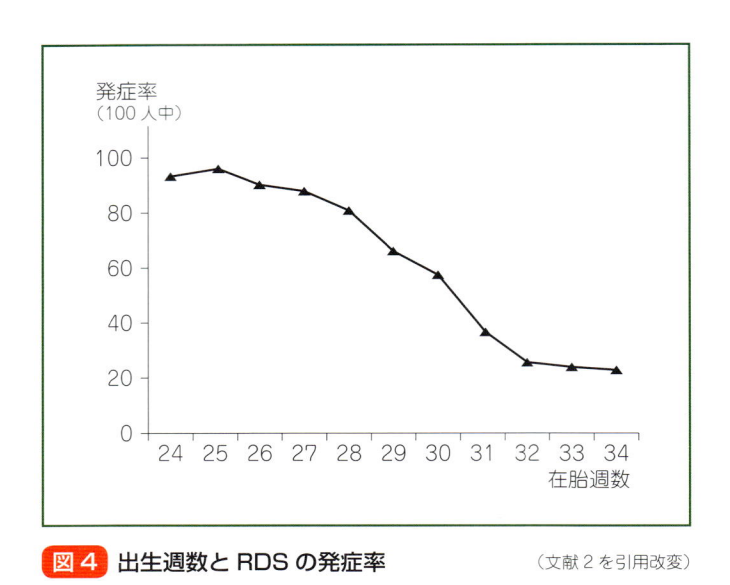

図4 出生週数と RDS の発症率　　　　　（文献 2 を引用改変）

満の児がリスクファクターとなっており、早産であればあるほど発症率が高くなります（図 4）[2]。

●RDS の治療法・予防法

　RDS の治療としては、酸素投与や人工呼吸を行うこともありますが、最も有効な治療は人工肺サーファクタントの気管内投与です。予防法としては、在胎週数が経過すれば肺サーファクタントが分泌されるようになりますので、早産にならないようにするということに尽きます。しかし、RDS が疑われるような早産での出生が避けられない場合には、母体に副腎皮質ステロイド薬（ベタメタゾン）を 24 時間ごとに 2 回投与すると、RDS の発症が抑制されることが知られています。ステロイド薬が胎児の肺に作用して、肺サーファクタントの産生・分泌を促進させることで有効性を発揮します。従って、出生までにステロイドを投与して数日経過していることが大切です。

CG 新生児呼吸窮迫症候群（RDS）どんな病気？

Answer 1 在胎36週まではRDSが発症する可能性はある

在胎36週までは、RDSが発症する可能性があります。また、母体が基礎疾患を有する場合には、正期産でも発症する可能性があります。

在胎32週以降はRDSを発症するリスクが減少するとされていますが、発症がなくなるわけではありません。一般的には、在胎34週ごろには6%に減少し、36週にはおおむね1%近くに低下し、在胎37週以降は統計的にはかなりまれな発症頻度となります（図5)[3]。

しかし、いわゆる正期産であってもRDSの発症はゼロにはなりません。特に、母体が糖尿病で治療がしっかり受けられていない場合には、正期産児であってもRDSを発症しやすいといわれています。その原因は、以下の通りです。①母体が高血糖になると胎児は高血糖に曝されることとなります。②それに対応するため胎児は血糖を下げる必要が生じ、インスリンを多量に分泌します。③インスリンは肺サーファクタントの産生・分泌を低下させます。

また、非常にまれな疾患ですが、肺サーファクタントを構成する蛋白質の遺伝子異常によって、正期産児でもRDSを発症することがあります。また横隔膜ヘルニ

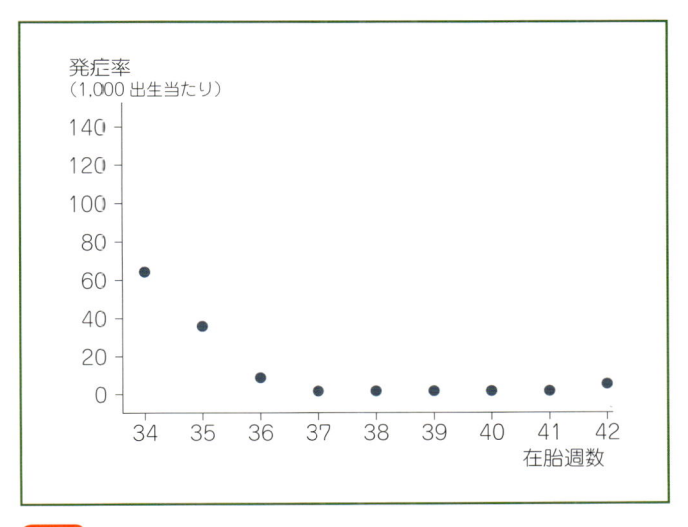

図5 Late preterm以降のRDS発症率 　（文献3を引用改変）

アや羊水過少などが原因で肺の形成が悪い場合（肺低形成）には、肺サーファクタントの分泌も低下しているため、RDS が発症することも多いです。

Answer 2 正期産の児でも、RDS 様の症状を呈する可能性がある

　厳密な意味での RDS ではありませんが、新生児一過性多呼吸、先天性肺炎、胎便吸引症候群などの疾患では、肺サーファクタントの分泌は正常であっても、肺からの分泌物や胎便によって肺サーファクタントがダメージを受けて、機能が低下してしまうことがあります。その場合、早産児や成熟児にかかわらず、RDS と同様の症状を呈します。

妊産婦さんに使える優しい声かけ

- この病気は、早産の子どもによく見られる呼吸の病気です。肺が未成熟で、膨らみにくくなるために発症します。ガス交換がうまくできないため呼吸が苦しくなります。
- 正期産で生まれた赤ちゃんが RDS を発症するのはまれなことです。この場合、何かほかに原因がないかを調べる必要があるかもしれません。
- 治療としては、人工呼吸や酸素投与を行います。また、人工肺サーファクタントという薬を気管内に投与することが、治療として有効です。
- 少し早産で生まれた赤ちゃんで、RDS だけが問題であれば、適切な治療により後遺症を残すことはほとんどありません。しかし、妊娠 20 週台前半で生まれた赤ちゃんは、多くの臓器が未熟なため、たくさんの問題が生じます。呼吸に関しても、たとえ RDS を克服したとしても、人工呼吸管理が長引くことがあります。

引用・参考文献

1) Gluck, L. et al. The interpretation and significance of the lecithin-sphingomyelin ratio in amniotic fluid. Am. J. Obstet. Gynecol. 120(1), 1974, 142-55.
2) Sharma, P. et al. Comparisons of mortality and pre-discharge respiratory outcomes in small-for-gestational-age and appropriate-for-gestational-age premature infants. BMC Pediatr. 4, 2004, 9.
3) Anadkat, JS. et al. Increased risk for respiratory distress among white, male, late preterm and term infants. J. Perinatol. 32(10), 2012, 780-5.

CG-502 小児外科疾患
手術法は？

聖マリアンナ医科大学小児外科 教授　**北川博昭**　きたがわ ひろあき

基礎知識 胎児診断と胎児治療

●胎児診断

　お腹の赤ちゃんに異常がないかどうかを診断する方法を「胎児診断」といいます。最も一般的な方法は、妊娠中の母体を通じて出生前に胎児の状態を知る検査です。妊娠が疑われた場合に母親は産科を受診しますが、そこで胎児の情報を得るためにお腹に超音波を当てて赤ちゃんの状態を知ることができます。胎児の数、胎位、胎盤の位置、羊水の量などの情報を得ることができます。妊娠5週の後半から心臓の拍動も分かります。妊娠6～8週になると胎児を確認することができます。妊娠11週ごろには顔の形態が分かり、唇裂や口蓋裂などの診断もできます。妊娠12週では脊髄の形態も確認することができます。男の子か女の子かの診断もできます。また、胎児超音波検査で異常が疑われ、さらに詳しく調べなければならないときには、羊水を採取して染色体などを調べる検査もあります。最近では、母体血胎児染色体検査（noninvasive prenatal genetic testing：NIPT）といって、母親の血液から胎児の染色体異常の有無が分かる検査も行われています。

●羊水の役割

　胎児は、子宮の中で羊水に浮いて生活していますが、この羊水は胎児尿から作られます。赤ちゃんの腎臓に問題が認められる場合には、羊水の量が少なくなります。また、食道がつながっていない食道閉鎖症では羊水を飲むことができないので、羊水過多を呈します。羊水が少なくなると肺の低形成が起こり、胎児が子宮に圧迫されてしまうなどの障害が起こります。このように、超音波検査では胎児の形態だけでなく、羊水量から胎児の抱えている病態を推測できます。胎児診断が可能な消化管疾患の代表は、食道閉鎖症、十二指腸閉鎖症です。これらの疾患では、赤ちゃんが羊水を上手に飲むことができないため羊水量が増え、羊水過多を呈します（図1）。

●胎児診断される小児外科疾患

　胎児超音波検査で診断が可能な消化管疾患から説明します。食道閉鎖症では羊水が飲めな

CG-502

小児外科疾患 手術法は？

いため、上部食道が拡張し、胃に羊水が入らないので胃が小さくなります。十二指腸閉鎖症では、胃と十二指腸弓部が拡張して2つの拡張した消化管を認め、これをダブルバブルサイン（double bubble sign）といいます（図2）。また、消化管閉鎖で、腸管穿孔を起こした赤ちゃんでは胎便が腹腔内に漏れ、胎便性腹膜炎になります。このときには腹腔内に石灰化が認められます。

胸部の異常では、横隔膜に穴が空いて胃、小腸、肝臓が胸腔内に入り、肺の低

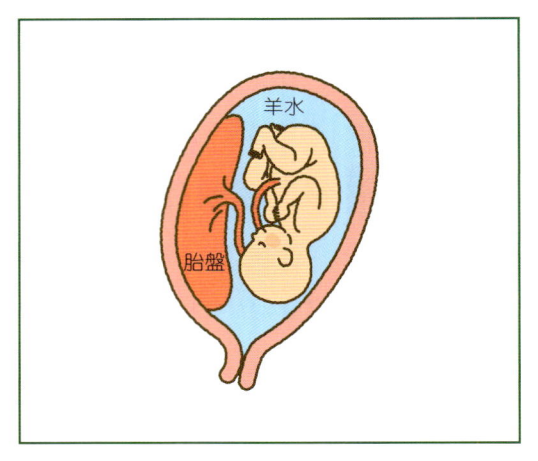

図1 胎児と羊水
胎児は羊水中に浮いており、腎機能が低下すると羊水過少、消化管の閉塞があると羊水過多となる。

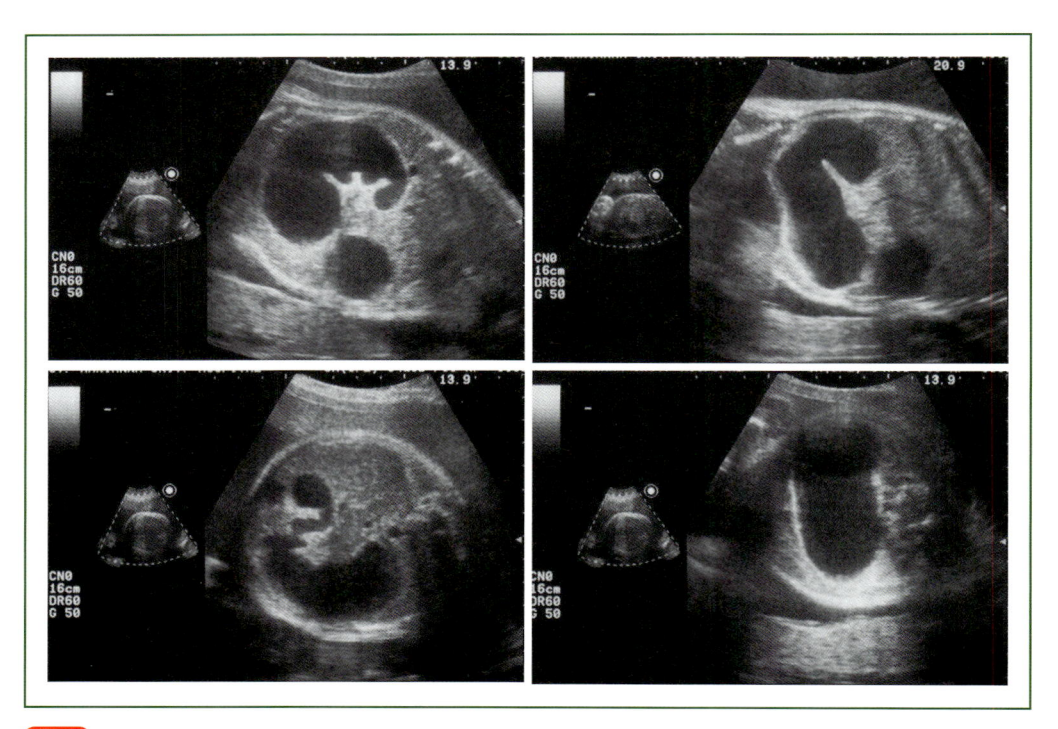

図2 十二指腸閉鎖症
胎児超音波検査で拡張した胃・十二指腸が認められる。

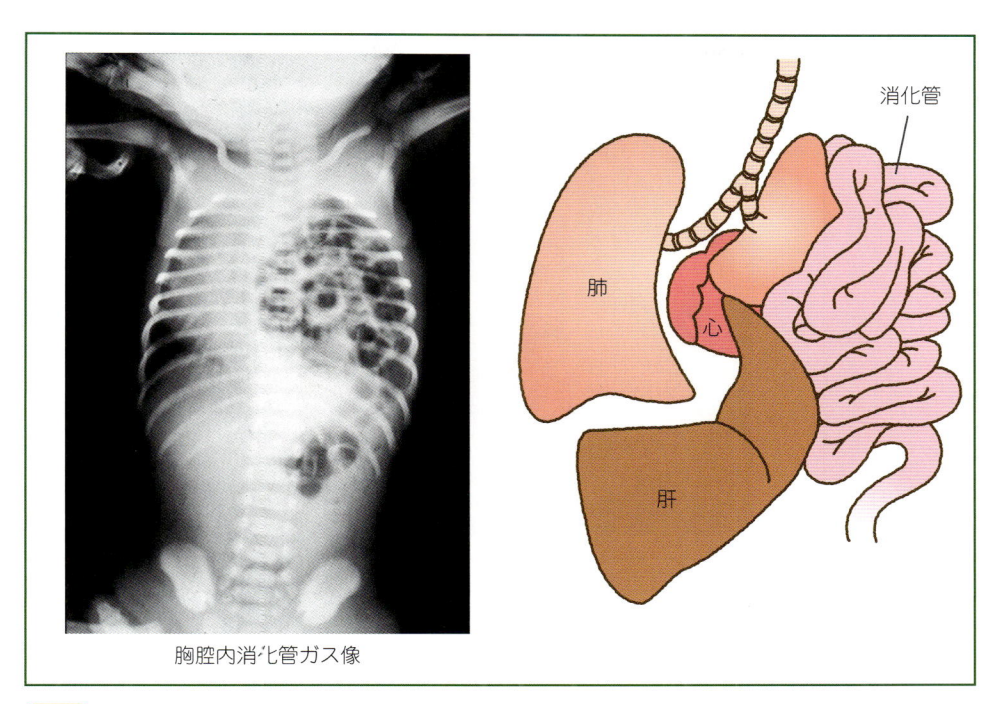

胸腔内消化管ガス像

図3　横隔膜ヘルニア
左の横隔膜ヘルニアで胸腔内に消化管のガスを認める。

形成を呈する先天性横隔膜ヘルニアが代表的です（図3）。また、肺に大小さまざまな囊胞が形成され、肺の機能を廃絶させる先天性囊胞性腺腫様奇形（congenital cystic adenomatoid malformation：CCAM）があります（図4）。

腹壁の異常では、消化管がお腹の外に脱出している腹壁破裂や、臍帯の中に消化管が脱出している臍帯ヘルニアなども胎児診断することができます（図5A・B）。そのほか、水腎症、尿道が閉鎖する後部尿道弁、背中の脊椎の一部が欠損する髄膜瘤などは、胎児期に診断することができます。

超音波検査で出生前診断できない、あるいは、しにくい疾患に後述する鎖肛があります。消化管の一番末端の肛門部の腸管の閉塞です。羊水を飲んでも小腸で吸収され、腸管の拡張や羊水過多を呈さないために胎児診断は難しいです。

●胎児治療

「胎児治療」とは、放置すれば死産したり、生後まもなく死んでしまう重い病気を、胎児

CG-502

小児外科疾患 手術法は？

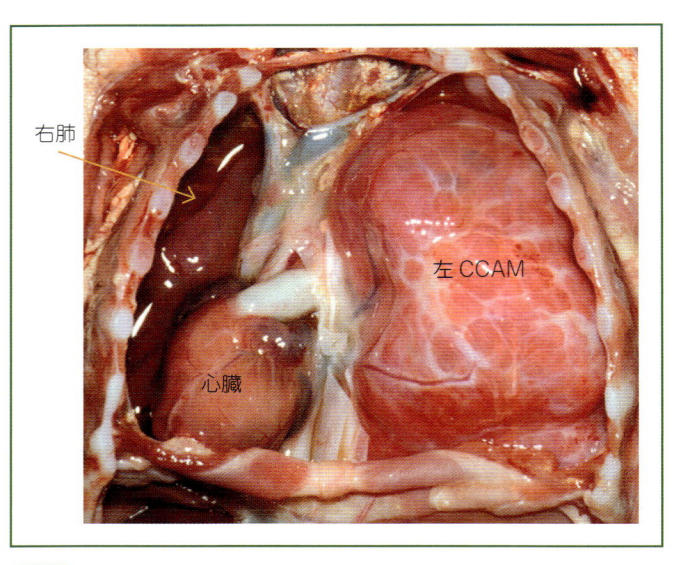

図4 CCAM

左の CCAM で心臓を右側に圧迫している。

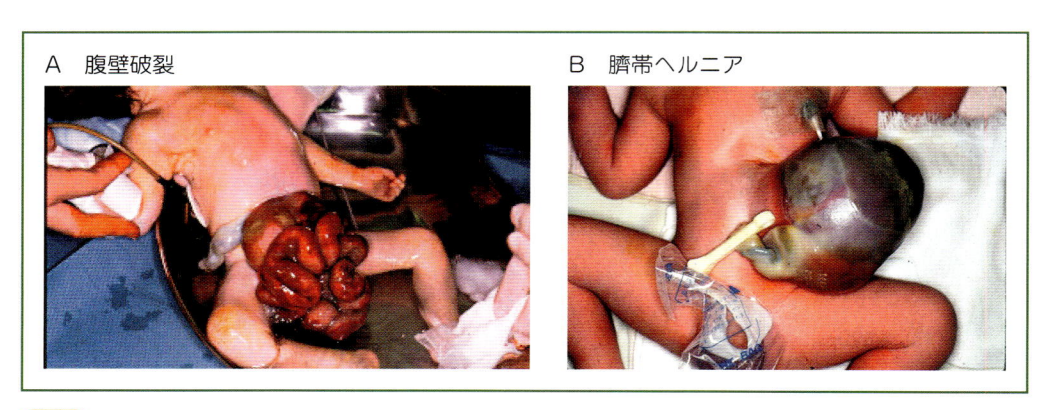

A　腹壁破裂　　　　　　　　　　　　　B　臍帯ヘルニア

図5 腹壁異常

腹壁破裂で腸管が体外に脱出している。B は臍帯ヘルニアで臓器が羊膜に覆われている。どちらも体温が低下しやすい。

のうちに治そうという治療法です。母胎外から子宮内に器具や注射針を入れて手術をしたり、薬物投与や輸血を行う母胎内治療と、胎児を一時的に母胎外に取り出し、本格的な手術をして再び戻す母胎外治療があります。胎児治療の適応となる疾患は、超音波や羊水、胎児血液の診断技術の発達によって診断が可能になりましたが、母胎や胎児に与える影響については

未解明な部分もあります。

　胎児治療の歴史は、1960年代に貧血の胎児に輸血を試みたのが最初とされています。お腹の赤ちゃんの貧血が進行した場合、子宮の中にいる赤ちゃんの臍帯に針を刺して輸血をするわけですが、胎児は小さいため困難を極めました。その後1980年代になると、超音波機器の進歩により胎児の異常が正確に診断できるようになり、子宮内での治療が行われるようになりました。赤ちゃんの腎臓が拡張している、肺に嚢胞がある、胸の中に消化管が見えるなど、妊婦健診時に行う超音波検査で赤ちゃんの体の異常が見つけられるようになり、治療可能かどうかが議論されるようになりました。

　2000年代になってからは内視鏡を用いた治療が盛んになり、2013年から日本でも横隔膜ヘルニアにおいては胎児鏡を用いたバルーン気管閉塞術（fetal endoscopic tracheal occulusion：FETO）と呼ばれる治療が行われるようになりました。

CG 胎児診断される疾患と手術法は？

Answer 1 口唇裂・口蓋裂

　口唇裂とは、口唇（くちびる）に披裂が生じる先天性の病気です。顔面は、妊娠初期に複雑な発生の過程を経て形成されますが、胎生期第4〜7週ころに前頭突起と左右の上顎突起とが癒合して上口唇ができます。この癒合が障害されると、口唇裂になります。手術は生後3カ月ごろで、体重が5kgの時点で行います。

　口蓋裂は口と鼻とを隔てている上あご（口の蓋）に亀裂が生じる病気です。妊娠8〜12週ごろに口蓋が形成されますが、その過程で異常が起これば口蓋裂となります。こちらは1歳前後で手術を行います。どちらも胎児期の超音波検査で診断できることが多いです。胎児期に治療する必要はなく、生まれた後の手術で改善します（図6）。

Answer 2 食道閉鎖症

　生まれつき食道が閉鎖している病気です。気管と食道は前腸由来で同一原基から発生し、胎生4〜7週で分離しますが、この過程の形成異常です。上部食道が盲端に終わり、下部食道が気管と交通する形態が多いです。生まれる前の検査で、羊水過多や上部食道の拡張所見から診断できます。生まれた後、胃管が挿入できないこ

CG-502

小児外科疾患 手術法は？

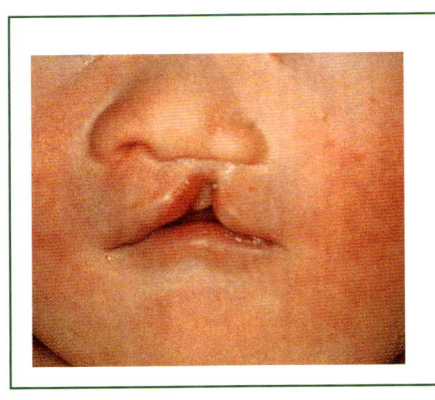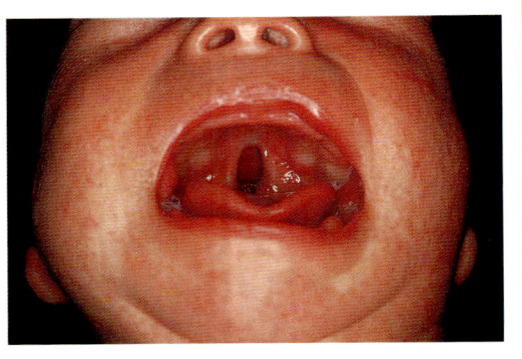

図6 口唇裂・口蓋裂

口唇裂は口唇に亀裂があり（左）、口蓋裂は口の中の天井に当たる口蓋の裂である（右）。
（橋本武夫．"口唇・口蓋裂""鰓弓症候群"．新生児疾患カラーアトラス．大阪，メディカ出版，2014，181・133．より転載）

とから本症を疑い、チューブが食道盲端でUターンする像がX線画像で認められます。

　通常は、生まれて数日以内に上部食道と下部食道とを吻合します。上部と下部の食道が離れていて距離がある場合には、一期的に吻合することができません。そのようなときには、胃瘻を作り、ミルクを注入できるようにします。その後、食道の延長術を行い、生後数カ月で上部と下部の食道が吻合可能なようにします（図7）。

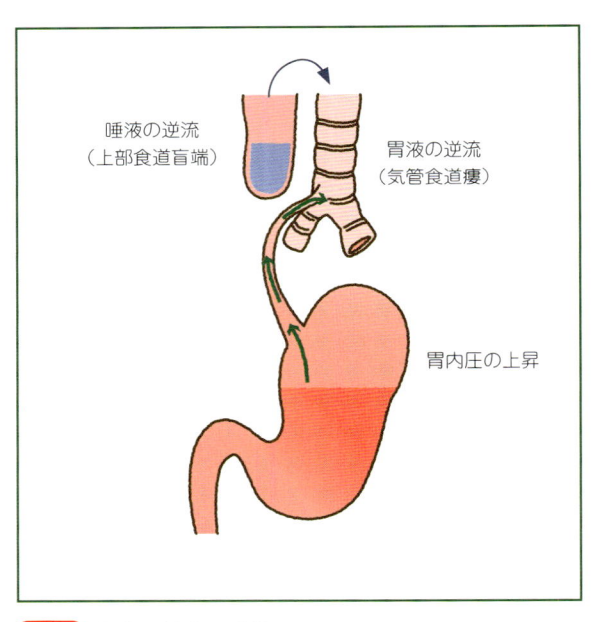

図7 食道閉鎖症：症状

食道閉鎖症では、気管食道瘻を伴っている場合が80%以上である。

Answer 3 先天性嚢胞性腺腫様奇形（CCAM）

　CCAM とは、日本語で先天性嚢胞性腺腫様奇形といいます。肺の一部が嚢胞状になる良性腫瘍で、嚢胞が大きいものから非常に小さいものまでさまざまです。胸腔内で心臓や正常肺を圧迫するために、胎児期や出生後にさまざまな問題を引き起こすことがあります（図4）。

　嚢胞が大きく胎児期に心不全を呈する場合には、胎児期に穿刺で嚢胞を小さくして心臓の圧迫をとり、嚢胞を胎児期に切除する治療も行われています。日本では胎児期での肺の切除は1例だけ行われました。出生後にチアノーゼなどが出現した場合には、緊急手術で肺の一部を切除しなければなりません。胎児診断され、肺の低形成が予見できる症例の場合には、出生後に緊急手術による肺切除が可能な施設に母体搬送し、出産することが安全だと思います。

Answer 4 先天性横隔膜ヘルニア（CDH）

　先天性横隔膜ヘルニア（congenital diaphragmatic hernia：CDH）は、胎生8週ごろ、腹側と背側からできる横隔膜の癒合が不完全で穴が空いているため、この穴から小腸、大腸、胃、脾臓、肝臓が胸に入り込み、肺を圧迫するために肺低形成が起こるといわれています（図3）。

　出生後24時間以内の発症例では、予後が不良になります。また、出生後の治療では肺低形成になった肺を元に戻すことができません。そこで、胎児鏡下バルーン気管閉塞術（FETO）と呼ばれる方法で、妊娠30週前後に胎児鏡を用いて胎児の気管内にバルーンを留置します。そして、肺自体から産生される肺胞液を肺内に貯留させることで、肺の拡張を促す治療です。そのため胎児診断された症例では、FETO の適応があるかどうか、出生後に小児外科医が横隔膜修復術を行うことができるかどうか調べてみる必要があります。

Answer 5 腹壁破裂・臍帯ヘルニア

　新生児の腹壁異常は、腹壁破裂と臍帯ヘルニアとに大別されます（図5）。両者とも出生前診断が可能ですが、腹壁破裂は赤ちゃんのおへその右側の腹壁に穴があいているために、本来お腹の中にあるはずの臓器（小腸・胃など）がお腹の外に飛

CG-502

小児外科疾患 手術法は？

び出した状態で生まれる病気です。一般的に予後良好といわれています。それに対して臍帯ヘルニアは、重篤な染色体異常や多発奇形を合併する症例も多く、合併奇形を伴った場合には一般に予後不良といわれています。特に肝脱出を伴う巨大臍帯ヘルニアや body stalk anomaly といわれている脊椎奇形を伴った症例の予後は極めて不良です。

これらの腹壁異常では、消化管が腹壁外に出ているため体温の低下が著しく、出生後すぐに緊急手術をして脱出臓器をお腹の中に戻すか、皮膚または人工膜で脱出臓器を覆わなければ、早期に死亡することが多いといわれています。そのため出生後、外科対応可能な施設で出産することが望ましいです。

Answer 6 直腸肛門奇形（鎖肛）

鎖肛は、新生児外科疾患で最も多い病気で、5,000 出生に 1 人の割合で発生します。胎生 4 週ごろ、後腸末端部に総排泄腔（cloaca）を形成し、その後、前方の尿生殖洞（urogenital sinus）と後方の肛門直腸管（anorectal canal）の 2 つの腔に分かれます。この分離過程の異常でお尻に肛門が開いていない場合に鎖肛と呼ばれます（図 8A）。鎖肛は、直腸と尿道との間に交通があるタイプや小さな穴（瘻孔）で外界と交通している症例などさまざまです。鎖肛の患児は肛門がないだけでなく、肛門を閉める括約筋の量が少なく、括約筋を動かす神経の異常も合併することがあります（図 8B）。

治療は、手術により良好な排便機能を獲得することです。そのために肛門挙筋を最大限利用するよう工夫して手術を行います。生まれた後 12 時間ほどは通常に管理し、直腸の盲端の位置がどの高さかを調べて、人工肛門を作るかどうか決めることが重要です。鎖肛では、生まれてすぐに治療が必要なわけではないので、慌てないで半日の間に小児外科医を探せばよいです。

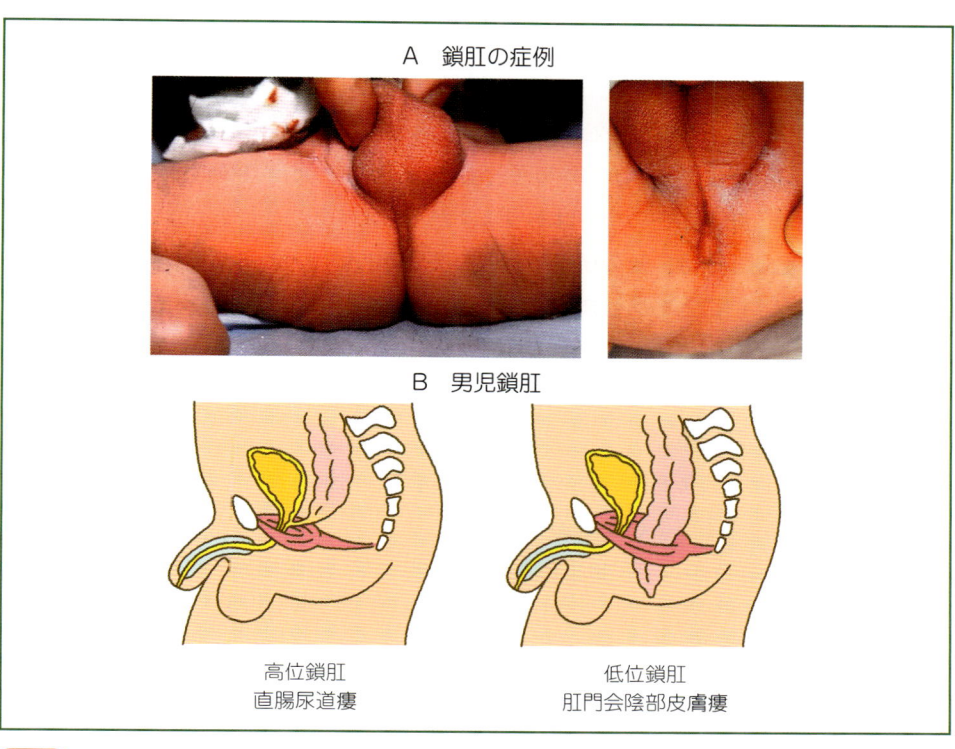

A　鎖肛の症例

B　男児鎖肛

高位鎖肛
直腸尿道瘻

低位鎖肛
肛門会陰部皮膚瘻

図8 鎖　肛

鎖肛の外見は、お尻の穴が見えないことである。Bの図に示すように、排便をコントロールする筋肉を通過しているかどうかで、高位、中間位、低位に分類される。

後輩助産師にひびく優しい説明

● 小児外科疾患が診断された場合に、絶望感に悩まれるご家族がいます。治療ができる疾患と治療ができない疾患がありますが、小児外科的な疾患は手術によって治療することができます。異常がある子どもであっても、その子どもの未来は無限です。

● 手術で治療できることにはまだまだ未来があります。諦めないで、一緒に家族で見守っていけるようなアドバイスが必要です。不安にならないよう、多くの知識を持って正しい情報を患者さんに伝えましょう。

● 腹壁破裂や臍帯ヘルニアは、出産後に母親が対面したときに大変衝撃を受けることが多いです。出産前に十分にそのことを話し、絶望感のある気持ちで出産に臨まなくて済むようなお話が必要です。

CG-502

小児外科疾患 手術法は？

妊産婦さんに使える優しい声かけ

- 胎児診断されても、出生後の治療で通常の生活を過ごせる疾患がたくさんあります。出産まで産科、新生児科、小児外科医とよく話し合い、万全の準備で臨みましょう。
- 出生前診断は、知ることの権利はありますが、あえて知らない方がよかったこともあります。胎児診断は、その結果がどうであっても受け入れられる準備がなければ行わない方がよいこともあります。
- 口唇裂・口蓋裂などの疾患は、生命予後は大変良いので、ぜひ赤ちゃんを見守って育ててください。出生前に異常が分かっても出産後の治療で創部は修復できます。希望を持って出産に臨みましょう。
- 食道閉鎖症では、合併奇形を持つことがあります。出生後に十分な検査を行い、安全に手術ができるようにしましょう。
- CCAM や横隔膜ヘルニアでは、出生前に胎児の肺の低形成を予測することができます。そのため、出生後にできるだけ良い治療が行える施設で出産できるよう準備をしましょう。
- CCAM では、出生後すぐには症状がなく、肺の圧迫だけの症例のこともあります。そのような場合であれば、生後 6 カ月までは経過を見ることができます。安心して経過を見てから、肺葉切除が可能な施設を探すことも可能です。
- 鎖肛では、人工肛門が作られることがありますが、一時的なものです。1 歳までには人工肛門は閉じることができるので安心してください。オムツが取れるのに、通常より時間がかかることはあります。

CG-503 ダウン症顔貌

どう説明する？

昭和大学医学部産婦人科学講座 助教　**德中真由美**　とくなか まゆみ

基礎知識　ダウン症とは

ダウン症候群（以下、ダウン症）とは、21 番染色体が 1 本もしくは部分的に多くなっており、先天的に形態異常、成長障害、精神発育遅滞を起こす染色体異常症候群の一つです。最初の報告者であるイギリス人のダウン医師の名前から命名されており、700 人に 1 人程度の頻度で生まれてきます[1]。

顔貌など見た目に特徴があったり、筋緊張の低下のために哺乳障害や体重増加不良を起こすこともあります。いろいろな合併症を持っていることもあり、例えば先天性心疾患（50 ％）、消化管疾患（10％）、聴力障害（40〜75％）、視力障害（60％）、頸椎不安定（10％）、中枢神経障害、甲状腺機能低下、一過性白血病(10%)などを合併することもあります（表1）[1,2]。ただし、合併症にも成長障害にも個人差があります。児によっては、外見上正常な状態で出生し、乳児期になってから特徴的な見た目が現れてくることもあります[3]。

表1 ダウン症の臨床症状

生命予後	平均寿命 50〜60 歳
中枢神経系	筋肉の緊張低下
循環器	心疾患（50％）（心室中隔欠損、心内膜床欠損、心房中隔欠損、ファロー四徴症など）
消化管	消化管奇形（10％）（十二指腸狭窄・閉鎖、鎖肛、食道狭窄）
眼　科	屈折異常、眼位異常、白内障
耳鼻科	難聴、中耳炎
泌尿器	停留精巣
骨格系	外反扁平足、頸椎不安定
その他	甲状腺機能異常、白血病
発達予後	支援クラスを利用しながら地元の学校や特別支援学校に通っている。スポーツ、芸術分野で活躍

（文献 1、2 より引用改変）

CG ダウン症顔貌　疑ったらどうする？

Answer 1 顔貌だけではダウン症と決められない

生まれた赤ちゃんの眼の間が離れている、鼻の付け根が低い、口が開いている、舌が出ているなどの特徴的な顔つきから、医師や助産師・看護師がダウン症の可能性を疑うこともありますし、両親から尋ねられることがあるかもしれません。しか

し、そもそも染色体異常は染色体分析を行わなければ診断できませんので、見た目だけで判断してはいけません。専門的知識のある医師でも 95％、非専門なら 75％しか顔貌からの診断は的中しないといわれています[1]。これはつまり、専門的医師でも 100％の診断はできないということです。3 分の 1 ぐらいは新生児期に見逃されている可能性があります。

　生まれた児がダウン症である可能性を考えることは、児と両親のためにも必要でしょうが、検査結果が出る前に断定的な話し方をすることは避けるべきです。顔貌だけでダウン症を疑っている、と話すよりは、「身体の状態や体重の増え方からも診察はしてもらった方がいい」と話した方がいいかもしれません。

Answer 2 疑ったら早めに伝えた方がいい

　ダウン症の児は、前述のようなさまざまな合併症を持っていることがあります。産科スタッフが働き掛け、小児科に早い時期から介入してもらうことで、必要な診察・治療をしながら成長の過程を見てもらうことができます。母乳・人工乳の飲みが悪かったり赤ちゃんの体重が増えなかったりすると自分を責めやすいお母さんたちに対し、早くからサポートすることもできます。また、地域の保健所などとの情報共有による継続的なケアの提供や、親の会などピアサポートの紹介なども、早い段階から行うことができます。

Answer 3 祝福とサポートの姿勢を伝える、情報を提供する

　障害を持つ児の親の受容過程は、「ショック」「否認」「悲しみと怒り」「適応」「再起」の 5 段階に分類されるとの報告があります[4]。「もしかしたらダウン症かも」と初めて伝えるときには、ショックを受ける両親を支える気持ちも一緒に伝えなければいけません。ダウン症かもしれないと伝える前に、まずはその児の誕生を祝福し、お母さんをねぎらう気持ちを伝えることが大切です。ダウン症の可能性については、可能ならば両親がそろっているところで話すのが理想的です。両親が児の将来について不安になり、質問することもあるでしょう。ダウン症児は、ゆっくりと発達していくこと（図）[5,6]、就学・就労の報告もあること（表 2）、また親の会があることや、ダウン症と告知された方たちの声を集めた本[7]などもあることなど、両親の受け止め方や質問に合わせて情報を伝えることも、支えになります。

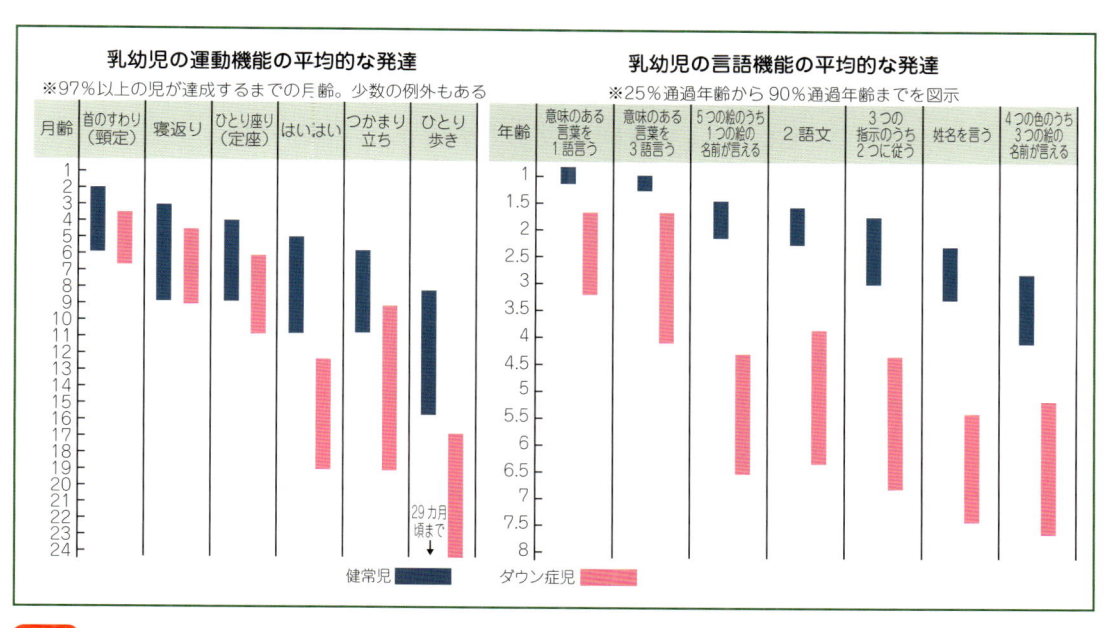

図 ダウン症児の平均的な発達

（文献6を参考に作成）

表2 ダウン症児の成長とその生活

ダウン症の人とその家族へのアンケート調査の結果（n=1,571、回収率31.3%）

年　齢	就学先	割合（実数）
6歳未満児 （n = 329）	保育園 通所施設 幼稚園	39.8%（119） 39.8%（119） 14.4%（43）
7～12歳 （n = 350）	普通学級（小学校） 特別支援学級（小学校） 特別支援学校（小学校）	11.1%（39） 46.3%（162） 30.3%（106）
13～15歳 （n = 117）	普通学級（中学校） 特別支援学級（中学校） 特別支援学校（中学校）	4.3%（5） 24.0%（28） 41.0%（48）
16～18歳 （n = 150）	普通科（高等学校） 特別支援学校 高等特別支援学校（普通科） 高等特別支援学校（職業科）	0.7%（1） 53.3%（80） 15.3%（23） 1.3%（2）

年　齢	就学歴（卒業）	割合（実数）
19歳以上 （n = 580） （18歳まで の就学）	高等学校普通科 特別支援学校 高等特別支援学校 （普通科） 高等特別支援学校 （職業科）	5.0%（29） 55.3%（321） 18.4%（107） 2.2%（13）
（19歳 以降）	専門学校卒業 短期大学在籍・卒業 大学在籍・卒業	（4） （2） （4）

年　齢	就労状況	割合（実数）
（19歳 以上） （n = 580）	就労中* 就労経験あり （現在なし） 就労経験なし	74.5%（432） 6.6%（38） 18.8%（109）

*就労者の3分の2は常勤、年収は30万円以下が60.4%、100万円以上が9.8%。仕事内容は、清掃、
販売、菓子作り、軽作業、農業など。

（平成27年厚労科研究班報告書〔小西班〕より作成）

妊産婦さんに使える優しい声かけ

- 出産おめでとうございます。すやすや寝ていてかわいいお子さんですね。ご自身の体調や赤ちゃんのケアで心配なことは何かありますか？
- お子さんについてですが、母乳の飲み方（体重の増え方、力が入りにくいこと、心臓の音、呼吸が不安定など）がちょっと心配なので、小児科の先生にも診てもらいましょう。
- 専門の先生に診察や検査をしてもらわなければ確定はできませんが、何らかの生まれつきの病気の可能性があります。その場合、合併症があったり成長がゆっくりだったりすることもあるので、診てもらいましょうね。
- 今はびっくりされた気持ちが強いと思います。おひとりになれる場所、ご家族だけになれる場所を準備します。詳しい説明をお聞きになりたければ、先生やスタッフをご紹介することもできますので、不安なこと、知りたいことがあったらいつでも質問してくださいね。

引用・参考文献

1) 白土なほ子ほか. "常染色体数的異常①ダウン（Down）症候群：21トリソミー". 周産期遺伝カウンセリングマニュアル. 改訂2版. 関沢明彦ほか編. 東京, 中外医学社, 2014, 52-7.

2) Gardner, RJM. et al. Chromosome Abnormalities and Genetic Counseling. 4th ed. New York, Oxford University Press, 2011.

3) MSDマニュアルプロフェッショナル版. ダウン症候群. Powell-Hamilton, NN. et al. https://www.msdmanuals.com [2018. 4. 3]

4) Drotar, D. et al. The adaption of parents to the birth of an infant with a congenital malformation：a hypothetical model. Pediatrics. 56(5), 1975, 710-7.

5) 沼部博直. 先天奇形症候群の診療に役立つツール. 小児科. 50(11), 2009, 1939-47.

6) 日本産婦人科医会. 産婦人科における臨床遺伝学：ゲノム医療の展開 各論. 研修ノート. No. 92. 2014, 26.

7) Club-D編. わが子がダウン症と告知された81人の「声」. 2017.

CG-601 授乳中の妊娠発覚
授乳はやめる？

純心会パルモア病院 看護部長　**井田久留美**　いだ くるみ

基礎知識 授乳に関わるホルモンの動態

授乳を続けていると自然な避妊ができ、完全母乳育児を続けている女性では産後6カ月までに妊娠する率は1〜2％程度とされています。しかし、産後6カ月を過ぎて離乳食が始まると、授乳回数が減り、授乳間隔が開いてくるので、次子を妊娠するケースが増えてきます。授乳していても妊娠するのはどういうときか、授乳に関わるホルモンの動態について理解を深めておくことが必要です。

●プロラクチン

プロラクチンは、下垂体前葉から分泌されるホルモンで、妊娠すると胎盤蛋白ホルモン、副腎皮質刺激ホルモンとともに乳房の成長発育に関与し、乳腺細胞の分化を促します。妊娠中はプロラクチンの血中濃度は上昇を続け、妊娠中期から末期になると、プロラクチンの刺激により乳腺の分泌上皮細胞が乳汁生成を開始します。しかし、エストロゲンやプロゲステロンが拮抗的に作用するため、妊娠中の乳汁分泌はそれほど増えません。

分娩後、エストロゲン、プロゲステロン、ヒト胎盤性ラクトーゲン（human placental lactogen；hPL）の血中濃度が急激に低下するとプロラクチン作用が発現し、乳汁生成が急速に増えることになります。

プロラクチンの乳汁生成作用発現のために必要なプロラクチン受容体は、腺房の基底膜に存在しており、分娩直後の乳頭刺激や授乳により増え始め、分娩後2日ころまで増加した後は一定の数となります。プロラクチン受容体の数が多いほど乳汁量も多くなります。

プロラクチンには、卵胞刺激ホルモン（follicle stimulating hormone；FSH）に対する卵巣の反応を抑制することで、排卵を抑制する働きがあります。しかし、プロラクチンの血中濃度は分娩直後が最高で、その後はゆっくり低下していきます。乳頭刺激が加わるたびに一過性の上昇を認めるものの、分娩後1週間ほどで分娩直後の半分ぐらいの値に低下し、産後6カ月にもなると基礎値の10〜20％の上昇にとどまることが分かっています。もし授乳しなければ、1週間ほどで非妊娠時のレベルまで低下することになります。すなわち、このプロラクチン血中濃度の変化が、次の妊娠の準備につながるわけです。

●オキシトシン

オキシトシンは、児が吸啜する刺激に反応して、下垂体後葉からパルス状に分泌され乳腺で射乳を起こします。児が哺乳を開始すると、1 分以内に血中オキシトシン濃度が上昇し、哺乳を止めると 6 分以内に基礎値に戻ります。このオキシトシンの放出は、授乳中には数回繰り返し見られます。また、オキシトシンは子宮の収縮を促し、「後陣痛」にも関連します。

オキシトシン血中濃度は分娩後に上昇を続けるため、母乳だけで育てている母親の血中濃度は、分娩後 15〜24 週の方が分娩後 2〜14 週よりも高いとの報告もあります。

●断乳・卒乳に関わるホルモンの働き

最後にもう一つ、乳汁中に含まれる乳汁産生抑制因子（feedback inhibitor of lactation：FIL）というホエー蛋白についてご紹介します。この FIL は、乳汁中濃度が上昇すると乳汁産生が低下するというものです。乳腺房内に乳汁が充満すると乳腺細胞と基底膜との相互作用が変化し、その結果、乳腺房内の基底膜に存在するプロラクチン受容体が抑制されるため乳汁産生が低下すると考えられています。そして FIL はこの基底膜の受容体の数を減らし、プロラクチンの結合を減らす作用があります。

さらに、授乳（搾乳）をやめると、12 時間以内にうっ滞した乳汁より乳腺細胞をアポトーシスに導くさまざまな生理活性が出現します。乳腺腔内に脱落したアポトーシス細胞の隣の細胞は空いた隙間を埋めるために移動することで腔の形態は保たれますが、その後も授乳しないでいると、さらにアポトーシスが進んでいきます。同時に 72 時間以上授乳（搾乳）のない状態は蛋白分解酵素を活性化し、乳腺周囲の細胞外基質を破壊します。その結果、乳腺細胞のアポトーシスと乳腺腔の退縮が起こり、乳腺組織の脂肪化を経て、乳房は妊娠前の状態に戻ります。断乳はこの原理を利用して行うことになります。

CG 授乳中の妊娠発覚　授乳はやめる？

Answer 1 次子を妊娠したからといって、妊娠が正常に経過している場合には授乳をやめる必要はない

本来、授乳中である女性は、非妊娠時の女性よりプロラクチンの血中濃度は高いものです。しかし、授乳中に妊娠が成立したのであれば、プロラクチン血中濃度は排卵を抑制するほどの濃度でなかったと解釈されます。先に述べたように、授乳に

よるプロラクチン血中濃度の上昇は、妊娠 6 カ月以降は健康な妊婦のレベルを超えることはありません。従って、妊娠経過を危惧して授乳をやめる必要はありません。

　また、授乳の中止を促す理由に、「オキシトシンの子宮収縮作用を考えて」というものが挙げられます。しかし、オキシトシンの子宮収縮作用に対する感受性は、妊娠初期の子宮では極めて低く、妊娠中期以降になるとその感受性は徐々に高まりますが、授乳中のオキシトシン上昇が、妊娠を中断させるほどの子宮収縮を起こすことはないと考えられます。従って、妊娠したからといって、正常に経過しているケースに関しては、授乳を中止する必要はありません。

Answer 2 流早産の既往歴やほかの症状がある場合には慎重に対応する必要がある

　以下のような場合には、授乳を続けるかどうかも含め、慎重に妊娠経過を見ていかなければなりません。

- ・前回妊娠が妊娠中期以降の流早産であった場合
- ・多胎や子宮頸部円錐切除後など、早産のハイリスク群である場合
- ・子宮頸管無力症が疑われるような子宮頸管の短縮や開大が認められる場合
- ・出血など切迫流早産の徴候を伴う場合

　特に健診時には、妊婦から十分に聞き取りを行い、医師の診察によって切迫流早産徴候の進行を見逃さないようにしなければなりません。切迫流早産の症状を持つ妊婦は、オキシトシンの感受性が低い妊娠の早い時期であっても、授乳を中止すべきと考えます。

　特に、妊娠中期以降のオキシトシンの感受性が高まってくる時期に関しては、早産期を脱するまでは一時的に授乳を控えるか、場合によっては中断（断乳）せざるを得ないケースも考えられます。

Answer 3 やむを得ないときは、母子に優しく、卒乳のように断乳をさせる

　いきなり断乳することは、母子ともにつらく、今まで築いてきた関係を壊しかねないので、以下のような方法を試みるようアドバイスしましょう。

　赤ちゃん（子ども）がしっかり母乳を飲んで満たされているときや、しっかり遊

CG-601

授乳中の妊娠発覚　授乳はやめる？

んで機嫌の良いときに、期待や目標が持てる言葉を使ってきちんと話してあげましょう。例えば、「○○ちゃんも今度のお誕生日で2歳になるよね。ずいぶん大きくなったから、これからはお外でいっぱい遊ぼうね。夜寝るときもご本をいっぱい読もうね。そしたらおっぱいにバイバイしようか？」などと話しましょう。

　毎回の授乳時間を短くすることは、かえって赤ちゃんを不満足にさせてしまうので、まずは母乳の回数を減らす指導をしましょう。朝と寝る前と夜中ぐらいまで減らせているとやりやすいです。

　断乳は以下の流れで行うよう指導します。
- 断乳日を決めたら、「これが最後よ」と、子どもが納得できるまで母乳を与える
- 授乳をやめた後、我慢できるところまで乳房を緊満させる
- 1日1回すっきりするところまで搾る（基底部は揺らさない）
- 断乳帯や氷のうによるクーリングも併用する
- 3〜7日間、同じように繰り返す
- 乳房の張り具合によって、3日に1回、7日に1回と搾る間隔を広げていく
- 最後に、張らなくなったのを確認して終了

　完全に断乳を終了できるのには、ケースにもよりますが2週間から1カ月ぐらいはかかるものです。

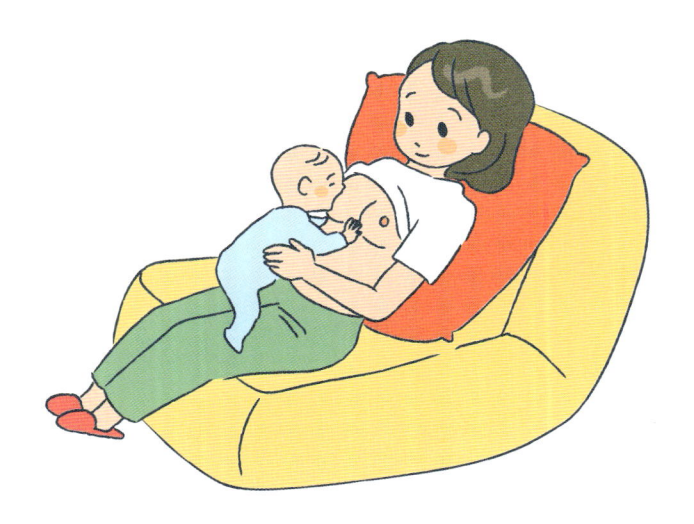

後輩助産師にひびく優しい説明

- 授乳中の女性では、予期せぬ妊娠の場合が多く、妊娠してしまったことに戸惑いを隠せない人は多いと思われます。そこでまず、妊娠したことは決して悪いことではなく、母親自身が非常に健康であるなどとたたえ、今までの母乳育児の労をねぎらう言葉を掛けてあげましょう。

- 授乳しながら流産した場合には、授乳していたことが流産に至った原因であるように捉え自分を責めがちです。こういったケースでは、授乳が原因ではないことをはっきりと伝えてあげましょう。

- 前回の妊娠経過や今回の妊娠経過の情報を確認・把握しつつ、その後の授乳については、それぞれの妊婦さんの考えに沿っていく必要があります。

- もし授乳を中止せざるを得ないときも、一刻を争って中止する必要はありません。まず上の子に説明し、回数を減らしていくところから始めるように指導しましょう。

CG-601

授乳中の妊娠発覚 授乳はやめる？

引用・参考文献

1) 水野克己. "乳房の解剖". よくわかる母乳育児. 改訂第2版. 水野克己ほか編. 東京, へるす出版, 2012, 33.

2) 水野克己. "母乳分泌の生理". 前掲書1. 42-51.

3) 伊東宏晃監修. "胎児−胎盤系". 病気がみえる Vol.10：産科. 第3版. 医療情報科学研究所編. 東京, メディックメディア, 2013, 34-7.

4) 齋藤滋監修. "早産". 前掲書3. 158-81.

5) 笠松堅實. "Q83 母乳育児中のお母さんですが，第2子の妊娠がわかりました. もう母乳をやめたほうがよいでしょうか". 母乳育児支援アンサーブック. 橋本武夫編. ペリネイタルケア夏季増刊. 大阪, メディカ出版, 2004, 192-3.

6) 石井廣重. 授乳中に次子を妊娠した母親. 切迫流早産を心配し，断乳しようとしています（特集：お母さんを迷わせない・後悔させない　離乳・断乳・卒乳 Q&A20）. ペリネイタルケア. 25 (7), 2006, 684-5.

7) 川谷和子. やむを得ず断乳せねばならない母親. どのように断乳を進めるべきですか？ また，精神的なサポート方法も教えてください. 前掲書6. 691-3.

8) 高岡惠. "第2子妊娠と離乳食を始めるケース". 臨床助産ケアスキルの強化. 名古屋, 日総研出版, 2015, 31-3.

9) 井田久留美. "母乳育児継続と卒乳時期". 前掲書8. 35-42.

10) 山崎圭子ほか. "乳汁分泌". 図解でよくわかる お母さんと赤ちゃんの生理とフィジカルアセスメント. 中田雅彦ほか編. ペリネイタルケア新春増刊. 大阪, メディカ出版, 2017, 148-53.

CG-602 母乳分泌過少 対応方法は？

聖マリアンナ医科大学病院総合周産期母子医療センター 前師長、助産師　**木野美穂**　きのみほ

基礎知識　母乳分泌の生理

母乳分泌過少となる原因を探る前に、母乳分泌（乳汁生成）の生理を理解しておくことがとても大切です。乳汁生成には3段階あります。

■①乳汁生成I期（lactogenesis I）

妊娠16週ごろに始まり、乳糖、総蛋白、免疫グロブリンが増加し、乳汁産生のための基質が集められます[1]。この時期に分泌される乳汁は「初乳」と呼ばれ、Na（ナトリウム）、Cl（クロール）、免疫グロブリン、ラクトフェリンなど感染防御因子、ビタミンA・Eなどの抗酸化物質を多く含みます。初乳は栄養価としては高くありませんが、新生児が病原体と酸素に満ちた子宮外生活へ適応しやすくする役割を持っています。

■②乳汁生成II期（lactogenesis II）

分娩時に胎盤が娩出されると、プロゲステロン、エストロゲン、ヒト胎盤性ラクトーゲン（human placental lactogen：hPL）の母体血中濃度が急激に低下し、乳汁分泌が始まります。乳汁分泌が増加（乳汁来潮）し、確立するまでの時期を乳汁生成II期といいます。

乳汁生成II期は、プロラクチン濃度が高い状況で、母体血中プロゲステロン濃度の急激な低下により引き起こされます。プロラクチンの基礎値は、分娩直後が最高で、以後ゆっくりと下降し、授乳しなければ分娩後2〜3週間で非妊娠期のレベルまで低下します。プロラクチン濃度が高い状態でプロゲステロン濃度が急激に低下することが、乳汁生成II期へ移行する引き金となります。ほかにも糖質コルチコイド、インスリンなどの作用も乳汁生成II期への移行にとても重要です。

乳汁生成II期は、分娩後の母子の早期接触・早期授乳が大変重要であり、何かの理由で早期接触・早期授乳ができなくとも、早めの乳房・乳頭への刺激、児との接触、頻回授乳・搾乳が、後の母乳分泌に大きく影響します（図1）[2,3]。

■③乳汁生成III期（lactogenesis III もしくは galactopoiesis）

分娩後、約10日以降、乳汁生成が維持される時期を示します。この段階での乳汁産生量は、1回の授乳や搾乳によって乳房内から除去される乳汁量と関連します。頻回に授乳し、児が飲み取る量が多い方が、より多くの乳汁が産生されます。乳房から乳汁が有効に飲み取

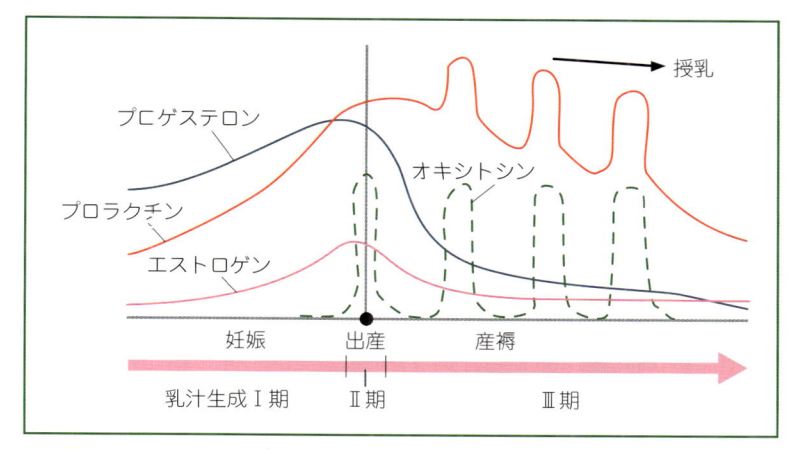

図1 妊娠中と授乳中のホルモン変化

（文献3より引用改変）

CG-602

母乳分泌過少　対応方法は？

られることが、乳汁分泌維持に必要となります。

　授乳間隔が空く場合、児が効果的に飲み取れない場合には、乳汁が長時間乳房にたまり、その結果、乳汁産生を低下させます。乳汁産生を増やしたい場合には、乳房がなるべく「空」に近づくまで児に飲んでもらうか、搾乳することが必要です。

CG 母乳分泌過少　対応方法は？

Answer 1 「頻回の授乳・搾乳」を行い、乳房・乳頭を刺激!!

　母乳分泌過少とならないように、出産直後より母乳育児を支援する体制を作っていきます。基礎知識でも述べたように、分娩後すぐ母子の早期接触、早期授乳を行うこと、早期接触・授乳のできない母親には早期から乳房・乳頭を刺激することにより、乳汁生成Ⅱ・Ⅲ期における母乳分泌をより促進させます。

　産後入院中は、助産師のサポートにより母乳分泌を促進することができます。母親の身体的欲求が高い受容期に、助産師が母乳育児を支援する体制を整えることが非常に重要です。出産初日〜3日目に頻回授乳・搾乳を行い乳房を「空」にする、児が欲しがるサインに合わせ、児が欲しがるだけ授乳することが大切です。

　しかしそうは言っても、退院後「母乳が足りているか不安」「児がずっと泣いているから母乳が足りていない」など、母乳不足感を訴える声をよく聞きませんか？それらのほとんどは、児の日齢体重増加率、児の排泄状況、乳房の触診などから、

母乳量は十分に足りている場合が多いと思います。その際には、母乳育児はとても上手にできていることを母親に伝え、自己効力感を高めることが大切です。多くの場合、母乳不足感は、母親の「思い」により生じていると感じます。

Answer 2 母親の体と授乳方法をしっかり観察!!

「母乳分泌過少」であるとアセスメントした場合、まず母親の日常生活の話を聞き、授乳の仕方、児の健康状態、体重、発育などをしっかり観察することが大切です。以下の点について観察し、介入します。

母親の体が冷たくないか、足がむくんでいないかなど、体全体の循環が悪くないか観察します。育児中は前傾姿勢で過ごすことが多いため、自然と血液の循環が悪い姿勢となり、肩が凝っているのも気付かない、下肢がむくんでいることにも気付かないケースがあります。そのようなケースには、温かい飲み物や足浴、背部、特に肩甲骨から肩にかけてホットパックをして体全体を温め、日頃の食事で温かい食べ物（みそ汁、吸い物、鍋、ショウガ、ごま油など）を摂取するように勧めます。

また、前傾姿勢の多い育児では、ストレッチを行うことも大切です。肩回し、首回し、後屈運動など、腰から肩にかけて伸ばしていくようなストレッチを勧めます（図2）。1カ月健診以降であれば、たっぷりの湯船にゆったり浸かることも勧めましょう。

児の吸着・吸啜が不十分なため、効果的に母乳が分泌されないことがあります。母親の日常での授乳方法、授乳回数、児の抱き方、吸着・吸啜方法を観察し、抱き

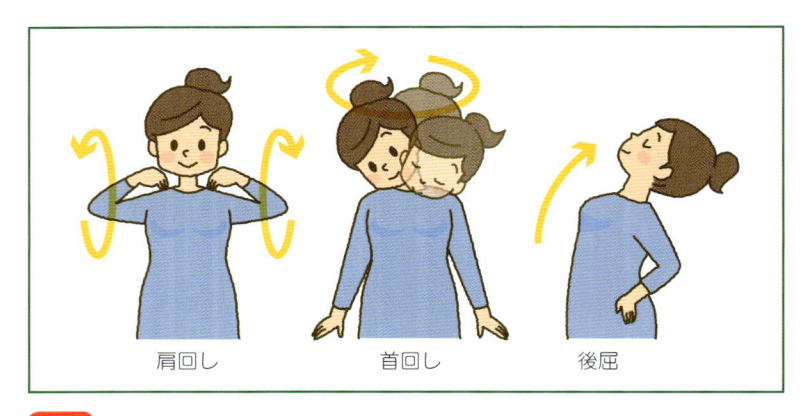

肩回し　　　　首回し　　　　後屈

図2 肩回し・首回し・後屈のストレッチ

方、吸着のさせ方が苦手な母親には、再度、指導を行いましょう。何度も修正し、母親自身が授乳方法を習得することにより、効果的に母乳分泌を促進させることができます。

しかし、これらのことをいくら丁寧に助産師と母親が一緒に行っても、母乳分泌過少にうまく対処できない場合もあります。その時には、母親の自己効力感を高めることがとても大切です。母親の話を聞き、「母乳分泌過少」であることを駄目なこととするのではなく、ここまで母親と児が努力してきたのであれば、それを続けて楽しい育児となるような関わりをすることが重要です。

母親の様子、言動を観察し、母親の気持ちに寄り添う看護を実践し、母親、児、父親、祖父母など、家族が楽しく育児できるような支援を行っていくことが大切です。母乳育児支援は、家族看護でもあります。家族が幸せに暮らせるように、一緒に考え、支援することを母親へ伝えていくことがポイントだと思います。

後輩助産師にひびく優しい説明

- 授乳しているお母さんには、母乳育児に真剣に取り組み頑張っていることをねぎらい、認めてあげましょう。
- 母親がリラックスすることが、母乳分泌促進、児の発育・発達にも影響するので、育児を楽しめるような声掛けをしましょう。

引用・参考文献

1）涌谷桐子ほか．"乳汁分泌解剖・生理"．母乳育児支援スタンダード．第2版．日本ラクテーション・コンサルタント協会編．東京，医学書院，2015，106-18．

2）水野克己．"乳房の解剖と生理"．乳房ケア・母乳育児支援のすべて．ペリネイタルケア編集委員会編．ペリネイタルケア夏季増刊．大阪，メディカ出版，2017，8-17．

3）Riordan, J. et al. "Anatomy and physiology of lactation". Brestfeeding and Human Lactation. 3rd ed. Boston, Jones and Bartlett Learning, 2005, 67-80.

4）井田久留美．"助産師による母乳不足のアセスメントと分泌促進方法"．前掲書2．149-54．

右側縦書き： CG-602 母乳分泌過少 対応方法は？

CG-603 乳腺炎 対処法は？

聖マリアンナ医科大学病院総合周産期母子医療センター 助産師 **永松俊美** ながまつ としみ

基礎知識 乳腺炎

乳腺炎とは、圧痛・熱感・腫脹のあるくさび形をした乳房の病変で、38.5℃以上の発熱、嘔気、インフルエンザ様の体の痛みなど、全身性の疾患として症状を伴うものです。乳腺炎の原因は、主に黄色ブドウ球菌、表皮ブドウ球菌、連鎖球菌などがありますが、必ずしも細菌感染が伴うものではありません。

乳腺炎には大きく分けて、「うっ滞性乳腺炎」と「感染性乳腺炎」があります。前者のうっ滞性乳腺炎は、うつ乳の状態が高じて、数日してから乳房の腫脹と硬結が高度になり、圧痛・自発痛を来したものです。皮膚の発赤や発熱は認めない、もしくはごく軽度です。乳管・乳腺組織が物理的な圧迫により障害されて痛みが強くなります（図1）。乳汁の所見は、白血球の増加があるものの、外見は正常で細菌感染はありません。

それに対して後者の感染性乳腺炎は、乳管・乳腺実質・間質に細菌感染が起こったものです（図2）。産褥2〜3週間後に発症することが多いといわれています。乳房の硬結が遺残していたところに、突然、悪寒戦慄を伴う高熱（39℃以上）から発症し、乳房の強い圧痛や腫脹、腋窩リンパ節の有痛性腫脹を伴います。硬結部位に一致して発赤が認められます。

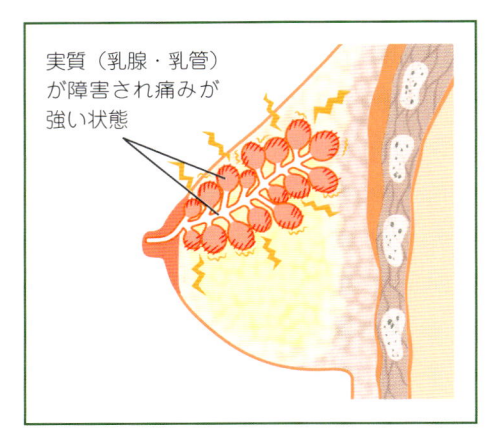

図1 うっ滞性乳腺炎

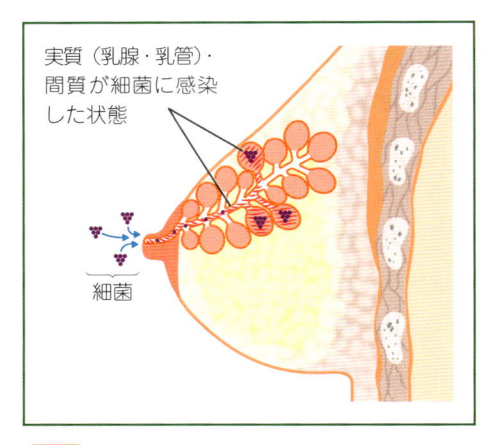

図2 感染性乳腺炎

CG 乳腺炎の対処法は？

Answer 1 乳腺炎の症状を見逃さない

　次に、乳腺炎に対してどのようなケアが必要かについてお話ししたいと思います。しかし、うっ滞性乳腺炎と感染性乳腺炎との鑑別と診断を明確にすることは、非常に難しいとされます。乳腺炎の症状には個人差が大きく、うっ滞性乳腺炎と感染性乳腺炎の症状が混在していることがあるためです。母親の症状を細やかに観察し、できるだけ苦痛が少なくなるようなケアを提供するとともに、経時的に症状の変化を観察していくことが大切です。また、乳腺炎はインフルエンザ様の症状を示すため、乳腺炎以外の疾患と鑑別することも必要です。

　適切な時期の薬剤投与や医療介入のタイミングを逃すと、症状の増悪や母親の苦痛が増すばかりでなく、その後の母乳栄養にも大きな影響を及ぼします。そのため、できるだけ適切な時期に適切なケアを提供できるようにしましょう。

Answer 2 薬剤投与も含めて適切に乳腺炎をケアする

●授乳の継続

　乳腺炎に対するケアの一つとして、いつもどのようなタイミングや方法で授乳を行っているのか確認しましょう。例えば、正しい授乳姿勢が取れていないことでうっ滞性乳腺炎を引き起こしている可能性があります。特に、授乳経験の浅い母親に対しては、正しい姿勢で授乳が行えているか否かを確認しましょう。そして、必要があれば授乳姿勢を修正します。また、授乳後に乳房緊満感や硬結がある場合には、児の顎がその部位に当たるように抱き方を変えるなど、工夫した上で吸啜させましょう。さらに、深くしっかり吸着させることにより、乳頭痛や乳頭亀裂などのトラブルを回避することができます。

●乳房マッサージ

　正しい姿勢で授乳を行っても改善を認めない場合には、乳房マッサージを行いましょう。マッサージ実施時には決して母親に痛みを与えないよう、母親の表情や訴えを確認しながら、乳汁うっ滞部分を強くもんだり圧迫しないように注意しましょ

う。うっ滞部位は手掌全体で軽く圧を加える程度にし、搾乳手技を中心に乳管の詰まりを取るようにします。

●冷罨法

授乳後にも乳房の熱感がおさまらない場合には、冷罨法を行うことも可能です。保冷剤などで急激に冷やすのではなく、濡れたタオルを当てるなど、母親が気持ちいいと感じる程度にしましょう。

●薬剤投与

薬剤投与の検討は、母親の症状の訴えや授乳状況などの丁寧な問診と、全身状態の観察を十分に行った上で、医師への報告と相談をすることが重要となります。解熱鎮痛薬や抗菌薬を処方する場合には、内服しても授乳に影響がないことを必ず説明しましょう。

■解熱鎮痛薬

炎症症状を軽減するには、抗炎症作用の弱いアセトアミノフェンよりも、イブプロフェンのような消炎鎮痛薬がより効果的です。痛みを取り除くことで、授乳や乳房マッサージに対しての苦痛も緩和することができます[1]。

■抗菌薬

授乳を継続しても12〜24時間以内に症状が改善されない、または急速に症状が悪化する場合には、抗菌薬の投与を開始します。抗菌薬の選択に関しては、施設や地域における薬剤感受パターンを考慮して検討する必要があります。

後輩助産師にひびく優しい説明

- 体温の値は腋窩で測定した場合、乳房の熱を吸収し、高値となる可能性があるため、肘関節で測定した値を確認した上で判断しましょう。

- 断乳、卒乳の場合に乳腺炎を起こす母親も多いです。急に授乳をやめてしまうことでうっ滞性乳腺炎を引き起こすこともあるので、乳腺炎の予防を意識した指導も必要です。具体的には、授乳回数を徐々に減らす、乳房緊満感が出現したときには冷たいタオルなどで冷罨法を行う、また体が温まると血流が良くなり乳汁産生につながるため、入浴よりはシャワーの方がよいことを教えてあげましょう。

- 乳腺炎予防として、正しい姿勢での授乳や母乳栄養に対するセルフケアを入院中から指導していきましょう。

- 乳腺炎は母親にとって非常にストレスを伴う経験です。そのため、ケアの際には優しい言葉を掛けながら、精神面でのフォローもしてあげましょう。そのケアで、母親にとって乳腺炎が失敗体験とはならずに、前向きに母乳栄養を継続できるきっかけとなるでしょう。

CG-603

乳腺炎 対処法は？

引用・参考文献

1) 日本助産師会 母乳育児支援業務基準検討特別委員会. "乳腺炎とは". 母乳育児支援業務基準　乳腺炎2015. 東京, 日本助産師会出版, 2015, 20-61.

2) 長田知恵子. 乳腺炎への対応〔特集：母乳育児支援・乳房ケア　トラブル解決集 エビデンス＋実践法でお母さんの不安解消〕.

ペリネイタルケア. 36(3), 2017, 215-8.

3) 竹田善治. "乳腺炎への対応". 乳房ケア・母乳育児支援のすべて. ペリネイタルケア編集委員会編. ペリネイタルケア夏季増刊. 大阪, メディカ出版, 2017, 53-9.

CG-701 妊娠許可 次の妊娠は？

香川大学医学部母子科学講座周産期学婦人科学 講師 **花岡有為子** はなおか ういこ

基礎知識 産褥の体の回復

　分娩後には、避妊や家族計画など受胎調節の指導をする機会があると思います。出産の苦労から解放されて、「もう産まない！」と感じている人もいれば、「きょうだいは早くにつくりたい」という人もいるでしょう。そもそも、出産後の性交はいつから大丈夫なのでしょうか？

　産後の体の回復には4〜6週間かかるといわれています。悪露が徐々に減ってなくなり、開いた子宮口が元の子宮頸管の状態に戻り、腟や外陰の傷ついた粘膜や筋肉が治るなど、産後4〜6週間かけて妊娠前の状態に戻っていきます。ちょうどそのころに産後1カ月健診があります。医師の診察の結果、「妊娠前と同様の通常の生活に戻してよい」と言われたら、性交も再開してよいでしょう。

　しかしながら、出産後は女性ホルモン「エストロゲン」の分泌が減っていますので、腟粘膜の潤いが減少気味で、性交時に出血しやすかったり痛みを伴ったりすることがあります。また、乳汁分泌のために必要なホルモン「プロラクチン」には、性欲を減弱させる作用もあります。赤ちゃんのことが気になったり、夜中の授乳や夜泣きのため睡眠不足になったりして、産後しばらくは性交への関心が薄れてしまうこともあります。このように産褥期から授乳期には心身の変化が見られることをお伝えしておくと、次の妊娠計画の際に参考になったり、夫婦不和の不安を軽減できたりするかもしれません。

CG 次の妊娠はいつごろを考えたらよい？

Answer 1 正期産後は、先行する分娩から次回妊娠成立まで1〜2年程度が母児ともにリスクが少ない

　出産から次回妊娠までの期間である「妊娠間隔」が短過ぎても長過ぎても、有害事象の発生率が高くなるといわれています。出産してから次の妊娠成立までの期間を「短い間隔」という場合の明確な定義はありませんが、6カ月未満とすることが多いようです。一方で、出産後次回妊娠までの間隔が5年以上あると「長い間隔」とされます。

先行する分娩から次回妊娠までの期間が短いと、子宮や産道が十分に復古していなかったり、授乳中のため体力を消耗していたりする状態で妊娠することになります。そのため、前期破水や早産、低出生体重児のリスクが上昇するという話もあります[1]。反対に、先行する分娩から次回妊娠まで2年以上開くと、難産のリスクが高くなるといわれています。経産婦よりも初産婦の方が妊娠高血圧症候群や子癇前症

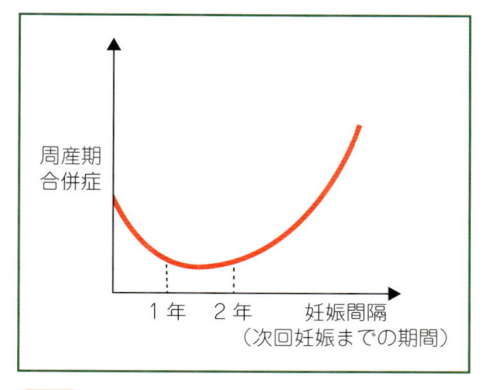

図 妊娠間隔と周産期合併症との関連性（Jカーブ効果）

のリスクは高いといわれますが、先行する妊娠から10年以上開くと、経産婦といえども、そのリスクは初産婦と同様になるという報告もあります[2]。

つまり、分娩から次回妊娠までの期間とその後の妊娠における有害事象とには、「ある程度の妊娠間隔を開けると周産期合併症の危険率が下がり、さらに妊娠間隔が長くなると逆に危険率が上がる」というJ字型の関連性（図）があることが分かっています[3]。

各家庭やカップルは、それぞれに考え方が異なっていたり社会的な事情があったりすると思われますが、このように至適妊娠間隔について情報提供することも必要でしょう。

●帝王切開術後：正期産の経腟分娩後と同じように考えればよい

帝王切開術で分娩した人から、次の妊娠について相談されることがあると思います。既往帝王切開術後の妊娠では、子宮破裂、前置胎盤、早産などのリスクが上昇するといわれています。これらのリスクと、帝王切開術による出産から次回妊娠までの「妊娠間隔」との関連は明らかではありませんが、帝王切開術から次の妊娠までの期間が非常に短いと、帝王切開術の創部が十分に治らないままに妊娠成立することになるため、リスクが上昇すると思われます。しかしながら、経腟分娩と比べて帝王切開術後に限って長期避妊を推奨するエビデンスはないため、正期産の経腟分娩後と同じように考えればよいと思います。

●TOLAC を希望する場合：子宮破裂のリスク低減には帝王切開術から 18 カ月開ける

　帝王切開術の既往があっても、条件を満たせば経腟分娩にトライ（trial of labor after cesarean：TOLAC）することも可能です。一般的に、TOLAC における子宮破裂は 0.5～1％（瘢痕がない子宮では 0.01％）程度とされています。次回妊娠成立が、帝王切開術後 6 カ月以内の「短い間隔」である場合の経腟分娩では、子宮破裂や膀胱・腸管などの臓器損傷、輸血のリスクが高くなるという報告があります[4]。

　一方、正期産で帝王切開術を受けた女性の次の妊娠成立が 1 年未満であっても、TOLAC 成功率との関連を認めなかった[5]報告や、帝王切開術から次の出産までが 1 年以内であった場合には、子宮破裂のリスクにはならないが早産のリスクになる[6]といった報告があります。諸説ありますが、帝王切開術から次回妊娠成立までが 18 カ月以上になると、子宮破裂のリスク上昇はないとする報告が多いようです[4,7,8]。TOLAC を選択するかどうかや、TOLAC が成功するためにも、次回妊娠のタイミングのアドバイスは重要でしょう。

Answer 2 流産後はすぐに次の妊娠を試みるように勧めてよい

　全ての妊娠の 10～15％が流産となります。流産の後には、「次回の妊娠でもまた流産するのではないか」「赤ちゃんは早く欲しいけど、つくるのが早過ぎたらまた流産するかもしれない」という不安の声をしばしば聞きます。世界保健機関（WHO）は、次回の妊娠経過が良好となるために流産後 6 カ月間妊娠を延期することを推奨[9]していることから、流産後は半年くらい開けての妊娠を指導してきた人も多いでしょう。ところが、次回妊娠成立まで 6 カ月未満であった場合は、6 カ月以上間隔が開いた場合に比較して、流産のリスクや早産、低出生体重児のリスクが有意に低いという報告もあります[10]。

　また驚くことに、母親の人種や経産回数に関係なく、流産後 3 カ月未満での妊娠は流産を繰り返すリスクが最も低い、といった報告もあります[11]。流産といえども妊娠していたわけですから、流産直後は自然に妊娠しやすい体であるため結果的に妊娠成績が改善する、ということかもしれません。次子を望むカップルには、流産後に妊娠を遅らせることは有益ではなく、遅らせるための特別な理由がない限り、次の妊娠を試みるように勧めるべきでしょう。

Answer 3 繰り返しの帝王切開術では、周囲臓器との癒着、癒着胎盤のリスクが上がる

複数回の帝王切開術は、妊娠・分娩に多少リスクが伴います。2回目以降の帝王切開術時には、腹腔内の癒着の頻度が高くなります[12,13]。しばしば激しい癒着に遭遇することがありますが、そのような場合には癒着剥離に伴う膀胱損傷などの他臓器損傷の頻度が高くなるとされています[12]。初回の帝王切開術に比べると、赤ちゃんの取り出しまでに時間を要することもしばしばあります。

また、帝王切開術瘢痕部に胎盤が形成されて癒着胎盤となる問題もあります。帝王切開術瘢痕部への癒着胎盤では、帝王切開術時に子宮摘出が必要になることがあります。一方、分娩週数や新生児の入院率など、赤ちゃんにとってのリスクはあまりないようです。

妊産婦さんに使える優しい声かけ

● 産後1カ月健診で経過良好であれば、この後は性交も可能となるので「妊活」を再開できます。

● 出産後、性交への関心が薄れてしまったり、性交時が不快に感じたりすることがあります。特に授乳中は、女性ホルモンが減ってプロラクチンが分泌されているため生理的な現象ともいえますから、慌てないようにしましょう。

● 次回妊娠成立までの期間が1年から2年程度が母子ともに同産期合併症の発症率が少ないようです。

CG-701

妊娠許可 次の妊娠は？

引用・参考文献

1) Shree, R. et al. Short interpregnancy interval increases the risk of preterm premature rupture of membranes and early delivery. J. Matern. Fetal Neonatal Med. 2017, 1-7.

2) Mostello, D. et al. Preeclampsia in the parous woman : who is at risk? Am. J. Obstet. Gynecol. 187(2), 2002, 425-9.

3) Conde-Agudelo, A. et al. Birth Spacing and Risk of Adverse Perinatal Outcomes. JAMA. 295(15), 2006, 1809-23.

4) Stamilio, DM. et al. Short interpregnancy interval : risk of uterine rupture and complications of vaginal birth after cesarean delivery. Obstet. Gynecol. 110(5), 2007, 1075-82.

5) 加藤晴子ほか. 帝王切開術後妊娠の妊娠間隔と次回妊娠の転帰に関する検討. 関東連合産科婦人科学会誌. 51(1), 2014, 13-7.

6) Kessous, R. et al. Is there an association between short interval from previous cesarean section and adverse obstetric and prinatal outcome? J. Mater. Fetal Neonatal Med. 26(10), 2013, 1003-6.

7) Shipp, TD. et al. Interdelivery interval and risk of symptomatic uterine rupture. Obstet. Gynecol. 97(2), 2001, 175-7.

8) Bujold, E. et al. Risk of uterine rupture associated with an interdelivery interval between 18 and 24 months. Obstet. Gynecol. 115(5), 2010, 1003-6.

9) Report of a WHO Technical Consultation on Birth Spacing. Department of Making Pregnancy Safer (MPS) Report of a WHO Technical Consultation on Birth Spacing. World Health Organization. 2005.
http://apps.who.int/iris/bitstream/handle/10665/69855/WHO_RHR_07.1_eng.pdf;jsessionid=E42C056C587840A0970861EE3614300B?sequence=1〔2018. 4. 18〕

10) Kangatharan, C. et al. Interpregnancy interval following miscarriage and adverse pregnancy outcomes : systematic review and meta-analysis. Hum. Reprod. Update. 23(2), 2017, 221-31.

11) Sundermann, AC. et al. Interpregnancy Interval After Pregnancy Loss and Risk of Repeat Miscarriage. Obstet. Gynecol. 130(6), 2017, 1312-8.

12) Uyanikoglu, H. et al. Are multiple repeated cesarean sections really as safe? J. Matern. Fetal Neonatal Med. 30(4), 2017, 482-5.

13) Yaman Tunc, S. et al. Multiple repeat caesarean deliveries : do they increase maternal and neonatal morbidity? J. Matern. Fetal Neonatal Med. 30(6), 2017, 739-44.

CG-702 産後うつ病
どうやって発見する?

神奈川県立保健福祉大学保健福祉学部 学部長・教授　**村上明美**　むらかみ あけみ

基礎知識　産後うつ病

　産後うつ病は、子どもを出産した後に、ホルモンのバランスの急激な変化や育児への不安、社会的孤立など、多様な要因から発症するうつ病の一種です。出産後半年ごろまでに発症するとされています。

　厚生労働省による調査[1]では、一般の人の場合、これまでにうつ病を経験した人は約15人に1人で、過去12カ月間にうつ病を経験した人は約50人に1人いると報告されています。一方、産後うつ病の発症率は、出産後の女性の10人に1人程度といわれていて、産後うつ病は、一般の人がうつ病になるよりも高率に発症します。

●マタニティ・ブルーズと産後うつ病との違い

　出産後の女性は産後2〜3日ごろに30〜50％が、情緒不安定、不眠、抑うつ気分、不安感、注意散漫、イライラ感などの精神症状を経験します。これらの症状のピークは産後の5日目ごろで、10日目ぐらいまでには軽快してきます。これがマタニティ・ブルーズ（マタニティブルーと呼ばれることもあります）です。出産という気持ちの上での大イベントだけでなく、胎盤からの女性ホルモン（エストロゲン）が急激に減少するなど、生理的な要因も影響していると考えられています。マタニティ・ブルーズの特徴は、短期間で症状が現れて消えてゆく一過性であることです。生理的なものですから、時間が解決してくれます。

　一方、産後うつ病は、時間がたっても改善しません。産後数週間から数カ月以内に気分が沈むようになり、周囲に対する興味や喜びが感じられない、不安、緊張、集中困難、不眠、必要以上に罪悪感を抱いて自分を責める、自分は全く価値のない人間だと感じるなどの心の症状が出てきます。症状が出てから2週間たっても改善しない場合や悪化傾向が見られる場合には、産後うつ病が疑われます。通常のうつ病と同じように、疲労、頭痛、食欲不振などの身体的症状も伴います。

　産後うつ病は誰にでも起こる可能性がありますが、リスク因子を持つ場合があります[2]。①精神疾患の既往があること（特に現在、通院中であること）、②ソーシャルサポートが少ないこと、③大きなストレスイベントを抱えていること——です。産後うつ病はれっきとし

た病気です。症状が改善しない場合には、本人に無理をさせず、早めに専門家につなげることが大切です。

CG 産後うつ病　どうやって発見する？

Answer 1 妊娠中からリスク情報を把握しておく

　産後うつ病を早期に発見するためには、妊娠中から定期妊婦健診の機会などを利用して、妊産婦に産後うつ病のリスク因子があるかどうかなどについて、情報を把握しておくことが望ましいです。中でも、初診時の助産師による問診は、妊産婦から詳細な情報を収集するのに格好の機会となります。

　社会的側面の情報把握では、希望した妊娠か、現在の経済状況と今後の見通し、夫婦関係や家族関係は良好か、ソーシャルサポートが得られるか、大きなストレスイベント（引っ越し・離婚・同別居・失職・離職など）を抱えていないか、そのほかに不安や心配事はないかなどを確認します。

　精神的側面の情報把握では、既往歴を尋ねる際に精神疾患の既往や精神的不調での受診経験を含めて確認します。精神疾患の既往や精神科の受診歴がある場合には、診断名、時期や治療法、内服薬の内容、現在の精神科医療機関のフォロー状況なども聞き取ります。

　夫婦関係の不和や精神疾患の既往などに関しては、妊産婦は自ら話しにくいこともあるため、問診環境には十分配慮する必要があります。助産師は、妊産婦のプライバシーを厳密に保護し、話してくれたことに感謝する態度を忘れないようにしましょう。

　妊娠中に活用できる妊産婦の社会的側面のスクリーニング尺度には、「育児支援チェックリスト」[3] や「女性に対する暴力スクリーニング尺度（violence against women screen：VAWS）」[4] があります。

Answer 2 入院中の「ちょっと気になる」を周産期ケアチームで共有しておく

　臨床で産後すぐの母親と接していると、「赤ちゃんへの言葉掛けが少ない」や「お母さんにあまり笑顔が見られない」など、助産師が母親の言動について「ちょっと

気になる」と感じることが少なからずあります。

　母親の 30〜50％が、分娩後の疲労や育児による睡眠不足などが影響して精神的に不安定になりやすく、マタニティ・ブルーズの症状を呈するといわれています。先にも述べたように、マタニティ・ブルーズは一過性の生理的なものですので時間がたてば軽快しますが、産後うつ病は病的なものですので専門家の介入が必要となります。助産師は、両者を混同してはいけません。

　助産師は、自身が気付いた母親の「ちょっと気になる」言動について、周産期ケアチーム内で共有し、複数の目で継続的に観察を行いましょう。その時点で現れている母親の精神的不調が一過性のものか、悪化傾向にあるのかなどについて、周産期ケアチームで判断することが大切です。

Answer 3　早期発見が重要

　産後うつ病は、深刻化すると子どもへの虐待や育児放棄、本人の自殺など、取り返しのつかない事態につながる恐れがあります。そのため、産後うつ病になりそうな妊産婦を早い段階で発見し、専門的な支援につなげることが必要となります。最近のわが国の調査では、出産から2週間後をピークに、その後約1カ月の期間にリスクが高まることが分かってきました（図1）[5, 6]。こうした時期までに産後うつ

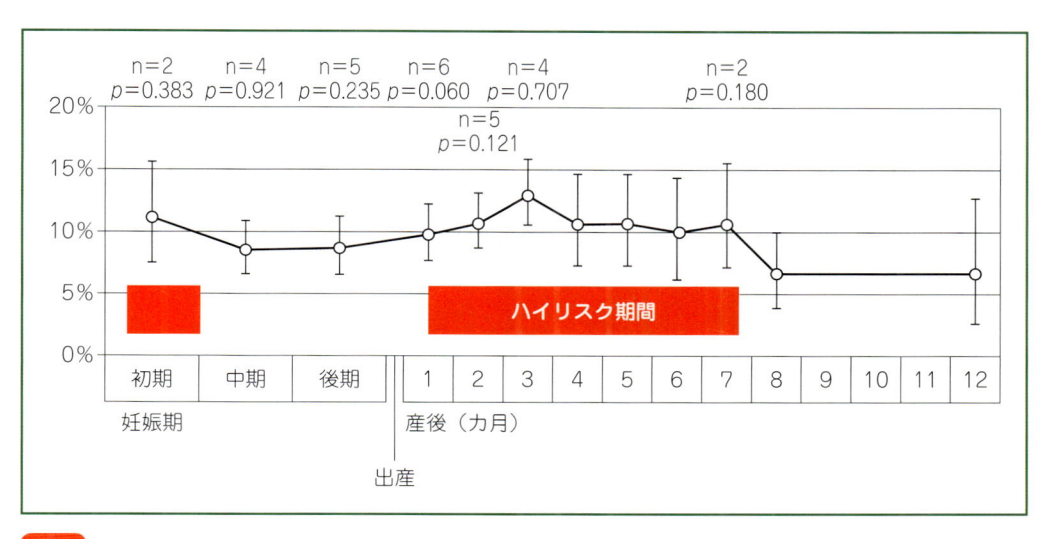

図1　周産期のうつ病の時点有病率：大うつ病および小うつ病性障害　　　（文献5、6より引用改変）

病を早期発見し、悪化を防ぐ対応をとることが重要なポイントとなります。

　入院中、産後2週間、産後1カ月に母親の心理アセスメント（スクリーニング）を実施しましょう。産後うつ病のスクリーニングツールとして、広く用いられているのが「エジンバラ産後うつ病質問票（Edinburgh postnatal depression scale：EPDS）」（図2）[7] です。もともとは、分娩機関を退院してから地域において産後うつ病を検出するために開発されたものですが、現在は妊娠中から産後1年以上の期間の女性を対象に用いられています。この質問票は自己記入式で10項目の質問が設定されており、それぞれ0点から3点の4件法になっています。記入後はその場で合計点を算出し、9点以上は産後うつ病を疑います。

　EPDS を用いてスクリーニングを実施する面接の場面では、スクリーニング実施の時期にかかわらず、質問票の点数だけにとらわれないようにしましょう。1点以上が付いた質問項目について詳細に聞き取り、母親の背景や妊娠中の情報、母親が置かれている状況を考慮した上で総体的に判断することが大切です。この面接は、母親の思いを傾聴する機会になりますので、今後の支援を円滑に進めるための導入にもなります。

　EPSD と並行して実施されることが多いのが、虐待を早期発見するためのスクリーニングツールである「赤ちゃんへの気持ち質問票」（図3）[8] です。自己記入式の10項目からなり、各項目は赤ちゃんへの肯定的な気持ちから否定的な気持ちへの0点から3点の4件法になっています。この質問票は、母親にとって複雑な心境を助産師や保健師などの支援者と共に語り合えるきっかけとなることを目指して開発されました。

　EPDS の結果と比較すると、EPDS の総得点が9点以上の母親は、赤ちゃんへの気持ち質問票で育児に行き詰まりを感じたり、赤ちゃんに怒りや攻撃的な気持ちを抱いたりしていると答える母親が有意に多かったという結果が出ています。

　産後の母親に対して、入院中、産後2週間、産後1カ月の時期に、十分に整えられた環境下で、助産師や保健師が上記2つのスクリーニングを併せて実施すると、産後うつ病の早期発見だけでなく、母子関係や養育機能に影響する育児中の母親の心理的葛藤についても気付くことができ、支援を広げることが可能になります。

ここ最近7日間にあなたが感じられたことに最も近い答えに○を付けて下さい。必ず10項目に答えてください。

①笑うことができたし、物事のおかしい面も分かった。
（　）いつもと同様にできた　　　　　　　　（　）あまりできなかった
（　）明らかにできなかった　　　　　　　　（　）全くできなかった

②物事を楽しみにして待った。
（　）いつもと同様にできた　　　　　　　　（　）あまりできなかった
（　）明らかにできなかった　　　　　　　　（　）ほとんどできなかった

③物事が悪くいったとき、自分を不必要に責めた。
（　）はい、たいていそうだった　　　　　　（　）はい、時々そうだった
（　）いいえ、あまり度々ではなかった　　　（　）いいえ、そうではなかった

④はっきりした理由もないのに不安になったり心配したりした。
（　）いいえ、そうではなかった　　　　　　（　）ほとんどそうではなかった
（　）はい、時々あった　　　　　　　　　　（　）はい、しょっちゅうあった

⑤はっきりした理由もないのに恐怖に襲われた。
（　）はい、しょっちゅうあった　　　　　　（　）はい、時々あった
（　）いいえ、めったになかった　　　　　　（　）いいえ、全くなかった

⑥することがたくさんあって大変だった。
（　）はい、たいてい対処できなかった　　　（　）はい、いつものようにはうまく対処しなかった
（　）いいえ、たいていうまく対処した　　　（　）いいえ、普段通りに対処した

⑦不幸せなので、眠りにくかった。
（　）はい、ほとんどいつもそうだった　　　（　）はい、時々そうだった
（　）いいえ、あまり度々ではなかった　　　（　）いいえ、全くなかった

⑧悲しくなったり、惨めになった。
（　）はい、たいていそうだった　　　　　　（　）はい、かなりしばしばそうだった
（　）いいえ、あまり度々ではなかった　　　（　）いいえ、全くそうではなかった

⑨不幸せなので泣けてきた。
（　）はい、たいていそうだった　　　　　　（　）はい、かなりしばしばそうだった
（　）ほんの時々あった　　　　　　　　　　（　）いいえ、全くそうではなかった

⑩自分自身を傷つけるという考えが浮かんできた。
（　）はい、かなりしばしばそうだった　　　（　）時々そうだった
（　）めったになかった　　　　　　　　　　（　）全くなかった

図2 エジンバラ産後うつ病質問票（EPDS）　　　　　　　　　（文献7より引用）

CG-702

産後うつ病 どうやって発見する？

赤ちゃんへの気持ち質問票

母氏名 ＿＿＿＿＿＿＿＿＿＿＿＿　　実施日　　年　　月　　日（産後　　日目）

あなたの赤ちゃんについてどのように感じていますか？
下にあげているそれぞれについて、いまのあなたの気持ちにいちばん近いと感じられる表現に〇につけて下さい。

	ほとんどいつも 強くそう感じる	たまに強く そう感じる	たまに少し そう感じる	全然そう 感じない
1. 赤ちゃんをいとおしいと感じる。	（　　）	（　　）	（　　）	（　　）
2. 赤ちゃんのためにしないといけないことがあるのに、おろおろしてどうしていいかわからない時がある。	（　　）	（　　）	（　　）	（　　）
3. 赤ちゃんのことが腹立たしくいやになる。	（　　）	（　　）	（　　）	（　　）
4. 赤ちゃんに対して何も特別な気持ちがわかない。	（　　）	（　　）	（　　）	（　　）
5. 赤ちゃんに対して怒りがこみあげる。	（　　）	（　　）	（　　）	（　　）
6. 赤ちゃんの世話を楽しみながらしている。	（　　）	（　　）	（　　）	（　　）
7. こんな子でなかったらなあと思う。	（　　）	（　　）	（　　）	（　　）
8. 赤ちゃんを守ってあげたいと感じる。	（　　）	（　　）	（　　）	（　　）
9. この子がいなかったらなあと思う。	（　　）	（　　）	（　　）	（　　）
10. 赤ちゃんをとても身近に感じる。	（　　）	（　　）	（　　）	（　　）

図3 赤ちゃんへの気持ち質問票　　　　　　　　（文献8より引用）

Answer 4 精神的不調がある場合には、地域の保健機関や専門の精神科医療機関につなぐ

　　精神的不調を認め、産後うつ病が疑われる母親に対しては、多職種による切れ目のない支援が必要です。分娩機関内では、必要に応じて産婦人科医師、新生児科医師、精神科医師、助産師、看護師、ソーシャルワーカー、臨床心理士などが情報を共有し、一貫した対応を取れる体制を整えましょう。

　　分娩機関外においては、母親がうまく育児ができないときや退院後にソーシャルサポートが得にくい場合などは、地域の保健師や保健センターにつなぐようにします。また、母親に精神疾患の既往がある場合や、母親に自殺念慮を認めたり、幻覚や妄想があったりする場合には、早めに精神科医療機関につなげることも必要となります。

妊産婦さんに使える優しい声かけ

● 私たち助産師が、今後○○さんの妊娠・出産・子育てのお手伝いをさせていただくために、○○さんの体のことだけでなく、気持ちや生活のことについても、お話を聞かせてください。プライベートな内容にも触れますので、プライバシーには十分配慮いたします。

● これからも何か気掛かりなことや心配なことがあるときには、お話を聞く時間をとりますので、いつでも声を掛けてください。

● 赤ちゃんが寝てくれないので疲れているようですね。次の授乳に同席させてもらってよいですか？　どんなふうに授乳を進めていったらよいか、一緒に考えましょう。

● 具体的に、どんなところがうまくいかないと思ったのか、いつ不安を感じたのか、大変だと思ったことは何かなどについて、話していただいてもよいですか？

CG-702

産後うつ病 どうやって発見する？

引用・参考文献

1）厚生労働省．うつ対策推進方策マニュアル：都道府県・市町村職員のために．うつ病を知る．
http://www.mhlw.go.jp/shingi/2004/01/s0126-5b2.html.
［2018．3．14］

2）Tachibana, Y. et al. Antenatal risk factors of postpartum depression at 20 weeks gestation in a Japanese sample：psychosocial perspectives from a cohort study in Tokyo. PLoS One. 10(12), 2015, eD142410.

3）日本産婦人科医会．"妊産婦メンタルヘルスケアの実際"．妊産婦メンタルヘルスケアマニュアル：産後ケアへの切れ目のない支援に向けて．東京，日本産婦人科医会，2017，40-5.

4）聖路加看護大学女性を中心にしたケア研究班編．"資料6：DVスクリーニング尺度"．EBMの手法による周産期ドメスティック・バイオレンスの支援ガイドライン．2004年版．東京，金原出版，2004，86.

5）岡野禎治．産後うつ病と育児支援．精神神経学雑誌．111(4), 2009, 432-9.

6）Gavin, NI. et al. Perinatal depression：a systematic review of prevalence and incidence. Obstet. Gynecol. 106(5 Pt 1), 2005, 1071-83.

7）岡野禎治ほか．日本版エジンバラ産後うつ病自己評価表（EPDS）の信頼性と妥当性．精神科診断学．7(4), 1996, 525-33.

8）吉田敬子ほか．産後の母親と家族のメンタルヘルス：自己記入式質問票を活用した育児支援マニュアル．東京，母子保健事業団，2006，77p.

memo

CG-703 産後メンタルヘルス
どう支える？

横浜市立大学産婦人科学 講師　**倉澤健太郎**　くらさわけんたろう

基礎知識　産後メンタルヘルス

　厚生労働省による調査によれば、精神疾患の総患者数はこの10年以上、300万人を超える状態が続いています（図1）。これは、医療機関にかかっている患者さんの数ですから、実数ではこの数倍にも及ぶといわれています。このような現代社会においては、患者さんの身体的なサポートだけではとても十分とはいえません。今までは、妊婦健診や産後1カ月健診では主に身体的な健診を行ってきたわけですが、近年は妊娠期からの精神的なサポート体制が求められています。

　もちろん、精神疾患を抱えながら妊娠・出産を希望する女性も確実に増えていますが、もともとの精神的な不調にかかわらず、全ての妊産婦さんに寄り添っていく姿勢が必要です。妊娠中や出産後はホルモンの変化だけではなく、仕事に関する問題、家庭内の問題、自分の問題など、さまざまな生活スタイルが変化するので大変ストレスのかかりやすい時期です。

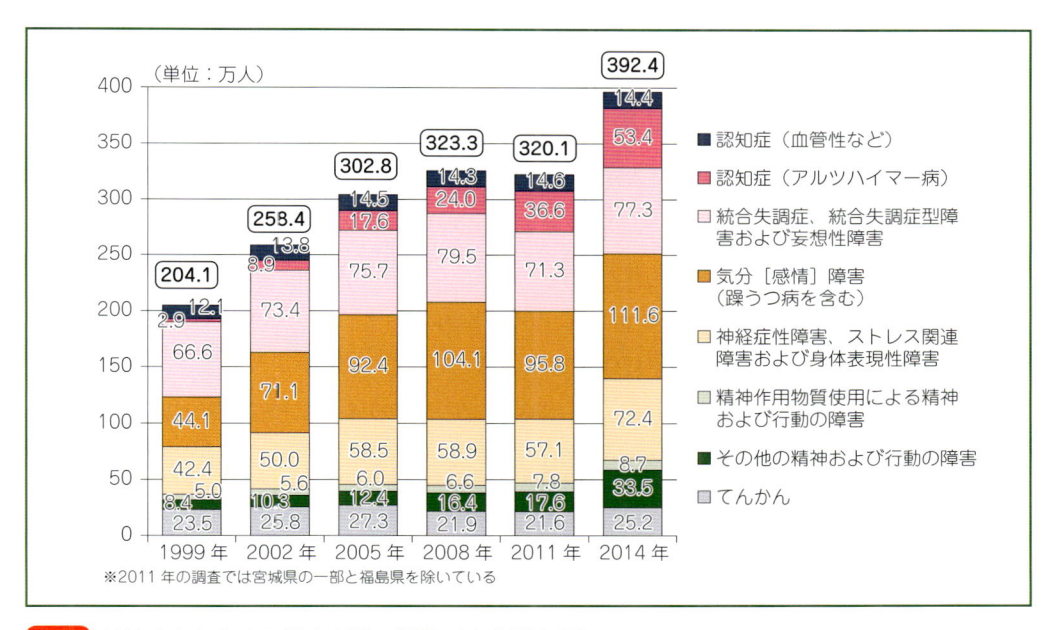

図1　精神疾患を有する総患者数の推移（疾病別内訳）　　　　　（厚生労働省「患者調査」より）

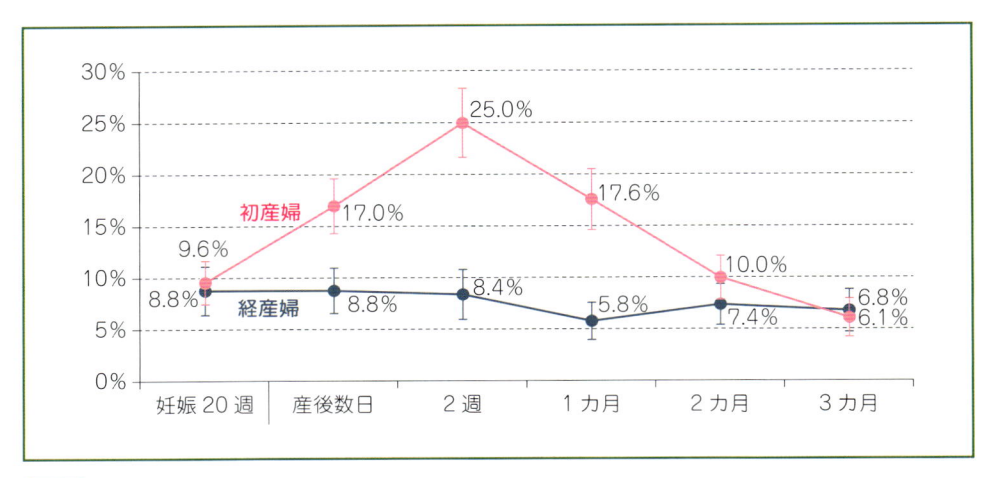

（文献 1 より引用）

図2 産前・産後のメンタルヘルス不調の割合

特に初産婦においては、産後にメンタルヘルスの不調を訴えることが多いことが分かっており（図2）、最近はさまざまな問診票や質問票を用いて母親のメンタルヘルスと育児に対するリスクのアセスメントを行うことが試みられています。

CG メンタルヘルスが気になる産婦　どのように支援する？

Answer 1 メンタルヘルス要支援の産婦を見つける

　産婦人科医・助産師・看護師が、病院内で気掛かりな産婦さんに気が付くのは、①妊娠前もしくは妊娠中、②分娩管理のための入院中、③産後健診（2週間もしくは1カ月）の時期です。「育児支援チェックリスト」や「エジンバラ産後うつ病質問票（Edinburgh postnatal depression scale：EPDS）」「赤ちゃんへの気持ち質問票」（CG-702を参照）などを用いることも多くなってきましたが、妊婦健診の受診状況や分娩室での様子、退院時の育児不安の様子などにも専門職として目を配ることが大事です。いずれの時期でも、まずは緊急性がある産婦さんなのかどうかを判断することが重要です。幻覚や妄想などの精神疾患症状が急に出現する場合や、自殺念慮・希死念慮があり、本人が死にたい気持ちを我慢できない場合、自分や周りを傷つけてしまう可能性がある場合は緊急です[1]。

　子どもを守る観点からは、児童福祉法による特定妊婦も児童虐待や養育不全を防

ぐために緊急性があります。それほど緊急性が高くないと判断した場合でも、担当者一人で抱えて対応するのはできれば避けましょう。重症度や深刻度によって、適切な相談窓口が違うことがあるからです。また、担当者が知らず知らずのうちに重荷を負ってしまい、支援する側なのに支援を要するほどに疲弊することもあります。基本的には、多職種で連携し合って産婦さんを支援しましょう。

その際の注意点としては、特定妊婦もしかりですが、産婦さんに対して「この人は精神疾患があるから」などとレッテルを貼らないようにしましょう。重要なのは、病気そのものではなく、本人が何に困っていて、どんな支援を行えばスムーズな育児ができるようになるのかをアセスメントすることです。EPDS はうつ病の診断ツールではないので、9 点のカットオフ値に極端にこだわる必要はありません。かえって点数が低い人の方が問題を抱えているということもあります。

2017 年度より、産婦健康診査事業も始まりました。健診において精神状態の把握を実施すること、その結果が市町村へ速やかに報告されるような体制を構築すること、支援が必要な産婦に対して産後ケア事業を実施すること、といった要件はあるものの、分娩後の健診で公的補助が始まったのはとても有意義だと思います。産婦さんにとっても、経済的な負担が少しでも軽減することは重要です。

Answer 2 ソーシャルワーカーを通じ、センターに連絡する

まず、緊急性がある場合ですが、身近な、相談できる精神科医に連絡しましょう。いなければ、自治体・圏域の精神科救急情報センターに連絡します[2]。あるいは、保健師への連絡が望ましいでしょう。総合病院などでメディカルソーシャルワーカー（MSW）がいれば、まずは連絡してみましょう。それほど緊急性が高くない場合には、精神科受診を勧めることも大事です。

他部署へ連絡を入れる際には、基本的には個人情報のやり取りが発生するので、産婦さん本人の同意を得ることが重要です。本人が関係機関への連絡や、支援を希望しないようなケースは難しいですが、産婦さんに寄り添って相談に乗っているうちに必要な支援が見つかることも少なくありません。本人の了解が得られれば、家族などのキーパーソンと連絡を取ったりすることも有効です。

特定妊婦に関しては、2016 年の児童福祉法改正で、虐待予防の観点から本人や家族の同意が得られなくても、要保護児童対策地域協議会（要対協）のケース会議

CG-703

産後メンタルヘルス どう支える?

で情報共有を行いながら支援することが可能です。出産後なら、要支援児童または要保護児童として特定妊婦と同様の対応が可能です。

　産婦さんに対する支援の窓口としては、その役割などによりさまざまな選択肢があります。厚生労働省では 2015 年より、"妊娠期から子育て期にわたる切れ目のない支援" のために「子育て世代包括支援センター」を全国に展開しています。子育て世代包括支援センターがうまく機能すると、関係機関の連絡調整を行いながら全ての妊産婦の状況を継続的に把握し、必要な支援を切れ目なく提供できることになります。

　利用できるサービスとしては、産前・産後サポート事業、産後ケア事業、乳児家庭全戸訪問事業などがありますが、相談窓口としては児童相談所、市町村の精神保健福祉相談、地域の子育てサロン、児童館、電話相談、子ども家庭支援センター、場合によっては警察などもあり得ます。

妊産婦さんに使える優しい声かけ

- 妊娠・出産の時期は、ホルモンの変動が大きく体調が変化しやすくなります。出産した母親の 8～10 人に 1 人は何らかのメンタル的な支援が必要となります。決して珍しいことではありません。
- あなたの不調は、決して母親として弱いとか、サボっているというわけではなく、風邪と同じように病気の状態ですので、みんなでサポートしますね。しっかり休んだり、治療をすることで楽になって、今までのように過ごすことができるようになります。生まれたお子さんのためにも、休んだり、治療することは重要ですよ。
- 言いにくいことをよく打ち明けてくれました。あなたが少しでも楽に過ごせるように、いろんな職種の人たちと考えていきますね。

引用・参考文献

1）立花良之. 母親のメンタルヘルスサポートハンドブック. 東京, 医歯薬出版, 2016, 14.
2）日本周産期メンタルヘルス学会. 周産期メンタルヘルスコンセ ンサスガイド 2017.
http://pmhguideline.com/consensus_guide/consensus_guide2017.html [2018. 3. 15]

CG-704 死産 どのように支える？

NPO 法人 SIDS 家族の会 理事　福井ステファニー　ふくいすてふぁにー

基礎知識　死産の経験

　出産を控えた妊婦さんは、生まれてくる赤ちゃんを心待ちにしています。そんな幸せの絶頂にありながら突然起こる死産は、妊婦とその家族にとってあり得ない出来事です。医療が進んだ現代であってもゼロにすることはできず、産科医療に携わる医療従事者はこの不幸な出来事に、身体的なことだけでなく、精神的にも適切にサポートしてあげなければなりません。家族を亡くした方々にとって、長い癒しのプロセスが必要です。厳しい悲しみの中、独りぼっちな気持ちにさせないような寄り添いが求められています。

　私の初めての妊娠が分かったのは、夫と結婚したばかりのころでした。二人は、赤ちゃんを授かったことに有頂天になっていました。分娩予定日直前の健診で、赤ちゃんの心拍がないことが分かりました。全てが崩れ落ちる感覚を覚えました。夜には分娩を進め、翌朝美しい Emma が誕生しました。ショック、困惑、絶望……何とも言い表すことのできなかった感覚でしたが、何が起こったかだけは分かりました。悪夢から覚めるのを待つように、目を強く閉じることしかできませんでした。

　そこに医師が、ブランケットに優しく包んだ Emma を抱いて連れて来てくれ、私の横に寝かせてくれました。そして「赤ちゃんを抱きますか？」と言い、助産師は「かわいい手をしている！」と言ってくれました。目を開けた私の前には、小さな天使のような私の娘がいました。

　数日後、医師が私の元にきて、私のそばにかがみ、話し始めました。Emma はおそらく染色体異常（13 トリソミー）があって、その上に首への臍帯巻絡が起こって亡くなったのだろうと説明してくれました。ゆっくり丁寧に説明してくれて、理由をはっきり知ることができ、少し納得することができました。

　妊娠中は、家族皆で新しい家族がやってくることを心待ちにしているでしょう。それだけに、悲劇が起こったときの家族のショックは、天国から地獄へたたき落とされたがごとく計り知れないものです。このようなとき、両親にはスムーズな導きが必要です。医療スタッフは家族を先導しなければなりません。Emma を抱き、私のことを励ましてくれたスタッフには感謝でいっぱいです。彼女の美しさに触れ、何が起こったのかを私に分からせようとしてくれたスタッフのサポートは、私を暗闇から外に出してくれました。赤ちゃんを亡くした

家族に接するに当たり、このようなプロフェッショナルな介入が求められます。

　私の所属する SIDS 家族の会では、赤ちゃんを亡くした遺族へのケアを行っています。また、医療従事者に向けた、『グリーフケア：赤ちゃんを亡くした遺族へのケア、医療従事者へのガイドライン』（図 1）を発刊していますので参考にしてください。（http://www.sids.gr.jp）

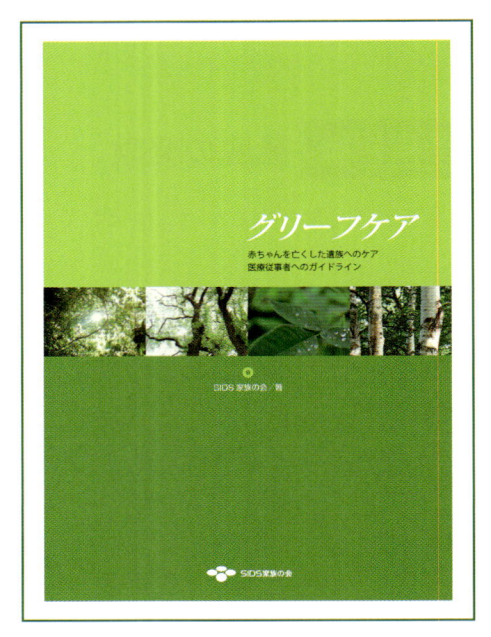

図1 『グリーフケア：赤ちゃんを亡くした遺族へのケア、医療従事者へのガイドライン』

CG　死産　どのように支える？

Answer 赤ちゃんとの時間、思い出、明確な医学的見解、継続したフォローアップが求められている

●赤ちゃんとの時間

　死産から葬儀に至るまで、限られた時間ですが、親子の時間がたっぷり必要です。かわいい服を着せ、抱いて、一緒に写真を撮って、と過ごす時間は、気持ちを取り戻すために必要です。死産児を特別扱いせず、生児と同じように扱ってあげることで家族は救われます。生児では当たり前の愛情表現や同じ経験をすること、その思い出が、死の現実を実感するのに必要なのです。

●赤ちゃんの思い出

　家族は、赤ちゃんを連れることなく退院するとき、とてつもない空虚感に襲われ

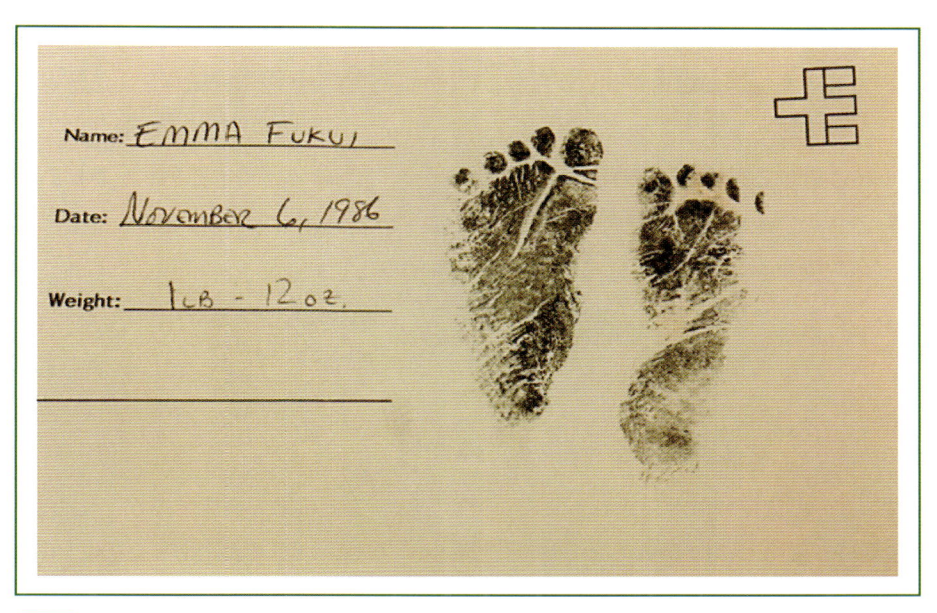

図2 Emma の足形

CG-704
死産 どのように支える?

ます。何か赤ちゃんを連想させるものを持たせてあげるのがよいかもしれません。例えば、髪の房、足形（図2）、病院で使った名札など、家族と相談してみるのもよいでしょう。それらはきっと、家族の良き思い出になります。

　死産という出来事はあまりにも急で、赤ちゃんの生きていた証しは夢のようで非現実的なものです。家に赤ちゃんがいたという実感もありません。亡くなってしまったことだけでは、精神的落胆から抜け出すことはできません。生きていた赤ちゃんと亡くなってしまった事実の両者を、納得いくまで感じることが必要です。

●明確な医学的見解

　赤ちゃんを亡くした家族には、納得のいく医学的な死因に関する情報が必要です。死産の原因は分からないことも少なくありません。しかし、少しでも分かっていることを誠実に説明されることで、その現実を受け入れられるようになります。原因究明には解剖も必要かもしれません。家族の悲しみの過程を考えながら、少しずつ説明や相談することが求められます。赤ちゃんに何が起こったのかを客観的に伝えてあげることも、落胆から抜け出すために必要なことです。

●継続したフォローアップ

　死産を経験した家族は、ショックのあまり頭が真っ白で、聞きたいことも聞けない状況にあります。後々には、いろいろ知りたいことが出てくるものなので、いつでも聞ける環境（外来予約など）をつくってあげましょう。赤ちゃんを抱いて退院できない家族は、身を切られるような思いでいます。この信じられないようなつらい出来事を気兼ねなく語ったり、赤ちゃんのことを話せる場がいつでもあるということが、家族の安堵につながります。また、専門のカウンセラーや精神科医、家族会などの情報を提供してあげることも、前に進むためのサポートになります。

妊産婦さんに使える優しい声かけ

- 悲しみのお気持ちは計り知れません。そばにいることしかできませんが、私も残念な気持ちでいっぱいです。泣くのを我慢しなくてもいいですよ。あなたのせいではありませんよ。
- ○○ちゃんは、よく頑張ってくれましたね。かわいい赤ちゃんですね。

後輩助産師にひびく優しい説明

- 赤ちゃんが亡くなって、両親はとてもナーバスになっています。ひと言ひと言、ゆっくり丁寧に、アイコンタクトをとりながら気を遣ってお話ししましょうね。
- 両親の元へ伺うときにはほかの仕事との兼務はなるべく避けて、ゆっくり寄り添ってあげましょう。何か聞きたいことがあるかもしれません。
- 両親は自責の念でいっぱいになっています。赤ちゃんのお名前が決まっているときには、赤ちゃんのことを名前で呼んであげましょう。特別扱いはせず、生きている赤ちゃんと同じように、「かわいいですね」などと素直に声を掛けてあげましょう。
- 両親は、まだ落胆の底にいます。これを乗り越えるには時間がかかりますし、人それぞれのペースがあります。「頑張ってください」「元気を出して！」の声掛けは、かえって追い詰めてしまうので気を付けましょうね。
- 「早く忘れた方がいい」「兄弟がいるから、まだいいじゃないですか」「次の子どもをつくっては？」などは絶対 NG です。亡くなった赤ちゃんを受け入れてあげる姿勢がとても大事なのです。

CG-705 産後ケア施設
どんな施設？

ウパウパ産後ケアハウス／ウパウパハウス岡本助産院 院長　**岡本登美子**　おかもと とみこ

基礎知識 産後ケア施設とは

　産後ケア施設とは、出産後4カ月未満までの母親と乳児が宿泊できる施設です。出産後の母親の身体的疲労や精神的不安、育児不安が解消できるよう、助産師が主体となって、母親に寄り添ったきめ細やかなケアを24時間提供しています（図）。医療機関の産婦人科病棟、クリニックが経営している産後ケアセンター、自治体が運営している産後ケア施設、助産所の入院室を利用してケアを行っています。

　産後ケアは、2014年から国が「妊娠・出産包括支援事業」として政令指定都市に補助金制度を設けて始めた事業です。産後ケア施設の利用方法や負担額、費用については全国の自治体によってさまざまです。保健福祉センターの窓口や市役所のホームページから検索することをお勧めします。

　利用日数は1泊2日から6泊7日まで、通算7日間利用できます。日数を分割して利用することもできます。出産直後、分娩施設から直接、産後ケア施設へ入室する母子が大半を

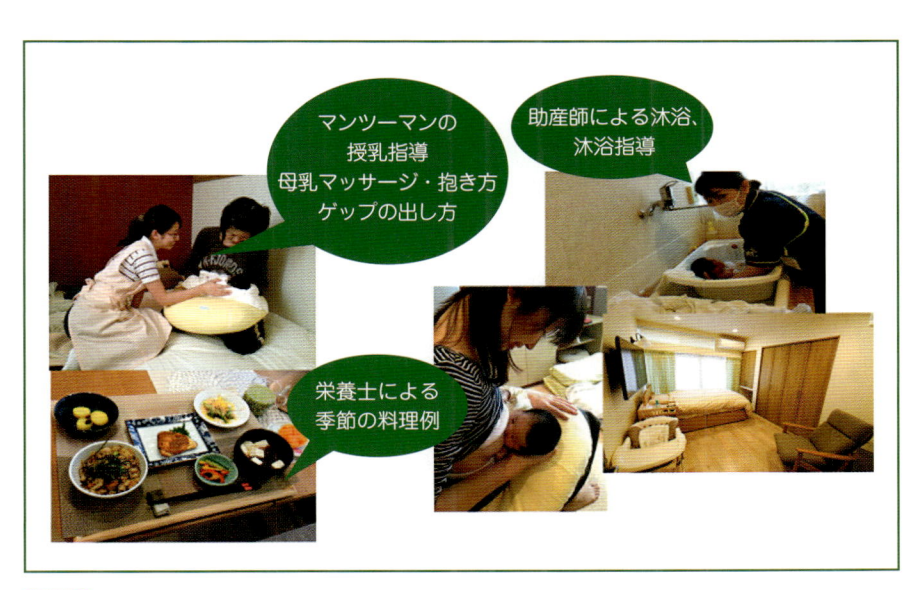

図 産後ケアの実際

占めています。利用者の中には、いったん帰宅して育児不安と育児疲れのレスパイトとして利用することもあります。その場合は自費での利用となります。

　少子高齢化社会の中で、妊娠期、分娩期、産褥期、子育てに先が見えない精神的不安、また身体的回復、社会的背景への不安を抱える中で、退院後、産後に支援者がいない状況で、分娩後数日の入院生活で母親が育児の手技を獲得するのは困難です。産後、母親は支援者がいなければ悶々とした孤独の日々を過ごすことになります。母親が子育てに自信を持ってステップアップできる手助けとして、専門職による産後ケア施設があります。

ＣＧ 産後ケア施設はどんな施設？

Answer 出産後の母親の身体的・精神的サポートを行う施設

●産後ケア施設でできるケアの内容

■母親の身体的ケアおよび保健指導、栄養指導

　創部の疼痛や苦痛、分娩による身体的疲労には個人差があります。身体的疲労には個別的対応が求められます。休息や寄り添うケアを提供することで、癒され食欲も増し、体力回復につながります。身体的に回復してくると理解力も高まり、自分にとっての休息の取り方、産後の栄養がいかに重要であるかを認識し、前向きな育児に取り組むことができるようになります。

■母親の心理的ケア

　昨今、社会的背景は著しく変化し、個人的背景もさまざまで、妊産婦は孤独感を抱えやすく、不安を感じています。妊娠中や分娩、子育てについて身近に日頃から相談できる人がいることは、妊産婦にとって大きな心の支えとなります。専門家のホスピタリティによって、母親は心理的なストレスや不安から解放されます。地域で相談できる場所があることを知る機会ともなります。

■適切な授乳が実施できるためのケア（乳房ケアも含む）

　近年、出産前の女性が赤ちゃんに触れる機会は少なくなりました。入院中は医療者の管理下で何でもすぐ相談できますが、退院後は、現実に直面して悩むことが生じ、日々どうしていいのか分からない状況に陥ります。24 時間を通して一緒に過ごし一緒に考え、授乳のこと、吸わせ方、授乳スタイルの調整、母乳分泌のメカニズム、混合栄養では人工乳の補足量や補足のタイミングまで、日齢や月齢に応じて

アドバイスします。個別的な乳房ケアを実施し、月齢や発育発達段階に応じた保健指導を行います。個別的な生活リズムに合った授乳を一緒に行うことで、授乳に対する自信が持てるよう支援しています。

■育児の手技についての具体的な指導および相談

　月齢に応じた赤ちゃんの抱き方、赤ちゃんのお世話、授乳後のゲップの出し方、泣いたときのあやし方、何を要求して泣いているのかの見分け方、寝かせ方、泣いたときの対応の仕方、オムツの替え方、お風呂の入れ方（沐浴と内風呂）、衣服の着替えさせ方、季節に応じた衣服の調整、部屋の環境温度設定、各種抱っこひもの使い方を、一緒に体験することで理解することができます。月齢に応じた発達や発育の対応について、先の見える保健指導を行い、育児に自信が持てるようアドバイスします。

■生活の相談、支援

　産後の生活の過ごし方、いつごろから外出していいのか、赤ちゃんとの生活の中での母親の休息、食事、入浴のタイミングを一緒に考え、できそうなことを実践するためのアドバイスをします。パートナーに協力してもらうこつ、赤ちゃんとの遊び方、生活リズムの付け方、母親の生理的な欲求を満たすためのストレス解消法、新しい命や家族と向き合うための考え方、受け止め方を一緒に考えます。

●産後ケアを勧めるべき対象者

　産後支援者がいない、両親が高齢、夫の帰宅時間が遅い、または出張が多いなどの理由でサポートが得られない、家族関係の調和が取れていない母親や、メンタルの不安が強い母親、入院中に授乳スタイルの調整ができず継続的なサポートが必要な母親が対象となります。また、赤ちゃんが入院中、高ビリルビン血症で治療されていた、産後出血が多く貧血の改善がなされないまま退院した、母体の回復が十分でないまま退院したなどの、入院までは必要はないが何らかのサポートが必要な場合にも有用と考えられます。

●産後ケアを勧めるときのポイント

　妊娠中から妊婦健診時に家族関係について話を聞き、産後支援が必要と考えられる場合にはスタッフ間で情報共有し、産後ケア施設が利用できることを紹介します。

CG-
705

産後ケア施設 どんな施設?

また、集団指導や夫も参加しているような場で、産後ケア施設の概要とどういうときに利用できるかを伝え、助けを求める場があるということをどの妊産婦にも周知します。

妊産婦さんに使える優しい声かけ

● 妊娠中も出産も育児も、みんな不安を抱えているんですよ。
● 一人で頑張らなくても相談できる場があるんですよ。
● 退院後、助産師が 24 時間見守ってくれる産後ケア施設があるんですよ。

引用・参考文献

1）中板育美. 周産期からの子ども虐待予防・ケア：保健・医療・福祉の連携と支援体制. 東京, 明石書店, 2016, 160p.
2）中央法規出版編. 改正児童福祉法・児童虐待防止法のポイント. 東京, 中央法規出版, 2016, 212p.
3）林謙治監修. 産後ケアの全て. 東京, 財界研究所, 2017, 249p.
4）永田雅子. 妊娠・出産・子育てをめぐるこころのケア：親と子の出会いからはじまる周産期精神保健. 京都, ミネルヴァ書房, 2016, 264p.

CG-706 乳児院
子育てできない妊産婦への対応は？

聖マリアンナ医科大学産婦人科学 講師　**五十嵐　豪**　いがらし すぐる

基礎知識　特定妊婦と乳児院

●特定妊婦とは

　特定妊婦とは、出産後の生活や子育てについて、出産前からの支援が必要と地域に認識される妊婦です[1,2]。具体的には、経済的、環境的あるいは精神的に育児が難しいことが予想される妊婦さんを指し（図1）、市区町村が認定します。

●乳児院や児童養護施設はどんなところか

　乳児院は、育てられないなどの理由で、親のそばにいさせることができない乳児を預かって養育する児童福祉施設です。また、自宅に帰った後もさまざまな相談に乗ったり、援助を行ったりしています。乳児院での養育は2歳までで、以後は児童養護施設に移ります。児童養護施設には原則18歳までいることができますが、養育里親（18歳まで）や縁組里親（養子縁組）の協力を得て、施設の子どもたちが、できるだけ家族と過ごしているのと同等の環境でいられるように行政が働き掛けています（図2）。

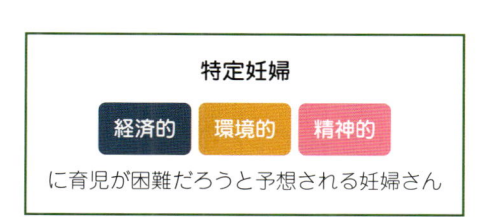

図1 特定妊婦とは

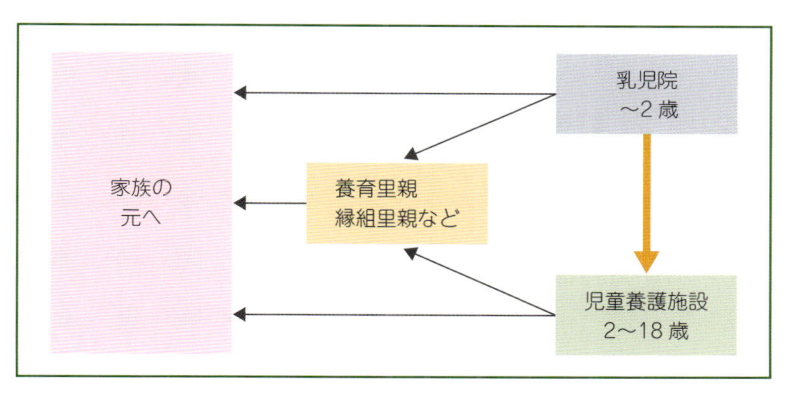

図2 乳児・児童に対する社会支援

児童養護施設で生活している子どもたちは、18歳になると施設を離れなければなりません。その後の住居や食事などの生活費は自身で働いて稼ぐことになります。しかし、今の日本で18歳の若者が職に就き十分な生活費を稼ぎだし、将来設計を行うことは非常に困難です。近年、児童養護施設にランドセルが届けられたという話を耳にしたことがあるかと思います。ですが、実際にはそのような物品は十分に各人に支給されているそうです。何とかしてあげたいという優しい心が、本当に彼らが必要としている、施設を離れた後の学業や就職への支援や生活支援に向けられると、彼らの未来がより一層輝くのかもしれません。

CG 子育てできない妊産婦への対応は？

Answer 1 「この妊婦さん危ないかも」って胸がざわついたら しっかり騒ぐ！

　2016年、児童福祉法が改正されて、「支援を必要とする特定妊婦などを把握した医療機関や学校などは、その旨を市町村に情報提供することに努めること」が記されました[1,2]。

　妊婦さんの表面には現れない、声にならない「助けて」に耳を澄まし、手を差し伸べるのが、私たち医療従事者の大事な役目ではないでしょうか。

　もしかしたら違うかも……と思っても、勇気を持って周囲に、同僚に、担当医に伝えましょう。1回伝えて届かなくても、諦めずに2回は声を上げましょう。2 challenge rule です。オーバートリアージでも構いません。「100件のオーバートリアージより1件のアンダートリアージの方が罪である」という言葉もあるくらいです。

Answer 2 妊産婦の同意を得て、ソーシャルワーカーまたは 市区町村の母子保健課に情報提供する

●情報提供

　支援を必要とする特定妊婦にどのように手を差し伸べるか、一連の流れを紹介します。

　子育て世代包括支援センターという子育て支援のための窓口が、2020年までに全国の各市区町村に整備される予定です。市区町村役所の母子保健課・児童福祉課

などがこの業務を行っていますので、こちらに連絡し情報提供を行ってください。まず、施設のソーシャルワーカーに連絡するのも一つの手です。

　「保健師に家庭訪問をしてもらったり、病院内で相談したりして、出産・育児の準備をしましょう」と、その目的や理由を明らかにして本人の同意をもらいましょう。万が一、同意を得られなかった場合でも、必要と判断した場合には連絡して情報提供をしてください。児童福祉法第21条によって守秘義務違反にはなりません[1,2]。ただし、本人の同意がない旨を必ず伝えてください。

● **要保護児童対策地域協議会の方針決定**

　要保護児童対策地域協議会（通称：要対協）とは、妊婦だけでなく、その子どもも守るための地域ネットワーク推進を目的とした協議会です。

　この協議会では、子育て世代包括支援センターの家庭訪問や面談を経て集められた情報を基に、対象となった妊婦さんのリスクを把握し、必要なのは支援なのか、それとも保護なのかなど、ある程度の方針を決定します。また、この協議会で特定妊婦の判断もなされます。その判断に沿って、子育て世代包括支援センターが実際の支援を行います[3]（図3）。

● **出産後の面談**

　出産後、産科施設に入院中に、子育て世代包括支援センターの保健師などとの面談があります。退院後の育児についてリスクの把握が行われ、ハイリスクと判断された場合には、退院後に必要と思われる、状況に応じた支援を協議会で決定します。すなわち、母児ともに自宅に帰り、適宜保健師が家庭訪問を行うのか、あるいは児を乳児院で預かるかについて検討がなされます。

　乳児院で預かるのは、経済的、環境的あるいは精神的に育児が難しいと判断されたときです。その後、家庭訪問や面談、家族面会、外出、外泊を通して、地域での見守りのみで対応できるような状況の改善が見られたと協議会で判断されたら、乳児院から自宅に帰ります。

CG-706

乳児院 子育てできない妊産婦への対応は？

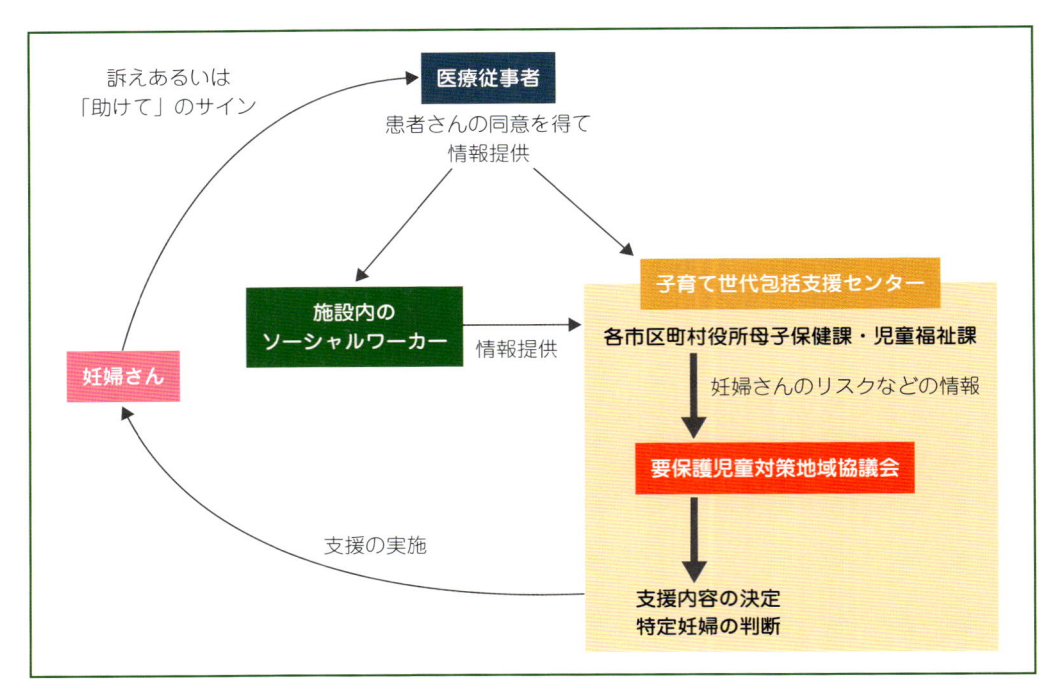

図3 妊婦さん支援の流れ

妊産婦さんに使える優しい声かけ

- 私はあなたのことが心配です。何かありましたか。
- 一番不安に思っていらっしゃることは何ですか。（傾聴した後に）ほかには何がありますか。
- よくここまで一人で頑張っていらっしゃいましたね。もう一人で頑張らないでください。うまくいく方法をみんなで一緒に考えていきましょう。
- あなたを一人にはしません。あなたとお子さんを守るチームを作ります。

後輩助産師にひびく優しい説明

- 「この妊婦さん危ないかも」と胸がざわついたらしっかり騒ぎましょう。勇気を持って周囲に、同僚に、担当医に伝えましょう。1回伝えて届かなくても、諦めずに2回は声を上げましょう（2 challenge rule）。
- オーバートリアージを怖がらないでください。100件のオーバートリアージより1件のアンダートリアージの方が危険です。

引用・参考文献

1）日本産婦人科医会．"妊産婦メンタルヘルスケアの実際"．妊産婦メンタルヘルスケアマニュアル：産後ケアへの切れ目のない支援に向けて．東京，日本産婦人科医会．2017，23-57.

2）日本産婦人科医会．"妊産婦メンタルヘルスケアにおける多領域協働チームの意義と実際"．前掲書1. 58-62.

3）川崎市児童虐待対応ハンドブック．第2版．神奈川，川崎市こども未来局児童家庭支援・虐待対策室，2017，31-6.

CG-706

乳児院 子育てできない妊産婦への対応は？

CG-707 へその緒
とっておいてどうする？

国際医療福祉大学臨床研究センター 教授／福岡山王病院予防医学センター 部長／
モンゴル国立医科大学 客員教授／産婦人科専門医、医学博士 **江本 精** えもと まこと

基礎知識 世界的にも珍しいへその緒を大事に保管する日本の風習

へその緒は、間違いなく「母と子の絆」のシンボルです。日本では子どもが生まれたときに、お母さんと赤ちゃんをつないでいた「へその緒」を油紙などに包んで、大切にしまっておく習慣があります。"へその緒を短く切り過ぎると短気な子どもになる"とか"おしっこの近い子どもになる"とかの俗信があり、さらにその子どもが大病をしたときには、へその緒を煎じて飲ませると効くといわれたりもします。

へその緒を大切にする習慣は大昔からあり、『日本書紀』の中にも天照大神（アマテラスオオミカミ）の孫である瓊瓊杵尊（ニニギノミコト）の妻である木花開耶姫命（コノハナノサクヤヒメ）が、出産の際に赤子のへその緒を竹刀（あおひえ）で切ったという記述も残されています。昔は、へその緒は金属で切らずに竹のヘラや貝殻などを用いて切るとされていました。へその緒を残しておくという風習は、アメリカ、ロシア、エジプト、フランス、イタリア、ギリシア、ブラジル、イスラエル、パキスタン、ギニア、中国などには存在しません。

一方、フィリピン、ネパール、ラオス、インドネシアなどの東南アジアには、日本と似た習慣があります。へその緒を保管する風習の起源は東南アジアにあり、恐らく古代に海を越えて島伝いに日本に伝わって来たのでしょう。フィリピンではへその緒をアルコール漬けにしてお守りにし、ラオスやインドネシアではへその緒を土中に埋めて子どもの成長を祈るとされます。へその緒を埋める風習がある地域では、へその緒を埋めた土の上を最初に通った生き物がその子どもにとって一生怖いものになる、ともいわれます。例えば、猫がその上を通り越せば、生まれた赤子にとって猫が一生の天敵になってしまうというおかしな風習です。日本には胎盤を埋めるという風習が長く存在していましたが、へその緒だけを埋めるという習慣はないようです[1]。

CG なぜ、日本人はへその緒を大事に保管するのか？

Answer 1 無事出産できたという証し
日本人固有の精神性と美意識の表れ！

なぜ日本人はへその緒を大事に保管するかといったことを解説した文献や史料は見当たらないので、生殖医学の観点から古代日本を研究している筆者として私論を述べます。へその緒を大事に保管する理由は、「無事出産できたという証し」です。つまり、近代医学が発達するまでは、出産で母子が命を落とすリスクは非常に高かったわけです。

つい最近まで日本の冬は極めて寒く、積雪も多く、食生活は保存食中心であったため高塩分で、冬場の血圧は現在よりも高かったと推測されます。当然、妊婦健診のような現代のシステムはありません。従って、妊娠高血圧症候群や分娩時の難産、多量出血による母体死亡率はとても高く、出産は大変危険を伴うものでした[2,3]。古代では東洋・西洋を問わず、女性の大部分は妊娠や出産が原因で 30 歳くらいまでに死亡したと考えられています[3,4]。

わが国において最も古い人間の病気の記録は、江戸時代末の過去帳や人別帳に残っています。それによると、当時の初産年齢は 15〜18 歳前後と考えられます。母体の難産死、産後死、産褥死は女性の死因の約 25％を占め、具体的には妊娠高血圧症候群による子癇、脳出血、分娩時の多量出血、産褥感染による敗血症などが主な理由でしょう。また、児の死産率は 10〜15％、生後数カ月で 20％、5 歳までに 44〜49％が亡くなったと記述されています[5]。子どもは 5 歳までに約半数が亡くなっていたことになります。江戸時代でも、なんと女性の 4 分の 1 が出産絡みで亡くなっているのですから、医療が未発達の古代においてはさらに高率であったでしょう。

また、平安時代の歴史物語である『栄花物語』には、登場する妊産婦 47 人中 11 人（23.4％）がお産で亡くなっています[6]。その後の室町時代後期の「習見聞諺集（ことわざ）」には、驚くことに難産による母体死亡の確率を占う方法が記載されていて、約 6 分の 1 の確率で産婦の死亡が起こるとされています[7]。

近代医学が発達するまでは、お産のリスクはどの国においても大差なく、日本人がへその緒を特別に大事にして保管する理由ははっきりとはしませんが、東南アジ

アにも似た風習があり、古代に東南アジアから海を渡ってきたわれわれの先祖の一部がもたらした文化の一つである可能性があります。その起源は弥生時代より以前、縄文時代までさかのぼることになるでしょう。

Answer 2 中世の漢方薬の一つにへその緒 子どもが病気の際に煎じて飲ませた！？

　へその緒を保管する理由は、もう一つ別にありそうです。12世紀以降に中国から伝来した漢方薬の一つに「初生臍帯」（和名：ほそのお）というものがあり、これはへその緒を乾燥させたものです。日本では、子どもが大病した際にへその緒を煎じて飲ませると一命を取りとめるという言い伝えがあり、それを裏付ける民間伝承でしょう[8]。その後、西洋医学が入ってきて、そのような人体の組織の一部を用いた漢方療法はほぼ消え去りましたが、医療が未発達の時代にへその緒を大事に保管していた理由の一つかもしれません。

Answer 3 とっておく「へその緒」は神格化の表れ！？

●へその緒を奉るユニークな祭り

　名古屋市東区にある六所神社では、毎年2月26日に安産・成育・厄除けを祈願する「カッチン玉祭」という風変わりな祭りが行われています（図1）。これは、へその緒を神格化して安産を祈願する、大変ユニークなお祭りです。へその緒の形を表現したひも状のあめを棒に巻き付けて玉状にしたものをカッチン玉と呼び、年1回のお祭りの日のみ祈願記念として販売しています。「カッチン」とは、子どもたちがあめをぶつけ合って遊んだときの「カチン、カチン」という音の響きから名付けられたといいます[9]。へその緒を模倣したカッチン玉は、太さ2cmほどのあめがひも状に伸ばされ竹の棒にしっかりと巻き付け

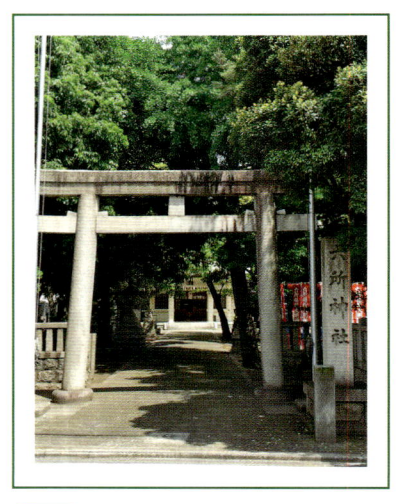

図1 愛知県名古屋市東区にある六所神社（著者撮影）

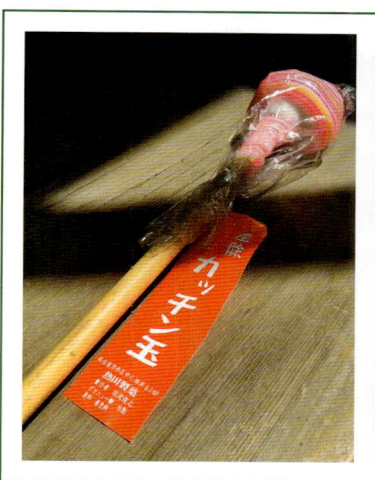
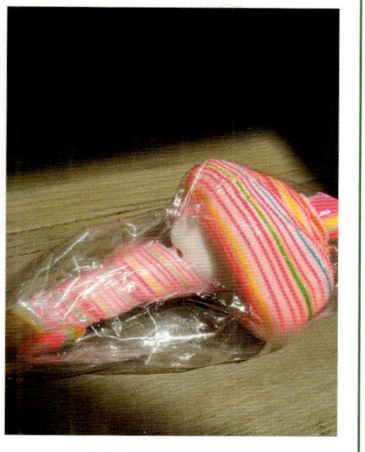

図2　六所神社のカッチン玉：竹の棒に巻き付けられた、へその緒を
まねたあめ（著者撮影）

られたものです。そのねじれた形、長さ、色、線が入った模様はまさにへその緒であり、いにしえの昔、出来たてのあめがひも状に少しねじれながら伸びる特徴を生かし、へその緒を模倣してカッチン玉を作ったのでしょう（図2）。

　胎児と胎盤とを結ぶ命綱であるへその緒を神格化して安産祈願するという発想は、生殖医学の観点からも理にかなっています。古代、大事な御子が生まれたときに、娩出した臍帯を竹に巻き付けて、村中を挙げて成長祈願したのが始まりではないでしょうか。

●しめ縄はへその緒のイメージ？

　福岡県福津市の宮地嶽神社の拝殿には、直径2.6m、長さ11m、重さ3tの日本一大きなしめ縄が張られています。このしめ縄は毎年掛け替えられ、その材料のわらが御神田で育てられており、延べ1,500人もの人が奉仕するという大変な神事があります（図3）。これほど多くの人手を使って、このような大きな縄を掲げる目的は一体何でしょうか？　神道では、しめ縄は神様を祭る神聖な場所であることを示す意味があり、神の領域と現世とを隔てる結界と考えられています。

　しかし、しめ縄が結界のしるしという意義は十分理解できますが、では、なぜあのように縄をねじった形にしたのかについては、いまだ明らかになっていません。

しめ縄は蛇神信仰の象徴で、雄と雌の蛇が交尾をしている姿を表しているという説もあります。蛇はお互いの体を強く巻き付けて交尾をするというのがその理由です。

また、私は、生殖医学の観点から独自の説として、「しめ縄はへその緒（臍帯）を象徴したものではないか」と考えています。しめ縄は2本の縄をよじって作られていますが、臍帯のよじれと非常に似た形をしています。臍帯は赤ちゃんが生まれる前、つまり胎児期と、赤ちゃんが生まれた後、つまり新生児期との結界を表しているとも考えられます。

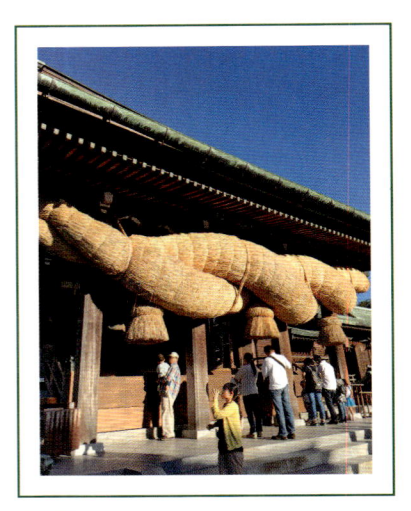

図3 日本一重いしめ縄がある福岡県福津市の宮地嶽神社（著者撮影）

古代人は胞衣（胎盤のこと）の一部として臍帯を大事に扱い、それが神社へのしめ縄の奉納という形に発展していったのではないかと私はロマンを持って考えています。古代、神社は魂の再生の場であったのでしょう[10]。「白川神道」においても、しめ縄とへその緒との密接な関係について言及されています。

Answer 4 とっておいた「へその緒」はもとに返す

さて、大事に保管しておいた「へその緒」は最終的にどうなるのか？という疑問が起こりますが、この問いには主に二つの答えがあります。それは、①母親のものだから、母親が亡くなるときに一緒に火葬する。②子どものものだから、その子どもが亡くなるときに一緒に火葬する、というものです。保存したへその緒の終末についての正確なデータはなく、実際どうするべきかは分かりません。子どもが成長するにつれて「へその緒」の存在は忘れ去られていることが多いように思われます。生きている間、親子の間をつないでいた証しなのではないでしょうか。

妊産婦さんに使える優しい声かけ

● へその緒を乾燥させて末永く大事に保管する風習があるのは、ほぼ日本人だけです。いにしえの昔からへその緒を神格化する宗教観はわが国固有のものであり、「日本人の心のふるさと」と言えるでしょう。そして、何よりも母子愛の強さを感じさせる、古代からの大切な文化伝承です。お母さんになられた方はぜひ、「親子の絆」として大事に保管しておいてください。

CG-707

へその緒 とっておいてどうする？

引用・参考文献

1) 知泉 Wiki. "へその緒".
   http://www.tisen.jp/tisenwiki/?%A4%D8%A4%BD%A4%CE%
   BD%EF［2018. 4. 9］
2) 渡辺仁. "縄文土偶即産の女神像". 縄文土偶と女神信仰. 東京, 同成社, 2001, 65-103.
3) 江本精. 生殖医学から観た古代日本：産婦人科医がその謎に迫る. 大塚薬報. 701, 2014, 61-3.
4) 江本精. 続 生殖医学から観た古代日本：産婦人科医がその謎に迫る. 大塚薬報. 720, 2016, 56-9.
5) 小山修三. 縄文学への道 / 縄文文化の原像. NHK ブックス.
   No. 769. 東京, 日本放送協会, 1996, 18-155.
6) 佐藤千春. 栄花物語のお産. 日本医事新報. 1989 年 8 月号.
7) 奈良貴史. "ヒトは難産？". ヒトはなぜ難産なのか：お産からみる人類進化. 東京, 岩波書店, 2012, 1-15, （岩波科学ライブラリー, 197）.
8) 改訂新版 世界大百科事典 第25巻. 第2版. 東京, 平凡社, 2007, 495.
9) 六所神社由緒書き（名古屋市東区六所神社）.
10) 江本精. 生殖医学の観点から古代史を探る. 邪馬台国新聞. 第5号, 2017, 14-5.

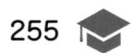

PERINATAL CARE ●バックナンバー●

●読者の皆様へ●

このたびは本増刊をご購読いただき、誠にありがとうございました。編集部では、今後も皆様のお役に立てる増刊の刊行を目指してまいります。つきましては本書に関する感想・提案などがございましたら、当編集部までお寄せください。

はせじゅん先生の
おもしろセレクション
助産師が今さら聞けない臨床のギモン

PERINATAL CARE ペリネイタルケア

THE JAPANESE JOURNAL OF PERINATAL CARE

2018年夏季増刊（通巻491号）

2018年 7月 1日 第1版第1刷発行
2018年11月10日 第1版第2刷発行
定価（本体4,000円+税）

●乱丁・落丁がありましたら、お取り替えいたします。
●無断転載を禁ず。

編　著	長谷川潤一
発行人	長谷川素美
編集担当	福嶋隆子・五道知美・有地 太・里山圭子
編集協力	加藤明子
発行所	株式会社メディカ出版

〒532-8588　大阪市淀川区宮原3-4-30
　　　　　　　ニッセイ新大阪ビル16F
○編集　TEL 06-6398-5048
○お客様センター　TEL 0120-276-591
○広告窓口／総広告代理店(株)メディカ・アド
　　　　　　　TEL 03-5776-1853
e-mail　perinatal@medica.co.jp
URL　　https://www.medica.co.jp

組　版	株式会社明昌堂
印刷製本	株式会社シナノパブリッシングプレス

ISBN978-4-8404-6226-6　　　　　　　　　　　　　　　　Printed and bound in Japan